J'AI
MAL
MAIS JE ME
SOIGNE

LILI ROAD

Sous la direction de Frédéric Veille

City
Témoignage

Retrouvez tous les titres City Éditions :

www.city-editions.com

© City Éditions 2024
Photo de couverture : Pascal Delens
Photo de 4e de couverture : Youri Lenquette
ISBN : 978-2-8246-2337-5
Code Hachette : 48 3285 6
Collection dirigée par Christian English et Frédéric Thibaud
Catalogues et manuscrits : city-editions.com

Dépôt légal : Février 2024

Sommaire

I. MON AUTOMNE S'ÉTERNISE… 19

II. MON HIVER SERA STUDIEUX 75

III. MON PRINTEMPS ARRIVE ENFIN… 103

IV. MON ÉTÉ POINTE LE BOUT DE SON NEZ… 221

À mes enfants, à Camille et à mes proches.
À toutes celles et à tous ceux que j'ai croisés on the road,
j'ai reçu de vous bien plus que je ne pourrai jamais vous offrir. Vous avez donné un sens à ma vie.
À toutes celles et à tous ceux qui m'ont confié leurs souffrances, j'espère que ce livre vous redonnera foi en la vie. Elle peut rester belle malgré tout... Ne perdez jamais espoir, votre meilleure vie reste encore à venir.

Sortie triomphante d'une bataille acharnée de deux ans contre la lombalgie chronique, je n'ai qu'une seule envie aujourd'hui : partager les clés de ma guérison avec ceux qui continuent de souffrir. À présent, je suis guérie, et faire connaître la méthode MBC (Mind-Body Connection), qui m'a sauvée, s'est imposé comme une évidence, une responsabilité que je me dois d'assumer. Si je peux apporter ma minime contribution à cet édifice qu'est la guérison des douleurs chroniques, alors il est de mon devoir de le faire.

Ce témoignage rejoint aussi la promesse que je m'étais faite juste après avoir survécu à dix ans d'anorexie sévère : « Un jour, je ferai quelque chose pour aider celles et ceux qui n'arrivent pas à se libérer de l'emprise de leurs démons. » À l'époque, mon idée, bien qu'audacieuse, est de créer des centres d'accueil à l'étranger. Ainsi, les personnes qui souffrent de troubles du comportement alimentaire (TCA) auraient la chance d'y vivre une expérience similaire à mon « break canadien ». C'est ce changement de cadre, cette rupture totale avec le quotidien et l'épanouissement par l'art qui m'ont permis de m'en sortir.

La douleur chronique est une maladie invisible qui ronge l'âme, progressivement, insidieusement et qui, inexorablement, m'a détruite. Voyant chaque jour un peu plus les horizons de ma vie se restreindre, je n'étais plus que l'ombre de moi-même. Une coquille vide, ou plutôt une coquille pleine, si pleine qu'elle a fini par se briser inéluctablement. Ces douleurs physiques et psychologiques subreptices prennent des formes tellement variées : TCA, migraines, tendinites chroniques récurrentes à divers endroits du corps, douleurs inexplicables, extinction de voix, lombalgie, cervicalgie... Toutes ces pathologies perfides réapparaissent périodiquement, et comme elles n'ont aucune cause physique apparente, elles sont, selon la médecine traditionnelle, sans remède...

« Il va falloir apprendre à vivre avec, Madame ! »

Ces douleurs ont jalonné ma vie, parfois même en prenant sournoisement les commandes. Il m'a donc fallu presque six mois de recherches pour découvrir que j'avais la clé de toutes ces affections. J'étais ma propre thérapie, sans en avoir conscience.

Ainsi, ce livre n'est que mon humble témoignage pour vous dire de *ne jamais, jamais renoncer*. Ce n'est pas facile ; c'est même extrêmement difficile, mais la douleur chronique n'est plus une fatalité, les causes ont été mises en lumière, et les neurosciences l'ont prouvé. Nous pouvons en guérir.

Lorsque votre public vous attend à la fin de vos concerts pour vous dire que vous leur avez apporté de la joie et du bonheur, et qu'ils ont, l'espace d'un instant, oublié leurs soucis, voire leur maladie : quelle magie, quelle fierté, quel honneur ! Même si partir sur les routes impliquait parfois des réveils à 3 heures du matin et signifiait qu'une pile de dossiers allait m'attendre bien sagement au bureau le lendemain, je n'avais jamais aucun doute. Je savais pourquoi je faisais tout cela. Je donnais, mais le public m'offrait tellement plus, tellement d'amour et de joie. Une véritable raison d'être.

La vie a un sens lorsqu'elle a du sens !

C'est pourquoi ne plus écrire et renoncer brutalement à la vie de troubadour ont contribué à ma chute vertigineuse. Lorsque j'exprimais sainement mes émotions grâce à des exutoires comme le sport ou l'art, je maintenais à distance cette douleur chronique. Pourtant, elle nous guette, tous et toutes, du coin de l'œil. Mes textes en sont la preuve… Pendant quinze années sur les routes, en tant qu'artiste et art-thérapeute, j'ai observé, je me suis imprégnée, et j'ai mis en musique autant de drames et de souffrances que de joies et d'espoirs, inspirée par la résilience admirable des personnes extraordinaires que j'ai croisées en chemin. Ainsi, c'est pour cette raison que vous verrez les paroles de mes chansons vagabonder *en italique* au fil des pages… Partager mes émotions les plus intimes, et donc mes chansons, avec le public, c'était m'offrir « nue », sans masque et sans armure, souvent seule sur scène avec ma guitare.

Si vous faites partie des douze millions de Français qui souffrent de douleurs chroniques[1] ou que vous connaissez quelqu'un qui en souffre, je souhaite qu'à travers ce

1. Parcours de santé de la personne douloureuse chronique, HAS, janvier 2023.

témoignage vous soyez convaincu que se libérer définitivement des affres des douleurs chroniques *sine materia* est possible et que des solutions existent. Chaque parcours est unique, car chaque individu l'est aussi. Néanmoins, les neurosciences ont fait des progrès fulgurants ces dernières années et nous mettent à disposition une caisse à outils des plus précieuses. Aujourd'hui, j'ai toujours ma dégénérescence discale, mais la sérénade lancinante de la douleur s'est tue et je revis enfin. La douleur ne me définit plus, ne régit plus mon emploi du temps et ne règne plus en dictatrice sur mon existence. Même si j'ai changé les prénoms pour préserver l'anonymat de quelques protagonistes, sachez, cher lecteur, chère lectrice, que je vais vous conter les quatre saisons de ma vie avec authenticité et honnêteté.

J'espère que ces quelques lignes sauront vous insuffler l'espoir que tout est possible. D'adolescente anorexique et déscolarisée, à étudiante d'échange au Canada, en passant par cadre sup', artiste, art-thérapeute, professeure ou bien encore entrepreneure, j'ai saisi toutes les opportunités que la vie m'offrait. Et finalement, si elle m'a infligé cette épreuve de deux ans, c'est peut-être pour que je puisse écrire ce livre et vous raconter mon histoire.

1

Aussi loin que je me souvienne, j'ai eu une enfance heureuse. Fille de parents aimants, je n'ai manqué de rien. Mon père travaillait dur dans l'entreprise familiale, sur tous les fronts, entre fournisseurs exigeants et clients toujours plus difficiles à satisfaire, et ma mère, institutrice en maternelle, avec trois niveaux de petits, jonglait entre les lapins de Pâques en papier crépon et les préparations de prélecture. J'ai connu les vacances, les loisirs et le sport avec l'insouciance des enfants de cet âge.

Pourtant, je ressens quand même un manque. Celui d'un frère ou d'une sœur avec qui jouer, ou me disputer. La vie de fille unique n'est pas toujours des plus drôles, d'autant que ma maman souffre de migraines chroniques. Alors, je m'invente une vie. Je joue seule au Monopoly avec mes amis imaginaires et je joue à la maîtresse avec mes ours en peluche. Un jour, alors que je suis haute comme trois pommes, je grimpe, micro à la main, sur la table du salon pour entonner avec conviction « A Bailar Calypso » d'Elli Medeiros. Étonnamment, je me sens à ma place.

« Me sentir à ma place », quelque chose qui a toujours été périlleux pour moi. Bercée à la maison par des standards folk, rock et country, je commence par fredonner les chansons de Joan Baez, des Beatles ou d'Elton John. Ma passion pour la musique qui se profile devient alors évidente… Les vacances sur la côte normande me permettent d'améliorer mon niveau de tennis, parfois sur la terre battue, quand il fait beau ! Autant vous dire que j'ai beaucoup joué sur le quick des cours couverts du club de tennis de Criel-sur-Mer ! Eh oui, l'été, à l'époque, il pleut souvent… très souvent, en Normandie.

Au collège, on me trouve différente, si différente que je suis victime de harcèlement scolaire ; ce qui finira par obliger mes parents à me déscolariser pendant plusieurs années. Alors, pour occuper mes journées, après avoir terminé les devoirs rapportés par mes parents, je chante, je danse et je commence à écrire. À cette époque, ce ne sont pas encore des chansons, mais des poèmes, des histoires policières, et des pages, des pages de journal intime. Heureusement d'ailleurs, car écrire m'aide à tenir le coup face à l'anorexie qui fait progressivement irruption dans ma vie d'adolescente et qui me prive bientôt de mon autre passion, le tennis.

Les années passent, et je ne sais pas encore où la musique me mènera, mais elle devient mon plus fidèle compagnon de route. Des chorales à but caritatif en passant par les comédies musicales sur les scènes françaises et canadiennes, des pubs anglais aux *Biergärten* allemands, cette passion prend une place telle que donner du plaisir au public devient plus qu'une échappatoire. Cela devient ma raison d'être.

Je cherche à donner toujours le meilleur de moi-même, à partager mon vécu d'adolescente harcelée et anorexique. Je souhaite susciter des émotions. Ainsi la révélation ne se fait pas longtemps attendre. Lors de mon séjour au Canada en tant que participante au programme d'échanges du Rotary Club, j'emprunte la guitare d'un de mes « pères d'accueil », je griffonne des notes, des accords et des paroles. *Seize the Day*[1], ma toute première chanson, voit le jour. Je comprends alors que tout ce que j'ai vécu jusque-là a un sens. Les épreuves personnelles très difficiles que j'ai surmontées grâce à la musique m'ont amenée là où je suis aujourd'hui, et ont façonné la personne que je suis devenue. La route que j'ai empruntée a été sinueuse et semée d'embûches, mais ces défis m'ont permis de comprendre le véritable pouvoir de la musique, et de l'art en général : celui d'aider à se construire ou à se reconstruire[2].

De retour du Canada, je choisis de poursuivre mes études en Deug LEA (Langues étrangères appliquées), puis en école de commerce. Même si je renonce à faire de ma passion pour la chanson mon métier, mes diplômes me permettent de trouver un poste où j'aurais le plaisir de voyager et de parler anglais.

Je continue aussi de chanter dans plusieurs groupes, et parfois seule avec ma guitare. La scène est toute ma vie. Je ne refuse jamais de participer à un concert caritatif, car la musique me permet de donner du bonheur mais aussi de pouvoir servir différentes causes. De même, jamais je ne refuse une photo ou une dédicace : un artiste n'est rien sans son public. Je ne suis pas encore Lili Road, mais le public répond déjà présent, me suit, fait de la route pour se rendre à un concert. Cela me fait chaud au cœur, je me sens enfin à ma place.

---

1. « Vis le jour présent. »

2. Lili Road, *L'Art-thérapie à dominante musicale au sein du bloc opératoire de chirurgie et orthopédie de l'enfant*, Mémoire – DU d'Art-thérapie, Faculté libre de Médecine de Lille, 2012.

2

En juin 2005, diplômes en poche, ma vie professionnelle commence par une carrière d'acheteuse bien remplie et des responsabilités qui me conduisent aux quatre coins du monde. Dans le même temps, je poste régulièrement les vidéos de mes chansons sur YouTube. De fil en aiguille, ma passion pour la musique prend le dessus sur le reste et me pousse à changer de voie.

La guitare et la composition ont toujours fait partie intégrante de ma vie, et c'est ainsi que naît Lili Road ! Lili est le petit nom que me donnaient ma grand-mère et mon cousin quand j'étais petite. Et Road paraît indiscutable pour mes amis réunis autour d'une table lorsque je leur expose mon projet. Quel bonheur d'être *on the road* à partager mes chansons ! J'écris et je compose même la chanson *In a way* pour Barry et Sandra, « mon papa et ma maman canadiens ». J'aurai ensuite l'immense plaisir d'enregistrer ce duo en studio et de le chanter sur scène au côté de Michael Jones, le célèbre guitariste de Jean Jacques Goldman.

Rien qu'en traversant l'océan,
seule face à ma réalité.
Rien ne pouvait me laisser penser qu'une famille
de cœur m'attendait, qui aurait cru que ma vie
changerait... In a way...

Avec la perte de Sandra en avril 2021, cette maman de cœur qui m'était si chère, c'est un chapitre entier de ma vie qui s'écroule. Tant de souvenirs précieux s'évanouissent avec elle, mais je ressens une profonde gratitude d'avoir eu le privilège de la connaître. Même si je n'ai pu être présente physiquement lors de ses funérailles, notamment pour soutenir son mari et ses enfants, j'ai eu le réconfort d'y participer grâce à une visioconférence et d'honorer sa mémoire avec ma chanson.

Sandra, qui a toujours cru en moi, Sandra, qui m'incitait à m'accrocher à mes rêves, Sandra, qui me conseillait de suivre les signes que le destin plaçait sur mon chemin.

Et c'est ce que j'ai fait. Ainsi, cette aventure artistique et humaine, faite de collaborations incroyables, de passages radios et télévisés, a bouleversé toute mon existence. Je vis des émotions intenses au gré des trois cents concerts que je donne par an. Ma passion s'exprime enfin *en live* !

Au fil des événements caritatifs auxquels je participe, je découvre que la musique peut créer des ponts, notamment avec les enfants souffrant d'autisme ou de handicaps. C'est ainsi que je me lance un nouveau défi : j'entame la préparation du diplôme universitaire d'art-thérapie à la Faculté libre de médecine de Lille. Grâce au docteur É. Nectoux et à M.-O. Hanssens, j'ai l'honneur de faire mes armes au sein du bloc opératoire de chirurgie et d'orthopédie pédiatrique du CHU de Lille. Je peux vous dire qu'à l'époque, introduire l'art-thérapie au sein d'un bloc opératoire ne se fait pas sans résistances et je ne remercierai jamais assez É. Nectoux et M.-O. Hanssens car ils ont dû convaincre de nombreux sceptiques. Ce sont deux années extraordinaires de recherches.

Elles me permettent, dans mon mémoire de fin d'études, de démonter l'efficacité de l'art-thérapie dans la gestion de la douleur chez l'enfant en pré- et postopératoire. Ainsi, il y a dix ans déjà, en 2013, j'avance que « la complexité de la douleur justifie le réflexe pluridisciplinaire de la prise en charge. La douleur est multidimensionnelle, elle est "filtrée" par les émotions, le savoir et la mémoire du sujet. [...] Les résultats de cette étude sont en faveur d'un développement de la recherche sur l'art-thérapie, en tant qu'approche non pharmacologique, dans la prise en charge de la douleur[1] ».

Fraîchement diplômée, je fonde alors Music&Motion qui remporte deux distinctions pour ses innovations thérapeutiques : le prix Création d'entreprise du Lion's Club et le premier Trophée Fongecif. Mais une de mes plus belles victoires tient en un coup de fil un samedi matin : une maman émue m'apprend que son fils a prononcé ses premiers mots : « Lili » et « guitare ». C'est l'histoire de Hugo, un petit garçon que je suis en thérapie, qui souffre d'autisme et ne parle pas. Cette nouvelle me fait monter les larmes aux yeux et je sens ma gorge se nouer. Je suis submergée par une émotion intense... Les kilomètres que je fais pour offrir mes séances prennent tout leur sens.

Quelques années plus tard, poussée par le principe de réalité, il me faut mettre un terme à mes carrières d'artiste et d'art-thérapeute que je mène de front. C'est alors qu'animée par le désir de cultiver une autre de mes passions, l'anglais, je passe l'agrégation pour enseigner à l'université de Lille. Puis, plus récemment, j'obtiens

1. Lili Road, *L'Art-thérapie à dominante musicale au sein du bloc opératoire de chirurgie et orthopédie de l'enfant*, Mémoire – DU d'Art-thérapie, Faculté libre de Médecine de Lille, 2012.

mes certifications (RYT-500 et CMT-500) pour être aussi professeure de yoga et de méditation.

Depuis toujours, le sport occupe aussi une place centrale dans ma vie quotidienne : du tennis au hockey sur gazon, du yoga à la course à pied… Tant de souvenirs mémorables, tels que préparer le semi-marathon et le marathon de Paris à l'Institut national du sport, de l'expertise et de la performance (Insep) dans la *team* Compex, ou encore participer au triathlon de Paris au sein de la *team* Garmin.

En un mot, une vie accomplie et très active de maman comblée. Ainsi, j'ai toujours eu une vie familiale et professionnelle à cent à l'heure.

Malheureusement, un jour, en 2021, *l'orage éclate !*

Première partie

MON AUTOMNE S'ÉTERNISE...

Les blessures, les brûlures,
autant de cicatrices gravées sur ma peau.
Les coups durs, les fêlures,
et bien plus de vices qu'écrits par des mots,
que décrits par des maux.
Alors vis ta vie, au lieu de rêver tes rêves,
alors vis tes rêves, au lieu de rêver ta vie.
Et aucun Dieu à mêler à tout ça, car tout ce que tu as,
tu ne le devras qu'à toi.
Les absences, les violences,
autant de tatouages gravés sans raison.
Les pas de chances, les non-sens, ont traversé
les âges sans nous servir de leçon...

3

Nous sommes en septembre 2021. Il est 6 heures du matin, un vendredi. La fatigue de la semaine commence à bien se faire sentir au travail, comme à la maison, et pourtant, il faut encore trouver suffisamment d'énergie pour aller faire cours à mes étudiants de DUT GEA à l'université et s'occuper des enfants. Je suis professeure d'anglais et directrice d'une licence professionnelle internationale, et de nombreuses échéances se profilent. Je suis épuisée, vidée. À cela s'ajoutent les prémices d'un burn-out parental ; je suis seule la nuit avec ma petite fille d'un an qui a un sommeil très agité, ce qui est un euphémisme. En effet, son Daddy[1], Camille, vit à une heure de chez nous avec ses enfants qu'il a en garde alternée, et ne nous rejoint que le week-end.

Mon chéri et moi avions bien conscience que les semaines ne seraient pas faciles à assumer. Cependant, nous souhaitions vivre pleinement notre rêve de bâtir une belle et grande famille avec notre petite puce, Emily, comme trait d'union. Notre énergie débordante, une caractéristique que Cam et moi partageons et qui nous a rapprochés dès les premiers instants, ainsi que notre réelle envie de bien faire nous a poussés à croire que nous allions réussir à tout gérer de front. Après tout, cette période n'est que temporaire. Une transition.

---

1. « Papa » en anglais.

Mais finalement, même les week-ends ne sont jamais les retrouvailles tant espérées. En effet, les journées requièrent une organisation sans faille, surtout lorsque notre tribu est au complet. Entre les courses, les conduites, les devoirs et les déplacements de Cam pour coacher son équipe de hockey à travers la France, les week-ends sont éreintants. Parfois, nous sommes sept, avec ses deux enfants et les deux miens, parfois, six, cinq, quatre voire trois lorsque nos enfants sont chez leur autre parent. Nous formons une famille recomposée certes, mais « une famille à géométrie variable » comme je me plais à nous présenter. Toutefois, il est assurément difficile pour chacun de trouver sa place au sein d'un foyer mouvant, ayant des règles communes, mais aussi parfois des modes de vie différents.

C'est né d'un rêve, d'une folle envie,
mais d'un quotidien qui les rongent petit à petit.
C'est né de ces êtres qui se cherchent ainsi,
et où chacun finalement fait des compromis.
Et pourtant ils s'aiment quand même.

Comme *little love* se réveille quasiment toutes les heures (j'ai fait le choix de lui parler anglais pour qu'elle soit dans un bain linguistique dès son plus jeune âge) et se met à pleurer, mon sommeil s'en trouve très morcelé. Mes nuits sont loin d'être réparatrices. Il m'arrive fréquemment de dormir avec elle, ce qui signifie, ne pas dormir du tout… Un pied, un bras… Comment se fait-il que je me retrouve invariablement au bord du lit, prête à tomber, alors que celui-ci fait pourtant 1,60 mètre de large ? Elle conserve d'ailleurs cette habitude le week-end, ce qui ne laisse que peu de possibilités pour Cam et moi de nous retrouver. De plus, nous sommes tous deux exténués le lendemain. Nous nous réconfortons en nous disant que ses terreurs nocturnes finiront bien par s'estomper. Le foyer va se stabiliser, il sera donc aussi plus facile pour elle de trouver ses marques. Mais plus les semaines avancent, plus je suis crevée et moins je sais faire face. Ce matin-là, comme à l'accoutumée, je me réveille légèrement avant ma puce. J'essaye de me lever, et une douleur très vive dans le bas du dos se fait sentir. Je me dis que cela n'est rien de grave. Pendant mes années « running », il m'arrivait fréquemment d'éprouver quelques douleurs matinales çà et là.

Ce que j'ignore alors, c'est que je m'engage dans les méandres des six phases du deuil[1] de ma vie d'avant, celle de femme sportive, dynamique et rarement résignée face à ce qui lui arrive. En effet, l'irruption de douleurs sournoises a ébranlé non seulement mon corps, mon esprit, ma relation à l'autre et au monde, mais aussi et surtout toutes mes belles certitudes. Ces douleurs m'ont anéantie. Elles m'ont confrontée à ma vulnérabilité et à la fragilité de l'existence. Ainsi, ce matin-là, je suis dans la première phase, en état de choc et de sidération. Je ne comprends pas ce qui m'arrive. J'ai toujours été sportive, je mange relativement sainement, je ne fume pas, je ne bois pas. Mais que s'est-il donc passé pendant la nuit ? Hier encore, tout allait bien.

Peu importe, j'ai sans doute fait un faux mouvement. Je m'extirpe donc du lit pour commencer mon marathon

1. Dr Kübler-Ross, *Sur le chagrin et sur le deuil*, Pocket, 2011.

quotidien : aider ma petite à s'habiller, lui préparer son petit déjeuner, l'inviter à manger, ce qui n'est pas une mince affaire, gérer les deux aînés et prendre un peu de temps pour moi, s'il en reste. En théorie, il serait préférable de me lever un peu plus tôt afin d'avoir du temps rien qu'à moi et d'être ainsi « fraîche et dispose » lorsque ma puce se réveille. Bien sûr, en théorie, cela semble idéal. Mais, comme le soulignait avec humour cette citation parfois attribuée à Pierre Desproges, un jour, je « m'en irai vivre en théorie, car en théorie tout se passe bien ». En réalité, j'ai réussi à maintenir ce rythme effréné quelques mois, mais ensuite, la fatigue a eu raison de moi et j'ai commencé à chérir chaque précieuse minute de sommeil supplémentaire en utilisant la fonction « snooze » de mon réveil.

Les jours se transforment en semaines, et les semaines en mois, mais ma condition ne cesse de se détériorer. Cette sensation de barre dans le bas du dos refuse obstinément de me laisser tranquille. J'ai écumé tout ce qui existait en vente libre en pharmacie : des patchs chauffants aux crèmes rafraîchissantes en passant par les gélules, comprimés et autres remèdes prétendument miracles. J'essaie donc un nouveau traitement à base de plantes tout en continuant mes activités quotidiennes. Le hic ? Maintenant, chaque mouvement est une épreuve et je suis obligée de tout faire en serrant les dents, tant je suis assaillie de coups de poignard aigus au niveau lombaire, le bas de mon dos étant désormais continuellement enveloppé d'une sensation de pesanteur constante et dérangeante.

Malgré les conseils de ma famille et de mes collègues, je refuse catégoriquement d'aller consulter mon médecin ; ce n'est qu'un simple mal de dos... Je suis maintenant plongée dans une deuxième phase, un déni complet. Je refuse d'admettre que je n'arrive plus du tout ni à me pencher vers l'avant, ni à rester assise ou debout plus de dix minutes. J'essaye de faire comme si de rien n'était : j'ai l'impression que nier ma douleur la rend plus tolérable.

À bout, je me décide finalement à consulter mon médecin généraliste, en espérant trouver une solution plus efficace. Il me prescrit des anti-inflammatoires et me conseille d'appliquer une crème chauffante. J'ai toute confiance en lui car il me suit depuis très longtemps, a toujours vu juste, et il ne semble pas trop inquiet. Le docteur pense que cela devrait finir par passer avec du repos. Mais voilà qu'arrive donc le fameux mot « honteux ». Du repos ? Mais quand ? Comment ?

C'est parti de l'exigence d'une vie,
face à laquelle ils sont somme toute démunis.

Les copies à corriger s'accumulent, les tâches administratives s'empilent sur mon bureau à la fac et je n'ai jamais été aussi en retard dans tout. L'université est en plein processus de restructuration, et comme partout ailleurs, probablement aussi chez vous, nous sommes constamment poussés à en faire plus avec moins, voire beaucoup moins de moyens. S'ajoute à cette pression constante une énième réforme de l'éducation supérieure dont toutes les informations arrivent au compte-gouttes, ou trop tard... Ensuite, c'est aux professeurs de s'adapter pour être « très réactifs s'il vous plaît » dans l'intérêt des étudiants. Et ma pucinette alors, je la mets en pause ? Et puis, il y a les courses à faire, le ménage, le linge… Et… et… et… La liste est encore longue et je me sens complètement dépassée.

Je suis coincée dans la spirale infernale du « tout est important, et tout doit être fait ». Ce raisonnement, c'était le mien et il a tenu bon jusqu'au jour où, de toute façon, je n'étais plus physiquement et psychologiquement capable de tout assumer. Je pensais être capable de tout gérer. Eh bien, non, la gifle est d'ailleurs assez magistrale. Je ne suis qu'un simple être humain avec ses limites, et, petit à petit, je les ai atteintes, voire largement dépassées.

Je n'ai d'autre solution que de faire des compromis. Je ne peux pas réduire mes tâches quotidiennes, personnelles et professionnelles, alors je me vois contrainte d'arrêter toute activité physique faute de temps, de motivation et d'énergie. Cet arrêt est un véritable crève-cœur pour moi. J'ai toujours eu pour habitude de m'entraîner au moins quatre fois par semaine en plus des compétitions. Prise dans le tourbillon de la vie, j'avais déjà dû renoncer à ma carrière artistique. Aujourd'hui, le sport qui contribue tant à mon équilibre vient aussi s'ajouter à la longue liste de mes renoncements.

Le tennis, mon premier amour, le badminton, découvert pendant mes études universitaires, le hockey sur gazon avec mes enfants, ou bien encore la course à pied, je dois tout arrêter. C'est d'ailleurs grâce au sport que j'ai vécu certaines de mes plus belles émotions : chanter l'hymne national canadien en brandissant fièrement le drapeau sur la ligne de départ de la Canadian Race de Vimy, présenter des événements caritatifs aux côtés de Chauchau[1], être marraine pendant plusieurs années consécutives de la Run for Life, participer à la soirée « Des toques et des sportifs » aux côtés de Thierry Roland, Gwendal Peizerat et Alizé Cornet, pousser des joëlettes sous des trombes d'eau...

Les journées s'enchaînent, mais la vie quotidienne est maintenant polluée par cette douleur permanente. Les plaisirs ont cédé la place aux corvées. Mon esprit est phagocyté par la pensée exclusive d'anéantir ce mal lancinant. Je suis en souffrance, désespérée, en survie. Le week-end, Cam, entre ses nombreuses allées et venues, me propose bien de prendre la relève, pour que je puisse aller prendre l'air à la citadelle de Lille. Cependant, je ne peux plus courir, c'est impossible. Alors je me traîne et cette bouffée d'oxygène qui était censé me faire du bien se transforme en moment de rumination. Et qui dit rumination dit tensions palpables lorsque je rentre à la maison. En réalité, cette pause, loin de m'avoir permis de me vider la tête, n'a fait que m'entraîner dans une spirale de pensées négatives sur ce que je suis en train de vivre.

Je m'astreins désormais à me coucher vers 20 heures, ce qui me laisse peu de temps pour profiter de la présence de mes deux ados, Emma et Alex. Mais je n'ai plus le choix. Impossible de faire front le lendemain sans avoir récupéré un minimum. Faire front ? Le mot est-il bien choisi ? À mon sens, oui. J'ai toujours entretenu de très bonnes relations avec mes élèves et mes étudiants, mais certains arrivent dans le supérieur avec un niveau d'anglais tellement fragile... Beaucoup arrivent même

---

1. Dominique Chauvelier est un marathonien français, médaille de bronze aux Championnats d'Europe en 1990.

complètement découragés : « Miss, je ne bosse plus cette matière, j'y comprends rien. » Face à cela, j'ai toujours bataillé pour ne laisser personne sur le bord du chemin, et cela m'a valu de précieux moments dans ma carrière d'enseignante. Deux anecdotes de mes années de prof en lycée me reviennent d'ailleurs immédiatement à l'esprit…

Quelle surprise lorsque je reçois un jour un message d'un ancien élève qui m'a retrouvée grâce aux réseaux sociaux. Très gentiment, il souhaite me remercier d'avoir toujours cru en lui, de l'avoir remotivé et de lui avoir fait prendre conscience de l'importance des études pour s'en sortir dans la vie. Pourtant, je me souviens très bien que mon parcours avec lui a été chaotique. Dès le premier cours, il se vante ouvertement de n'avoir même pas de quoi écrire. Toutefois, c'est notre goût commun pour le rugby, passion que je dois depuis toute jeune à mon papa, qui nous a rapprochés. Malgré ses difficultés scolaires et ses problèmes de comportement à l'époque, il est devenu entraîneur de rugby. Il a maintenant un travail qui lui plaît et où il se sent utile. Une autre élève m'a un jour envoyé une impression d'écran d'un e-mail que je lui avais fait parvenir en 2017 et qu'elle avait gardé en y ajoutant ce commentaire qui m'est allé droit au cœur : « Je suis retombée dessus en triant mes photos. Et grâce à vous, je suis en pharma maintenant. C'était pas juste de l'anglais, ni de l'enseignement, c'était vraiment la plus belle des mains tendues ! » Malheureusement à présent, je sens que je n'ai plus ni l'énergie ni les ressources nécessaires pour affronter tout ça.

Les semaines passent. Les fêtes de fin d'année que j'attends d'habitude toujours avec impatience arrivent à grand pas : les cachettes pour les cadeaux à trouver, la décoration de la maison et du sapin, la confection de la bûche avec ma grande… Les célébrations, quelles qu'elles soient, sont souvent à la fois un moment de joie intense mais aussi une période de stress pour ceux qui les préparent. Et à mon grand désespoir, cette période s'avère cette année, très tendue…

La vie au sein de notre famille recomposée a déjà été mise à rude épreuve par les années de Covid-19. Être confinés à six, avec quatre adolescents, même en pouvant profiter d'un jardin, a relevé pour nous de la mission impossible, d'autant plus qu'à l'époque, j'étais enceinte. Là encore nous étions convaincus de pouvoir faire face en orchestrant avec précision la vie commune. Nous choisissons de nous confiner dans la maison de Cam à la campagne. Une petite maison, mais un vaste jardin, couplé à un printemps au climat clément, nous permet d'occuper les journées au mieux dans un premier temps… Toutefois, les semaines s'enchaînent… Les règles d'une vie à six en autarcie, les infos télévisées anxiogènes, le travail à distance des grands et des petits à organiser, les files d'attente au supermarché, les masques à porter et les autorisations nécessaires pour circuler lors des rares sorties autorisées engendrent une tension intenable au sein du foyer.

Nous nous sommes soutenus mutuellement et avons réussi à tenir le coup pendant ce tremblement de terre qui a mis à l'épreuve de nombreuses familles. Malheureusement, chez nous, les répliques qui ont suivi ont fait des dégâts et, un an après, nous en subissons encore les répercussions. Ainsi, je pleure souvent à cause de ce contexte familial à la fois anxiogène et stressant. Les nuits sont déjà perturbées en raison des insomnies de la petite, mais la fatigue extrême que je ressens maintenant engendre à son tour des insomnies… Je me shoote aux vitamines et au magnésium, mais malheureusement, cela ne suffit plus.

La chimie a pris le pouvoir, et ma vie tourne autour du nombre et de la nature des cachets à prendre matin, midi et soir, puis, à réduire pour mieux en changer.

« Codéine ? Opium ? Infiltrations ? Pour vous soulager, il n'y a plus que cela Madame ! »

Il m'arrive même de m'assoupir sur mon bureau à la fac ou d'éclater en sanglots sous le poids de la fatigue, du stress, du « trop ». Je n'en peux plus. Mes collègues me soutiennent, mais eux aussi sont à saturation. En plus de cette douleur lancinante qui ne me quitte plus, je suis donc victime d'un burn-out parental et professionnel, je suis, littéralement « au bout du rouleau », comme on dit…

4

Dès la reprise en janvier, il devient évident que j'ai de plus en plus de difficultés à assumer ma vie professionnelle. Mes collègues me suggèrent de me mettre en arrêt le temps de récupérer. Toutefois, « se mettre en arrêt » comme ils disent, n'est pas vraiment dans ma nature, alors je tiens bon. Un simple mal de dos ne va pas m'arrêter… J'ai trop de choses à faire… À la fac, le personnel est insuffisant, à la maison, les enfants ont besoin de moi, je dois tenir le coup.

Le temps s'écoule… Plus de trois mois maintenant que je souffre et que je suis entravée au quotidien par ces multiples douleurs que je ressens dans tout le bas du dos. Je viens officiellement de passer la barre fatidique des trois mois et je suis devenue, d'après la Classification internationale des maladies (CIM-11), ce qu'ils appellent une « douloureuse chronique ». Le lumbago que tout le monde aura probablement une fois dans sa vie se transforme insidieusement en une incapacité à enfiler mes chaussettes. Je me sens handicapée et je n'arrive même plus à installer ma fille dans son siège auto. Je redouble donc d'ingéniosité pour la faire grimper seule en emportant un tabouret dans la voiture. En somme, ma vie se résume à des douleurs permanentes et intenses, plus ou moins aiguës : une sensation terrible de barre dans le bas du dos et parfois des douleurs insupportables dans toute la jambe gauche. Mon optimisme s'étiole un peu plus chaque jour et je me résigne à vivre au ralenti. Les enfants vivent avec une maman affaiblie, Camille montre aussi des signes de fatigue. Et bien que lui et moi continuions à nous soutenir, notre patience l'un envers l'autre s'amenuise.

Écouter son histoire, comme au fil d'un grimoire
où la magie n'opère plus.

À ce moment-là, j'ai un gros coup de blues. Les souvenirs de mes succès professionnels passés me reviennent en mémoire. Notamment le Mercure ESC Lille[1], par lequel j'ai été couronnée « major des majors », avec la meilleure moyenne jamais obtenue. J'étais tellement fière car cette distinction représentait trois années de travail acharné, durant lesquelles j'avais saisi toutes les opportunités de me former. Ainsi, j'ai acquis des compétences dans de nombreux domaines sans céder à la facilité. Par exemple, j'ai appris l'allemand et décroché un Diplom-Kauffrau de la Fachhochschule Osnabrück, en plus de mon Master in International Management, grâce à mon année d'études en Allemagne. Lors de mon séjour Erasmus à la Antwerp Universität, je me suis initiée au néerlandais en suivant des cours du soir tous les jours, de 20 heures à 22 heures, après mes cours à l'université, qui eux étaient en anglais. J'ai travaillé énormément, mais je sentais que chaque effort en valait la peine. J'ai saisi toutes les opportunités qui s'offraient à moi, tout en tirant le meilleur parti de ce que la vie plaçait sur mon chemin.

1. Aujourd'hui, SKEMA Business School.

Mais voici qu'un épisode inattendu se présente. Le jour de la cérémonie de remise de diplômes et de Mercures, au lieu de se projeter dans ma future carrière, mon esprit est plutôt à l'achat de poussette et de layette. Et oui, je suis enceinte de mon premier enfant. Nouvelle vie professionnelle, naissance à venir, le défi à relever est de taille.. Je me souviens d'ailleurs encore des mots bienveillants du directeur de l'ESC qui, surpris par mon ventre rond lors de cette remise prestigieuse de prix, me précise avec une touche d'humour : « Malheureusement Mademoiselle, ce Mercure, je n'en ai qu'un, vous allez devoir le partager avec votre petit bout à naître ! »

En effet, en raison d'une aménorrhée de plus de huit ans, les médecins m'avaient expliqué, dans une annonce que j'avais vécue comme un véritable cataclysme, que tomber enceinte serait « très compliqué », voire « impossible ». J'ai donc accueilli avec surprise et bonheur cette grossesse.

Concilier mon poste de cadre à responsabilité récemment décroché aux 3 Suisses et ma vie de famille n'allait décidément pas être simple. Toutefois, suivant l'exemple de ma tante qui a toujours réussi à mener de front (et avec succès !) sa carrière de cadre et l'éducation de mes trois cousines, je suis convaincue qu'avec une bonne organisation, je vais y arriver aussi.

Lors de mon premier poste en tant que responsable marketing produit, j'ai la chance qu'ils ne réussissent pas à recruter de chef de groupe pour notre département, ce qui me permet de travailler directement avec le directeur de l'offre pendant plus d'un an. Quel privilège ! Mes responsabilités ont rapidement dépassé le descriptif de ma fiche de poste. J'apprends énormément, et surtout je côtoie les coulisses et le PDG d'une grande entreprise en participant à des réunions auxquelles mon chef ou ma chef aurait dû normalement assister. Un an plus tard, je suis promue cheffe de produit/acheteuse, et j'ai le bonheur d'être la plus jeune cadre présente à la convention-cadre des 3 Suisses ! On me fait confiance et je suis pressentie pour exercer de hautes fonctions, alors je m'efforce de bien faire mon travail. J'y mets tout mon cœur même si je souhaite également jouer pleinement mon rôle de maman. Alors, pendant plus d'un an, mon tire-lait et moi serons inséparables, ce qui implique des allers-retours jusqu'à l'infirmerie entre les réunions et un soupçon d'organisation. J'ai aussi eu la chance d'avoir un manager en or qui se préoccupait du bien-être de ses collaborateurs et qui m'a facilité la vie, décalant même des réunions pour me permettre de m'organiser au mieux.

Ensuite, j'ai connu la vie trépidante d'acheteuse qui m'a emmenée à Florence au Pitti Immagine Bimbo avec les copines acheteuses, ou bien encore à New York, sous des trombes d'eau, avec ma styliste, chaussant pour l'occasion nos bottes en caoutchouc « tendance », puis en Asie, voyageant en classe business… Même en étant enceinte, j'ai continué à courir, en escarpins, d'un fournisseur à l'autre à la fashion week : « J'enfile mon armure et je me montrerai forte[1]. » Ainsi, ce n'est pas ce ridicule mal de dos qui va venir à bout de ma détermination. Mais, hélas, je ne saurais résister aux assauts de la douleur que jusqu'à ce matin de janvier 2022, où un coup de poignard dans le bas du dos me terrasse.

1. Sia, « Unstoppable », 2016.

La douleur qui m'envahit est tout bonnement insoutenable. Je dois me résigner, il me sera impossible de me rendre au travail aujourd'hui. Mon médecin traitant m'impose un arrêt de travail que j'aurais déjà dû prendre bien avant, me recommandant vivement, cette fois-ci, de prendre soin de moi, et surtout de me reposer enfin. Il me propose plusieurs piqûres directement dans la zone douloureuse pour me soulager, mais il me prévient : si je ne prends pas les choses en main, elles reviendront, toujours plus fortes.

Et ce qui devait arriver, arrive : les douleurs qui m'accablent deviennent véritablement invalidantes. Cam jongle avec un emploi du temps intenable, multipliant les trajets en cherchant toujours les solutions les moins mauvaises. L'usure grandit inéluctablement. Je poursuis mes séances de kinésithérapie, mais chaque exercice est une souffrance, alors que je suis déjà sous des doses élevées d'antidouleurs. Les larmes coulent à flots, car en plus de mes insomnies, je fais maintenant des crises d'angoisse, preuve de l'anxiété grandissante que je ressens.

Les douleurs persistent et je me sens submergée par un profond sentiment d'injustice face à ce qui m'arrive. Puis, peu à peu, j'entre dans la troisième phase du deuil : c'est un sentiment de colère qui grandit en moi. Je deviens agressive et j'en veux à la terre entière, mais je m'en veux surtout à moi-même de me laisser abattre par un petit mal de dos. D'autres émotions comme le remords m'envahissent : je regrette d'avoir porté ces cartons, d'avoir accepté ces dossiers supplémentaires, de ne pas avoir pris de temps pour moi. J'en veux même à

Dieu ; j'ai toujours mené ma vie avec honnêteté, alors, pourquoi moi ?

De même, comme je souffre, je deviens de plus en plus influençable et influencée, et donc vulnérable au poids des mots et à leur impact pour le meilleur et pour le pire. Ainsi, le problème lorsque je me rends chez le kiné, c'est qu'il est impossible de ne pas côtoyer d'autres patients qui ne vont pas bien. J'avoue que j'adore discuter ; on dit d'ailleurs de moi que je pourrais parler « à un chien avec un chapeau » ☺, mais malheureusement, les gens sont souvent plus enclins à raconter ce qui ne va pas que ce qui va. C'est peut-être aussi un peu culturel, il paraît que le français est de nature râleuse. Alors, à chaque nouveau rendez-vous médical, je prends ma dose d'effet nocebo : je repars avec dans la tête des images d'opérations ratées, de douleurs persistantes et de vies brisées. Tout cela me hante nuit et jour… En réalité, il est rare d'entendre les gens affirmer que tout va bien et qu'ils ne se trouvent en aucun cas affectés par le stress, l'anxiété, la dépression ou la fatigue. Lorsque l'on vous demande comment vous allez, faites le test pour voir, et répondez de façon extatique : « Je vais très bien ! » Observez alors la réaction de votre interlocuteur. Pourquoi est-il un peu mal à l'aise ? Parce que le stress fait exister l'*homo economicus* ! Les stéréotypes de la vie moderne stigmatisent la personne non stressée : elle doit probablement en faire moins que nous au travail, elle a sûrement plus d'aide à la maison et elle ne rencontre bien évidemment pas tous nos problèmes.

Je pense que « l'effet médecin » exerce aussi un rôle déterminant sur mon état d'esprit. Comme je souffre de douleurs invisibles que le corps médical qualifie d'inexpliquées, l'alliance thérapeutique ne joue clairement pas en ma faveur. En effet, plutôt que de recevoir des paroles rassurantes, je me retrouve face à des praticiens évasifs sur les solutions à mettre en place, évasifs quant aux causes possibles et encore plus évasifs quant à une éventuelle guérison. Au lieu de me sentir soulagée par les paroles réconfortantes des médecins, chaque rendez-vous m'éloigne davantage d'un éventuel sentiment de sérénité. Tous les discours que j'entends oscillent entre alarmisme et évitement.

Ainsi, je vais de professionnels qualifiés en professionnels encore plus qualifiés, cherchant désespérément des réponses à mes questions. Je suis prête à tout pour soulager mes douleurs, mais la médecine traditionnelle me laisse peu d'espoir. Seules les prescriptions d'analgésiques en tout genre s'accumulent.

Après six longs mois d'errance et de nomadisme médical, les cabinets médicaux sont devenus des lieux tellement anxiogènes que, rien qu'à l'idée de devoir m'y rendre, je stresse et mes douleurs s'accroissent... Je n'arrive plus du tout confiante et détendue comme je l'étais au début, ma foi en la médecine traditionnelle s'est évanouie et tous les traitements sont empreints d'une lourde charge émotionnelle, ils ont désormais le goût amer de la déception. Je commence à douter de l'existence même d'une solution et de la possibilité que cet énième médecin me la propose.

Les preuves de l'impact des discours nocebos sont irréfutables, j'aurais donc dû m'en préserver ! Mais comment aurais-je pu faire ? Je me retrouve confrontée à une médecine dépassée par le flot incessant des patients. Les salles d'attente sont pleines à craquer, il n'y a plus de secrétaire médicale, pas de rendez-vous disponible avant au moins un an et la plupart des médecins n'acceptent plus de nouveaux patients. Pourtant, je n'habite même pas dans ce que l'on appelle un désert médical. Ma première impression est donc toujours mitigée. Je ne fais que rarement face à des médecins bienveillants et rassurants, je suis reçue « à la chaîne » par des praticiens épuisés et débordés, qui sont loin de pouvoir m'offrir le réconfort et la bienveillance dont j'aurais tellement besoin.

De même, sans mauvaise intention aucune, chaque personne que je croise y va de son commentaire ou de sa petite anecdote. Il y a ceux qui disent : « Tu t'écoutes trop ! Arrête de t'apitoyer sur ton sort. » « Il y a pire que toi ! Moi aussi tu sais, j'ai parfois mal au dos. » Ou encore : « On t'a toujours dit que tu en faisais trop ! Ça devait arriver. »

Mais il y a aussi les fameux conseils que je devrais absolument suivre pour guérir : « Mets de la glace ! Applique du froid ! » « Dors sur le dos, pas sur le ventre ! » « Fais des étirements, mais pas trop quand même ! » « Mais enfin, va voir mon kiné, mon osthéo, mon chiro, mon podo, mon magnétiseur, ma voyante ! » (Si, si, je vous assure !)

Tout le monde prétend aussi avoir un super professionnel en poche qui a miraculeusement débloqué tata Renée et fait des merveilles avec la fille de la belle-sœur du voisin ! Ou était-ce son beau-fils ? Bref, en tout cas, il paraît que c'était miraculeux.

On te dira toutes nos vérités,
on les dira avec sincérité.
On te dira toutes nos certitudes,
on les dira sans exactitude.

Les semaines passent, et la colère cède peu à peu la place à un sentiment profond d'abandon. J'entre dans la quatrième phase : la tristesse. Je suis désemparée car ma vie se résume maintenant à une suite interminable de corvées que j'accomplis dans la douleur. Je deviens passive, je n'ai plus la force de me battre. Ainsi, pour me sentir moins seule, je rejoins un groupe Facebook où les membres partagent les anecdotes sur leur fardeau quotidien : leur lombalgie ou leur cervicalgie chronique. Toutefois, dans ce pseudo-sanctuaire virtuel, je vais vivre *en live* des effets nocebos et placebos qui vont grandement faire varier mon humeur. En effet, il est fascinant de constater que mon cerveau stocke tous les discours positifs et négatifs que j'entends. Ces discours régissent ensuite indirectement toute ma vie : mes décisions, mes émotions et l'intensité de mes douleurs. J'aurais dû me préserver des discours tragiques, en particulier de ceux des personnes qui s'improvisent médecins sans même avoir toutes les données en main. Certains membres du groupe sont dans des situations particulièrement complexes : des chirurgies à répétition, des douleurs qui s'aggravent au fil des années, des soucis financiers liés à leur handicap... À les lire, je suis terrorisée à l'idée que ce terrible sort m'attende aussi. Trouver sur Internet des informations dignes de confiance n'est pas chose aisée, alors, je pose parfois quelques questions dans le fil de discussion. Dans la majorité des cas, les réponses sont empreintes de bienveillance. Mais parfois, certains membres, en voulant bien faire et me prévenir du pire, calquent leur situation sur la mienne et me prédisent les scénarios les plus tragiques. Comme ce qu'ils vivent, quoi ! En un mot, en croyant trouver des informations fiables, on tombe souvent sur des personnes tout aussi perdues que nous. Mais il existe un biais encore plus pervers au sein de ces groupes de soutien : les individus guéris fuient le pessimisme ambiant de ces discussions et ne prennent plus la peine de donner des nouvelles. Trop de choses à faire, leur vie a repris son cours et ils nous évitent : nous, les « douloureux chroniques », nous ne sommes que source de pessimisme et de mauvaises nouvelles.

5

Les mois s'écoulent inlassablement aux côtés de ma nouvelle compagne de route, cette douleur chronique qui ne me quitte plus. Je suis maintenant en arrêt de travail depuis plusieurs mois et cette situation me pèse énormément. Fin mars, le verdict tombe. Je reçois les résultats de l'IRM que mon médecin traitant m'avait prescrit il y a des semaines de cela. J'ai pourtant cherché désespérément à avoir un rendez-vous plus tôt, mais tous les centres d'imagerie sont engorgés… Même en s'éloignant de Lille, il est impossible d'avoir des examens dans des délais raisonnables.

L'imagerie révèle, entre autres, la présence d'une hernie L5-S1, ainsi qu'une dégénérescence discale au même étage. Six mois après le début des hostilités, même si j'ai très peur à l'annonce des résultats, je me réjouis de ce diagnostic clair et concret. Je suis soulagée et même extatique : « Je suis tellement contente, maintenant que les médecins savent ce que j'ai, ils vont enfin pouvoir me soigner ! » Pourtant, lors des rendez-vous qui suivent, je tombe de haut, de très haut. Les médecins me disent qu'il n'y a pas grand-chose à faire ; qu'une dégénérescence ne se soigne pas ! Ils ne sortent aucun remède miracle de leur chapeau. Je suis sommée d'apprendre à vivre avec la douleur. Pour éviter d'aggraver la situation, on me conseille même de tirer un trait sur la course à pied et de renoncer à porter quoi que ce soit, et encore moins ma fille qui pèse maintenant 10 kilos. Il faut que je me façonne une nouvelle vie autour de cette pathologie dégénérative qui vient de faire irruption dans mon existence. Aussi soudaines que déstabilisantes, ces annonces sont le point d'orgue d'une longue descente aux enfers.

Néanmoins, dans un coin de mon esprit, une lueur de scepticisme fait de la résistance. Peut-être n'ai-je pas encore exploré toutes les options disponibles, tant il est vrai que le corps réserve bien des surprises ! Lorsque j'avais 14 ans, suite à une chute à ski, quatre éminents chirurgiens ont annoncé à mes parents que je devais me faire opérer immédiatement d'une rupture du ligament croisé antérieur du genou droit « sous peine de tirer un trait définitif sur toute pratique sportive asymétrique ». Pas de bol, ma passion, c'est le tennis ! Nous avons entendu tout et son contraire quant aux différentes techniques opératoires existantes : « Optez pour l'arthroscopie, les autres techniques chirurgicales sont archaïques ! », « Évitez l'arthroscopie, ce n'est pas encore au point. Moi, votre genou droit, je l'ouvre de 15 centimètres sur le devant, au moins, je suis sûr de ce que je fais ! »...

On nous a également parlé de ligament en Dacron... En un mot, nous sommes perdus ! À quel chirurgien devions-nous accorder notre confiance ?

Ainsi, je me rappellerai toujours de ce rendez-vous de la dernière chance à Paris chez un chirurgien très réputé dans le milieu sportif. Je suis entrée dans son cabinet avec des béquilles, pour en ressortir sans, convaincue, tout comme mes parents, par ses arguments. J'étais une personne jeune, sportive et dynamique, et il était persuadé que je pourrai reprendre l'ensemble de mes activités physiques sans passer par la case opération. Ce chirurgien était le seul qui nous ait dit que le corps est bien fait, que j'étais trop jeune pour être opérée et qu'il fallait d'abord laisser un travail de kinésithérapie très intensif faire son œuvre. Mes parents ont décidé de suivre ce cinquième diagnostic. Et ils ont bien fait, puisque j'ai pu reprendre progressivement tous les sports que je pratiquais ! À l'époque, les avis Google n'existaient pas, pourtant j'en aurais eu des choses à écrire à ce sujet...

Ironie du sort, ou plutôt du sport, vingt ans plus tard, lors d'une IRM de contrôle pour des douleurs au fascia lata, le radiologue m'a annoncé que mes ligaments croisés étaient « nickels » ! Il m'a même demandé de lui ramener mes clichés de l'époque pour les soumettre à un centre de recherche sur le genou... En fin de compte, pour mon cas personnel, ce chirurgien, seul contre tous, avait eu raison ! Je dois donc garder espoir !

Mais revenons à mon pauvre dos. Je commence la balnéothérapie en complément de la kinésithérapie, mais je ne note aucune amélioration réelle malgré les soins et les médicaments. Je suis privée de tout ce qui fait mon identité de maman active et sportive qui voyage beaucoup. Je ne suis décidément plus qu'une « douloureuse chronique ».

Avant, chaque fois que je le pouvais, j'aimais remplacer au pied levé la collègue qui avait un enfant malade, récupérer plus tôt ma fille à la crèche pour faire une activité avec elle ou bien encore aider le fils de mon amie à réviser son anglais. Ces exemples sont autant d'actions fidèles aux valeurs qui donnaient un sens à ma vie. Toutefois, malheureusement, valeur rime maintenant avec douleur, et l'ensemble de mon système de pensée est remis en question. Vaincre la douleur est devenu ma seule et unique mission, et obsession, quotidienne. Ma vie de famille, mon couple et mes amis sont relégués au second plan, sans parler de mes loisirs ou des sources d'épanouissement personnel et de bien-être qui ont progressivement disparu de mon quotidien. Terrasser la douleur « coûte que coûte », au sens propre comme au sens figuré, est devenu l'objectif principal de ma vie au détriment de tout le reste. Je ressens chaque effort infructueux pour vivre normalement comme un échec cuisant, et la possibilité de reprendre ma vie d'avant s'éloigne un peu plus chaque jour.

En 1970, Abraham Maslow crée une hiérarchie des besoins fondamentaux sous la forme d'une pyramide, qui s'avère encore pertinente de nos jours. Cette théorie psychologique hiérarchise les besoins humains en cinq niveaux, de la base vers le sommet : les besoins physiologiques, la sécurité, l'appartenance, l'estime de soi, et l'accomplissement personnel. Elle illustre comment les individus cherchent à satisfaire ces besoins de manière progressive, du bas vers le haut, pour atteindre leur plein potentiel. Malheureusement, à l'heure actuelle, ma douleur entrave ma capacité à satisfaire mes besoins physiologiques. Situés à la base de la pyramide, ils constituent pourtant une étape fondamentale vers la satisfaction des besoins des niveaux supérieurs. En effet, dès qu'un niveau est atteint, nous avons les ressources nécessaires pour évoluer vers le besoin suivant. L'analyse de cette pyramide permet de comprendre pourquoi la douleur chronique exerce un impact si dévastateur sur ma vie. Affaiblie par la souffrance, je suis coincée à la base de cette pyramide, au niveau le plus bas, celui des besoins physiologiques fondamentaux. Par conséquent, le besoin vital de sécurité, propre au niveau supérieur demeure également insatisfait, et c'est pourquoi je vis en permanence dans l'insécurité et la peur.

Ma douleur chronique vient aussi entraver mon besoin essentiel d'autonomie. Je veux continuer à participer à la vie du foyer et m'efforce, malgré la douleur, d'accomplir autant que faire se peut quelques minuscules tâches quotidiennes, mais quelle épreuve cela représente ! Mon chéri court partout et devient spectateur de mes crises de douleurs physiques, de ma mauvaise humeur et de mon grand désarroi. Désespoir et impression de perte totale de contrôle s'emparent insidieusement de moi. Je me sens honteuse, amoindrie, embarrassée, voire parfois humiliée.

Toutes ces pensées négatives tournent en boucle dans ma tête et sont renforcées par une sensation profonde et désagréable : celle d'être devenue un poids pour mon entourage. Je suis devenue dépendante, définitivement incapable d'assurer les tâches quotidiennes telles que les courses ou le ménage. Sortir du lit et m'habiller est devenu laborieux, et je zappe quasi toujours la case « soins ». Je perds progressivement la maîtrise de ma vie, obligée de la placer entre les mains de mon chéri, de mes parents, de mes grands enfants et même, parfois, de ma petite puce… Certains jours, je ne suis plus qu'un zombie, une ombre qui hante la maison en boitant, et mon cœur se brise lorsque j'entends la douce voix de ma fille de 2 ans me dire : « *Wait Mummy*, je vais t'aider à mettre tes chaussettes. » Ce jour-là, autonomie et estime de soi en ont pris un sacré coup ! Pour tenir, je dépends aussi des médecins et de mes « drogues » quotidiennes. Malheureusement, les effets secondaires sont parfois plus terribles que le mal lui-même, et j'ai vraiment le sentiment de placer des cataplasmes sur une jambe de bois.

À mesure que les jours passent, la douleur m'isole inexorablement du monde, de la vraie vie et de toute activité sociale. Envisager la satisfaction du besoin d'appartenance n'est même plus envisageable. L'époque où mes hauts talons arpentaient les salles de classe, où mes santiags foulaient les scènes de France et où mes baskets trépignaient sur les lignes de départ n'est plus qu'un lointain souvenir…

Pourtant, le sentiment d'appartenance est une pierre angulaire de la pyramide de Maslow. En être privé engendre un niveau accru de stress, de douleur et même un taux de mortalité plus élevé. Ce foutu mal de dos m'a vraiment tout volé : travail, sport, vie de couple, vie de famille, loisirs… L'absence de diagnostic clair amène aussi quelques jugements malveillants : « Elle exagère, elle s'écoute trop. » Dans ces conditions donc, plus facile de s'isoler. Pourtant, j'ai toujours été un animal social, débordant de vie et avide d'activités. Alors, lorsque tout s'arrête brusquement, je n'ai même plus l'impression d'exister.

Comme bon nombre de personnes qui souffrent, je vis ma douleur comme une forme d'injustice qui frappe aléatoirement. Je ne peux plus me raccrocher à l'idée que « l'environnement est un endroit juste et ordonné où les gens ont ce qu'ils méritent[1] ». Si quelqu'un ou quelque chose avait directement été la cause de mes douleurs physiques ou psychologiques (accident, harcèlement,

1. Lerner et Miller, « Just world research and the attribution process: Looking back and ahead. », *Psychological Bulletin*, 1978.

faux mouvement...), il aurait peut-être été plus aisé pour moi de me libérer de ce sentiment d'injustice en ayant un coupable sur qui diriger ma colère. Cependant, dans ma vie, face à l'adversité, soit je retourne la colère contre moi-même, ce qui m'entraîne dans des conduites suicidaires de type TCA, soit je réprime cette colère, ce qui engendre un mécanisme d'autoprotection se traduisant par une auto-exclusion sociale. Fini les potes du club d'athlé (j'adorais discuter des performances du week-end : depuis le temps que je l'attendais, ce passage sous la barre de 1 h 43 sur un semi !), les matchs de hockey (c'est difficile de rater les podiums de champions de France de sa fille et de son fils !), les potins de l'université à la pause-déjeuner avec les collègues (et il y en a pas mal en cette période de mutations !)...

Comment voulez-vous maintenant que j'imagine le moindre projet à long terme lorsque le simple fait de sortir de mon lit s'est transformé en une épreuve insurmontable ? Comment puis-je me projeter dans un éventuel voyage ou envisager de suivre une formation ? L'idée même de l'accomplissement de soi semble s'être évanouie, comme disparue des radars... Cet été, je ne profiterai pas des belles vagues de l'océan Atlantique avec mes enfants, je n'entendrai plus la petite balle jaune résonner sur le court. Adieu, les courses fractionnées aux aurores ! Je suis effondrée ! Je me sens cassée, inutile. Petit à petit, je sombre dans une profonde dépression : je suis tout le temps triste, fatiguée, irritable et je suis envahie, nuit et jour, par des ruminations et des anticipations négatives. Alors, je dépose les armes et j'entre dans la cinquième phase, celle de la résignation. La douleur a gagné la partie et j'accepte de vivre avec elle pour le restant de mes jours. Je fais les démarches pour obtenir la reconnaissance de travailleur handicapé et je vis au jour le jour. Selon les médecins, cette dépression est le fruit de plusieurs facteurs concomitants dont ma douleur chronique et un syndrome de stress post-traumatique font partie.

Comme tout un chacun, je ressens parfois des moments de déprime ou de mélancolie passagère, mais là, ce que je traverse n'est en rien comparable. En effet, je ne souffre pas d'une déprime passagère, mais je fais bien partie des 5 % d'adultes diagnostiqués par un médecin comme étant pathologiquement dépressifs[1]. Et cette dépression diagnostiquée fait des ravages en moi, elle me ronge de l'intérieur et érode le peu d'enthousiasme qu'il me restait encore. « La dépression, qui touche 264 millions de personnes, est l'une des principales causes d'incapacité[2]. »

Prise dans une spirale infernale, je me sens complètement incomprise et la vie n'est plus qu'un mélange de catastrophisme, d'isolement, de négativité et d'idées noires. Je suis désemparée et accablée par un sentiment de culpabilité grandissant. Pourquoi n'ai-je pas réagi avant pour me protéger ? Pour m'épargner tout ce stress ? J'ai aussi l'impression que j'évolue maintenant toujours en milieu hostile. Je suis dévorée par la tristesse et la fatigue. Parfois je fonds en larmes à cause de mes ruminations, mais parfois, c'est un flot incessant, un trop-plein que je n'arrive plus à maîtriser. Une teinte de pessimisme colore mes moindres pensées, je broie du

1. Institute of Health Metrics and Evaluation, Global Health Data Exchange (GHDx), Dossier Organisation mondiale de la santé, 2019.

2. *Ibid.*

noir et j'ai de plus en plus de pensées suicidaires. La vie vaut-elle la peine d'être vécue si c'est sous le joug de cette torture physique et émotionnelle ? La mort serait peut-être plus douce...

« La dépression, c'est une maladie, pas un état d'âme[1]. » Je vis au ralenti. Je n'ai plus goût à rien. Même lire ou regarder une bonne série ne m'intéresse plus... De toute façon, je ne sais plus non plus rester allongée, j'ai trop mal. Rien ne me procure plus de plaisir, je me contente de subir ma vie. Comme le monde est douleur, « la peur de la réveiller conduit, tout naturellement, le patient à contracter sensiblement son espace de vie[2] ».

Comme un ruisseau qui doucement se tarit,
elle y pense encore...

Au lieu de faire face à ce qui m'arrive d'une façon saine et extériorisée, je me replie sur moi-même au risque de perdre complètement ma faculté à analyser avec clairvoyance les épreuves de la vie. Désormais, j'imagine les pires scénarios en toutes circonstances. Quand le téléphone sonne, j'anticipe qu'une mauvaise nouvelle va forcément m'être annoncée. Le pire ne peut être qu'à venir, puisque tout semble s'enliser inexorablement depuis plus d'un an. Même écouter les petites anecdotes de la journée de mon homme avec ses lycéens me plonge dans un sentiment d'impuissance et d'angoisse alors qu'on partageait avec plaisir ces petits moments auparavant. J'avoue, je suis jalouse... Jalouse de ne plus rien vivre, de devoir rester à la maison... Je lui en veux

1. Jelloun, *L'auberge des pauvres*, Seuil, 1999.

2. Poliakow, *Hypnose et douleur chronique*, Imago, 2004.

presque. Lui, il continue à vivre. Ainsi, la douleur détruit petit à petit cette complicité qui nous unissait. Je me sens seule, tellement seule.

En plus de cette inhibition motrice, les signes somatiques s'aggravent. La nourriture devient un refuge et je prends du poids. J'ai même investi dans le petit pilulier, dont la vue me rappelle avec tendresse celui que je voyais sur le buffet de mon grand-père, et j'attends avec impatience ma « dose » en espérant peut-être finalement toujours un miracle. Enfin, ce qui est probablement le plus difficile pour mon entourage, c'est que je ne suis plus celle que j'étais. Je n'ai plus aucune patience et j'ai des accès de colère. Le verre trop plein n'arrive pas à déborder, et mon corps emprisonne toutes les tensions : « L'atmosphère ici est un mélange pesant de catastrophe imminente et de rêve brisé[1]. »

C'est la complainte du guerrier
livrant son dernier combat.

Douleur et dépression sont des aimants : attitudes et pensées, tout tend vers elles. Elles ont posé leurs valises et sont devenues maîtresses des lieux. Je ne suis plus que leur serviteur dévoué ! Que vont-elles me laisser faire aujourd'hui ? Ce sont elles qui décident de ma vie. Moi, je ne suis que leur pauvre victime.

1. *Yellow Jacket*, série Canal+, saison 2, épisode 1. Mitsy discute avec le réceptionniste d'un hôtel qui décrit son quotidien.

6

En avril 2022, je cherche à guérir à tout prix car j'ai mal vingt-quatre heures sur vingt-quatre. Je suis désormais prête à tout ! Je consulte des médecins en médecine physique et réadaptation, des podologues, des rhumatologues, des kinésithérapeutes, des ostéopathes, des chiropracteurs… Je me décide même à prendre rendez-vous avec un magnétiseur réputé, malgré les grandes difficultés que j'ai maintenant pour me déplacer jusqu'en Belgique. Il me fait revenir plusieurs fois, mais je ne ressens absolument pas le mieux-être escompté. Je me suis juste délestée au passage de quelques billets. Ainsi, quel que soit l'argent investi, rien ne fonctionne. J'ai même parfois l'impression d'être abusée par quelques praticiens peu scrupuleux qui me font revenir en sachant très bien qu'ils ne peuvent rien pour moi. À ce stade, les médecins décident d'augmenter encore ma dose de médicaments, et ils ajoutent des cachets plus puissants pour dormir. Je suis l'ombre de moi-même. Je croise des patients qui me conseillent d'accepter ce qui est, on ne peut rien faire, « c'est la vie ». Plus vite j'accepterai cet état de fait, plus vite je pourrai me reconstruire. Je devrais d'ailleurs prendre exemple sur eux, ils ont appris à vivre malgré la souffrance. Ces paroles, pourtant bien intentionnées, ne font rien pour apaiser ma détresse émotionnelle. Au contraire, ces mots m'achèvent !

Comme si je n'en avais pas déjà assez, je reçois un courrier m'annonçant un contrôle fiscal. Cette vérification ne me dérange pas en soi, au contraire, ces contrôles sont normaux. Ce qui me mine, c'est le moment choisi ! J'ai dû mal à comprendre pourquoi tout me tombe dessus en même temps. Toutes ces attestations et ces papiers à rassembler, alors que je ne sais même plus rester assise sur une chaise, rajoutent de l'eau au moulin de ma dépression.

Autre coup dur, mes deux aînés décident de partir habiter chez leur père. Ils en ont marre de vivre « dans des sacs » entre les deux foyers. Dans tous les cas, qui pourrait les blâmer ? L'ambiance à la maison est tellement pesante et anxiogène, ils ont complètement raison de vouloir se préserver.

En quête incessante du remède miracle, je suis obsédée, véritablement obsédée. Le constat amer que rien ne marche, ou pire, que rien n'existe, joue indéniablement sur mon humeur. Ma vie est dénuée de toute légèreté ou joie de vivre puisque je porte maintenant quotidiennement un lourd fardeau invisible. Les rires ont laissé la place aux larmes. Je vis dans la peur constante que ma vie soit foutue. Mon destin est scellé, cette douleur ne me quittera plus jamais ! On me soumet à l'échelle PCS[1], un indicateur reconnu par la communauté scientifique internationale pour évaluer précisément l'intensité de la douleur ressentie, sa durée, le handicap subi, les risques latents de dépression et les chances de succès des stratégies de gestion de la douleur. Mon score est sans équivoque, il révèle que j'ai touché le fond. On me dit

1. Échelle d'évaluation du catastrophisme.

que si le questionnaire PCS est passé avant une intervention chirurgicale, les résultats fournissent des indications pertinentes quant à l'ampleur et à la durée des douleurs postopératoires. Dans ces circonstances, imaginez ce qui me trotte dans la tête : une opération ne me sauverait peut-être même pas.

Après des mois d'attente éprouvante, le moment tant espéré arrive enfin. Nous sommes en juin 2022 lorsque j'intègre l'École du dos au Centre de l'espoir. Cet institut porte bien son nom, du moins je l'espère. Je rentre en hôpital de jour pour une période de six semaines. L'espoir renaît donc en moi : je suis convaincue que ces experts auront les réponses tant recherchées à mes maux. Je me conforte dans l'idée qu'ils détiennent les clés pour résoudre mon problème.

Je rejoins un groupe composé de trois autres patients et le programme prévu semble ambitieux, tout du moins sur le papier. Cependant, en raison du manque de ressources matérielles et humaines, le temps d'attente entre les ateliers est considérable. Le personnel, bien que très dévoué, est débordé. Ils en sont conscients eux-mêmes, reconnaissant qu'ils ne peuvent accorder à chaque patient toute l'attention qu'il mérite. L'exemple le plus frappant est celui de la balnéothérapie, où les créneaux horaires sont limités à une demi-heure par groupe, ce temps comprenant aussi celui nécessaire pour se changer. Faites le calcul vous-même, il ne nous reste plus beaucoup de temps dans l'eau. On entend parler de la crise des soins en France ; eh bien, ce n'est pas juste une info qui passe le soir au JT, j'y suis plongée jusqu'au cou.

Malgré tout, entre balnéothérapie, kinésithérapie, éducation thérapeutique, ergothérapie, sophrologie, qi gong et activités sportives adaptées, les journées défilent très vite. Découvrir la marche nordique, faire de la musculation légère, tenir à nouveau une raquette de badminton entre les mains me fait revivre. En somme, tout est mis en œuvre pour que je puisse regagner confiance en mes capacités. Le badminton adapté ravive d'ailleurs en moi de précieux souvenirs de mes années passées au club de Villeneuve-d'Ascq. Ah, les interclubs en double mixte du dimanche matin 8 heures, à l'autre bout du département !

Tout au long du séjour, l'atmosphère qui règne au sein du groupe est tout simplement fabuleuse. Unis par une douleur commune, nous développons une confiance mutuelle, une compréhension profonde et une coopération solidaire, ainsi qu'une véritable empathie les uns envers les autres. Nous sommes libres de nous exprimer sans craindre le jugement. Nous échangeons sur nos vies, comme on le ferait avec un compagnon de voyage. Comme si nous ne devions jamais nous revoir. Cette résilience collective et cette magnifique cohésion de groupe renforcent notre capacité à affronter les difficultés. Nous formons une équipe aux profils variés, mais unis par un objectif commun : triompher de cette douleur chronique qui assombrit nos existences.

Pour ma part, cela ne fait qu'une année, mais pour certains d'entre eux, cela fait déjà une décennie que cette douleur chronique perdure. Certains ont même dû abandonner un métier qu'ils aimaient et jonglent entre périodes de travail et arrêts maladie. De plus, l'imprévisibilité de la vie a frappé à deux reprises notre petit groupe. L'une d'entre nous a perdu son frère emporté par un cancer fulgurant, laissant derrière lui, à l'âge de

40 ans, une épouse et des enfants. Cette disparition, je dois l'avouer, m'a ébranlée, comme si je le connaissais. Le deuxième coup dur fut le départ de Thierry qui a quitté le groupe après seulement trois semaines. Après une seconde arthrodèse, il nourrissait de grands espoirs de reprendre enfin le cours de sa vie, il était heureux et très motivé malgré les douleurs résiduelles, lui qui avait été quelqu'un de très actif, de sportif, un bon footballeur, et qui témoignait d'une joie de vivre à toute épreuve. Toutefois, depuis le début du séjour, il souffrait en silence et la douleur a finalement eu raison de son courage. Nous pensions à lui avec tristesse. En raison du secret médical, malgré nos multiples demandes, nous n'avons pas pu avoir de ses nouvelles.

Le fait d'être entourée, choyée, prise en charge dans tous les aspects de la vie et de ne pas avoir à se soucier de quoi que ce soit m'a fait le plus grand bien. Enfin, je pouvais me concentrer sur mon unique but : prendre soin de moi pour aller mieux. En complément de mon suivi psychologique habituel, je bénéficie de séances hebdomadaires avec la psychologue du centre afin d'évaluer mon moral et ma perception de la douleur. Avec mon recul actuel sur les causes de la douleur chronique, il me paraît évident que chaque patient devrait avoir la chance de se voir offrir cette prise en charge psychologique. Hélas, bien évidemment et comme partout ailleurs, les moyens humains sont insuffisants pour faire face à l'afflux de patients.

Lors des séances de sensibilisation à la diététique auxquelles j'assiste, je m'attends à recevoir des conseils pour mettre en place un régime anti-inflammatoire strict puisque c'est très en vogue sur les sites traitant de la douleur chronique. Pourtant, au contraire, la nutritionniste nous affirme qu'il n'y a pas de régime miracle. De toute façon, au fil des années, j'en ai testé de nombreux, et il y en existe pléthore (hypotoxique, méditerranéen, *plant-based*…). J'ai même suivi, sans réellement en constater les bénéfices, le régime paléo (paléolithique) dans lequel on adopte, soi-disant, le régime de nos ancêtres à base de protéines, de végétaux et d'oléagineux. Le constat est toujours le même : ils sont difficiles à tenir sur la durée et ils sont plus sources de carences qu'autre chose.

Toutefois, le lien est indéniable entre équilibre physique et mental et alimentation. Preuve en est la tendance universelle à utiliser la nourriture pour réguler nos émotions ! D'ailleurs, je sens que les facteurs émotionnels, et notamment l'anxiété causée par ma douleur, affectent ce que je mets dans mon assiette. Je me tourne vers des nourritures « doudou ». Je mange mes émotions. Les paquets de « crocodiles qui piquent » n'ont qu'à bien se tenir ! Ainsi, je reçois plutôt des conseils à mettre en place au quotidien, de petits choix à faire plutôt que de grands bouleversements.

Nous avons probablement déjà en tête ce qu'est le régime alimentaire idéal, mais il est difficilement atteignable au quotidien et surtout, pas simple à maintenir à long terme. En théorie, je dis bien en théorie, notre frigo regorge tous les jours de légumes frais et bio. En théorie, nous prenons le temps et avons quotidiennement la motivation pour cuisiner un repas sain et équilibré pour toute la famille. Toutefois, ma réalité n'est pas la théorie, et je suppose que la vôtre non plus. Nous cuisinons et mangeons en fonction de nos possibilités logistiques, de nos émotions du moment et de notre budget serré. De plus, dès le printemps, nous voyons fleurir des jeunes filles et des jeunes hommes de 18 ans, beaux et photoshopés, sur la couverture de tous les magazines. Et c'est là que le piège de la culpabilité et des régimes « yoyos » se referme. D'ailleurs, j'ai entendu ce matin à la radio que 47 % des gens n'aiment pas leur corps, et que ce chiffre atteint près de 67 % chez les femmes. 39 % ont même honte de leur corps et préfèrent ne pas le montrer à la plage[1]. Peut-être que vous ressentez aussi comme moi parfois cette impression d'être :

Enfermés dans des idéaux, des normes,
si loin de l'essence de ce qui nous a fait des hommes...

Après seulement quelques jours, je commence déjà à entrevoir des signes encourageants d'amélioration. Je mets plus de charge sur les machines de musculation, mes temps de récupération se raccourcissent, je gagne indéniablement en amplitude dans tous les exercices, et le staff valide ces progrès tant physiques que psychologiques. Les tests fonctionnels que je passe sont en constante amélioration. Même si les souffrances persistent, de nouvelles perspectives plus réjouissantes se dessinent. Occupée à prendre soin de moi, rompant mon isolement, j'envisage une échappée heureuse de cet enfer. Je constate avec bonheur que lorsque mon esprit s'apaise, mon corps en ressent les bienfaits.

Une lueur d'optimisme grandit en moi, ravivant mon envie de me battre. À l'issue de ce séjour, j'envisage sereinement une réintégration progressive au travail

1. Ipsos, RTL, 22 juin 2022.

en mi-temps thérapeutique à la rentrée. Les grandes vacances approchent et on décide qu'il est trop tôt pour regrouper à nouveau toute la tribu. Ainsi, en juillet 2022, je pars une semaine à la montagne avec mes deux adolescents, laissant la puce profiter de moments privilégiés avec son papa. Je savoure chaque instant de conduite accompagnée en montagne avec mon fils, surtout quand les vaches des alpages nous attendent en haut du col, nous obligeant à un magnifique redémarrage en côte… Je me délecte de moments de bien-être partagés avec ma fille dans un spa avec vue sur les sommets et des eaux à 40 degrés… Je conduis, je parcours les sentiers de randonnée, je fais du yoga, du fitness et je m'adonne à la natation. En un mot, je renais ! Loin du foyer et des soucis familiaux, je m'offre une vraie pause Bien-Être, juste pour « être », une pause *BE*[1], comme j'aime l'appeler. Des nuits paisibles se dessinent également. En *all-inclusive*[2] : rien à penser, rien à faire, juste profiter des doux plaisirs de la vie. Ce séjour dépasse toutes mes attentes puisque je participe même à la randonnée d'envergure de la semaine sur sentier noir… Aucune douleur ne me tourmente plus, à l'exception de quelques belles piqûres de taons… Depuis toujours, je suis de toute façon la victime préférée des moustiques et autres bêtes ailées…

Incroyable, je vais enfin pouvoir reprendre ma vie là où je l'ai laissée. De son côté, Emily passe une merveilleuse semaine au camping, s'adonnant aux joies des baignades dans l'Atlantique en compagnie de son papa et de son frère. Dans quelques jours à peine, elle

1. *Be* : « être » en anglais.

2. Séjour tout compris.

va pouvoir me raconter ses aventures et partager les vagues avec moi. J'ai hâte de l'entendre dire de sa petite voix : « Tu n'as plus mal au dos, Mummy. Tu viens avec moi dans l'eau ? » Les retrouvailles s'annoncent grandioses !

Je me lie également d'amitié avec d'autres vacanciers. Et heureusement, car je vois peu mes adolescents qui s'épanouissent dans leur propre univers, entourés de leurs amis. Toutefois, lorsque nous nous retrouvons, c'est pour partager d'agréables moments ensemble. Ils redécouvrent une mère : dynamique, souriante, de bonne humeur, entourée d'amis... Je suis à nouveau en phase avec mon « moi » véritable.

7

Mais toutes les bonnes choses ont une fin. Et voilà déjà le temps de la séparation. À 5 heures du matin, ce dimanche-là, le réveil sonne, marquant ce moment inéluctable. La nuit dans un hôtel voisin de la gare de Bordeaux a été épouvantable. Avec une climatisation en panne et une canicule étouffante, la température a largement dépassé les 35 degrés dans notre chambre infestée de moustiques. Fatiguée et attristée, j'accompagne « à reculons » mes enfants jusqu'au train qui les emmènera poursuivre les vacances avec leur père.

Mon pauvre cœur de maman est brisé. Des sentiments paradoxaux se livrent un combat acharné en moi. Je suis tellement impatiente de retrouver mon conjoint et ma petite fille qui m'ont tant manqué durant cette semaine, et pourtant, je n'ai aucune envie de quitter mes grands. Je ne les reverrai qu'en septembre, une situation qui ne s'est jamais produite auparavant. Je ne les ai jamais quittés aussi longtemps. Je suis en larmes pendant tout le trajet en voiture. Une fois de plus, je prends conscience que mon rêve de grande et belle famille recomposée s'est effondré. Il me faudra toujours faire des choix, que je me coupe en deux pour essayer d'être partout, en n'étant, finalement, nulle part… Quelle cascade d'émotions en quelques heures ! Je rejoins Cam et son plus jeune fils dans le Médoc. Retrouver ma puce, que je n'avais jamais quittée depuis sa naissance, remplit mon cœur de joie et de bonheur. Elle a grandi. Même si cela n'est qu'une impression, je la trouve changée.

Mes enfants me manquent. Jour après jour, les idées noires refont surface. J'ai très mal au dos. J'appréhende la rentrée. Et, sans crier gare, les coups de poignard dans le dos reprennent. C'est sûrement la fatigue liée au trajet en voiture depuis les Pyrénées. Je n'y prête pas immédiatement attention.

Au camping, je rejoins le groupe de gym douce du matin. Je vais déjà commencer par cela. Habituellement, je suis plutôt dans des groupes plus intensifs tels que *total body*, abdos-fessiers ou *cardiotraining*... Pourtant, je dois arrêter au milieu de la première séance et demander de l'aide pour regagner mon emplacement. Je suis en larmes. Je sens monter en moi une colère noire envers cette douleur et envers moi-même. Renonçant à l'idée de me joindre à un groupe, j'essaie désormais, chaque jour, de me relaxer lors de brèves séances de yoga adapté sous l'ombre des pins, pour profiter des rayons du soleil de l'été. Cependant, c'est une épreuve atroce, je souffre le martyre. Les jours passent et mon esprit est à nouveau de plus en plus focalisé sur les douleurs. Je veux comprendre ce qui se passe ! Pourquoi mon corps, ce corps qui pourtant m'a donné tant de bonheur il y a quelques semaines, me lâche-t-il à nouveau ?

Arrive le mois d'août et, avec lui, un changement de décor. Noah, le fils de Camille, étant parti retrouver sa maman pour la fin des vacances, nous laissons derrière nous la caravane pour nous rendre, à trois, à Anglet. J'adore cette ville, son ambiance, ses habitants. J'ai toujours nourri le désir d'y vivre. Il y a quelques années, j'avais même accepté un poste dans une jeune start-up à Bidart. De merveilleux souvenirs en sont nés, même si, à l'issue de la période d'essai, j'ai préféré remonter vers le Nord. Bien que diplômée d'école de commerce, le travail de commerciale n'est définitivement pas fait pour moi.

Après un départ en fin d'après-midi pour quitter l'emplacement du camping bordelais (même si l'essentiel est organisé, il reste toujours plus de choses à faire que l'on ne croit), nous gagnons l'entrepôt d'hivernage pour y déposer la caravane jusqu'à l'année prochaine. La nuit avance et notre *road trip* direction la pointe du Sud-Ouest poursuit son cours. La route est longue, les douleurs lombaires, toujours présentes ; pas pire, pas mieux. Je trouve des positions à peu près acceptables et, calée avec coussins et serviettes de bain, je me maintiens éveillée pour tenir compagnie à mon chéri. L'inquiétude est immense : comment vais-je supporter ce voyage en voiture ? Peut-être aurions-nous dû renoncer… Heureusement, la petite dort profondément, et au petit matin, nous arrivons aux Sables-d'Or. C'est le moment pour Camille et moi de nous assoupir un peu avant l'ouverture de notre boulangerie préférée et le réveil de la puce qui dort encore paisiblement à l'arrière.

Vous le croirez si vous voulez, mais au réveil je suis en pleine forme et ne ressens qu'une lourdeur diffuse en bas du dos, vite dépassée par le plaisir incomparable de retrouver les lieux. Les premiers jours sont magiques, mon dos me laisse enfin en paix, c'est étrange. Je me dis que c'est tant mieux ; cela n'était qu'une fausse alerte. Les grandes promenades, la plage, le soleil… tout m'est à nouveau possible. Certes, le surf me manque, mais si je suis définitivement débarrassée de mes douleurs lombaires, ce sera pour l'année prochaine. Tout semble aller pour le mieux. Nous cédons même au photographe ambulant de la plage qui nous invite à un petit *shooting* photo improvisé sur la plage de la Chambre d'Amour, immortalisant ainsi ce moment de bonheur revenu sous le soleil de la Côte Basque.

Cependant, à mesure que la date de retour à la maison approche, une angoisse tenace m'envahit. La perspective de reprendre le travail, le stress qui l'accompagne, la gestion complexe de la vie de famille... Les idées sombres refont surface, et avec elles, les douleurs réapparaissent. Je décide alors de consulter un ostéopathe renommé d'Anglet, dont les mérites sont abondamment vantés sur les sites de critiques en ligne, en particulier en ce qui concerne ses méthodes pour guérir les douleurs lombaires. Après quelques manipulations, il me suggère de lire le livre en anglais du professeur Sarno intitulé *Healing Back Pain*[1]. Il ne pourra pas me soulager davantage. Je me procure aussitôt la version électronique de l'ouvrage et m'y plonge sans attendre. Même si, depuis sa parution, certaines des idées du professeur ont été contredites par les neurosciences, le rôle central du cerveau dans les douleurs chroniques qu'il a mis en lumière a été indéniablement démontré. Ayant donc un *a priori* très favorable, je nourris de nouveaux espoirs puisque mes recherches sur Internet ont révélé que ce fameux professeur a sauvé des milliers de personnes à travers le monde. De surcroît, certains lecteurs affirment même qu'après la lecture de ce livre, ils n'avaient

1. Pr Sarno, *Healing Back Pain: The Mind-Body Connection*, Grand Central Life & Style, Reissue, 2010.

plus mal. Quelle promesse fabuleuse ! Dans les pages de cet ouvrage, l'auteur avance la théorie selon laquelle l'origine des douleurs sans cause organique est d'ordre psychologique, d'où leurs apparitions et disparitions si aléatoires. Il préconise dès lors la reprise immédiate d'une activité physique, argumentant qu'elle ne saurait en aucun cas être néfaste. Par ailleurs il évoque, sans rentrer dans les détails d'un programme, la nécessité d'entamer une démarche visant à explorer les causes psychologiques des douleurs physiques afin de pouvoir s'en libérer définitivement. Négligeant pour le moment cette deuxième partie de l'équation, je m'empresse de chausser mes baskets pour aller faire une petite marche rapide le long de la magnifique promenade des Sables-d'Or.

Après quelques mètres seulement, la douleur devient insupportable. Je force un peu plus, mais rapidement, je ne parviens même plus à poser le pied par terre tant la douleur me submerge. Les larmes coulent, la souffrance m'accable. Je me traîne péniblement dans la rue pour rentrer chez moi, je n'ai pas pris mon portable si bien que, ne pouvant pas appeler mon chéri à la rescousse et ne pouvant plus tenir debout, je me mets à ramper... Rue de la Falaise, des passants se précipitent vers moi pour appeler les secours et me porter jusqu'à mon appartement. Je suis anéantie ! Cet incident a eu un impact dévastateur sur mon moral. J'ai maintenant fait le tour de la question, je ne guérirai jamais.

Expliquer un trouble anxieux à quelqu'un qui ne l'a pas vécu lui-même ou qui n'en a pas été témoin est difficile. Il ne s'agit pas du stress de la vie quotidienne dont tout le monde prétend souffrir. L'anxiété, insidieuse, perfide compagne de mon quotidien, ne cesse de tisser sa toile dans les méandres de mon esprit tourmenté. Sa présence diffuse, floue, vague et indéterminée m'entraîne dans un dédale émotionnel d'où aucune sortie ne semble possible. Cette anxiété qui m'habite est sournoise, insidieuse… Elle monopolise mes pensées et prend un malin plaisir à venir me hanter le soir au coucher. Je ne comprends pas bien ce qui m'arrive. J'ai peur de tout, de la vie, de l'avenir.

Tandis que troubles digestifs, insomnies et difficultés d'endormissement se font de plus en plus prégnants, un sentiment d'infériorité et d'inutilité m'envahit. Je suis allongée une grande partie de la journée et participe de moins en moins aux activités avec mon conjoint et ma puce. La tension dans l'appartement est tangible. L'anxiété me consume, m'isole, comme un feu dévorant qui s'empare de mon être. L'expression de ces tourments et tumultes intérieurs m'échappe, emprisonnée que je suis dans ce corps qui n'est plus qu'une cocotte-minute prête à exploser à tout moment. Mes douleurs m'empêchent maintenant de profiter des joies de la plage, de flâner sur Anglet Surf Avenue, de partager des instants précieux avec ma fille. Je crains même bientôt de ne plus pouvoir me lever. Une fatigue écrasante m'accable, anéantissant toute envie et toute motivation. À cela s'ajoute la canicule… Impossible de descendre me rafraîchir dans l'océan, alors qu'il fait plus de 40 degrés dans l'appartement. Je suis bien consciente que cet isolement involontaire n'est pas étranger à mes troubles de l'humeur. L'irritabilité et la frustration m'assaillent, alimentant inévitablement mon anxiété. Mais comment briser ce cercle vicieux qui me garde prisonnière ?

Les douleurs qui se sont réinstallées, « comme chez elles », depuis quelques semaines sont d'une intensité supérieure à celles éprouvées en janvier ! Le peu que je me déplace, uniquement pour me rendre aux toilettes, je suis maintenant contrainte de marcher à l'aide de béquilles. La nuit, je ne dors plus, faute de trouver une position dans laquelle la souffrance soit supportable. Les médicaments ? Ils ne me font plus rien ! C'est une chute vertigineuse, une descente aux enfers indescriptible. À présent, une sciatique naissante me saisit dans la jambe gauche. Mais que se passe-t-il encore ? Les vacances tant espérées, censées me revigorer avant la rentrée, se transforment inexorablement en un cauchemar sans nom. Je ne participe plus à rien : pas de shopping dans les rues de Biarritz, pas de promenade sur le rocher de la Vierge ou à la côte des Basques. Oubliés, les achats au marché couvert. Je suis très inquiète, quelque chose ne va pas… Ma jambe gauche est de plus en plus « étrange »… Comme si je perdais le contrôle, les sensations… Parfois, je ressens des décharges électriques pendant plusieurs heures, mais, parfois, je ne ressens plus rien… du tout.

La fin du mois d'août approche, je demeure désormais clouée au lit toute la journée, négligeant même de me laver tous les jours. Je souffre et regarde par la fenêtre les allées et venues des familles qui se rendent à la plage. Le phare de Miramar me tient compagnie, là, immobile, majestueux. Je suis soumise à des doses extrêmement élevées de morphine, mais rien ne parvient plus à soulager mes souffrances. Dans ce cadre pourtant idyllique, les douleurs sciatiques se cumulent aux douleurs lombaires, engendrant maintenant une paralysie complète de ma jambe gauche ! D'ailleurs, cela s'accompagne désormais aussi d'un début de syndrome de la queue de cheval qui entraîne des troubles urinaires génito-vésico-sphinctériens et une perte de sensation dans ces régions. Plus aucun répit ne m'est accordé, mes journées ne sont plus qu'une lente agonie. De jour comme de nuit, la douleur me harcèle sans relâche. Aucune position n'est en mesure de me soulager, si bien que l'idée même de dormir s'évanouit.

Mais que reste-t-il de nous ?

Cam est tiraillé entre l'envie de faire passer de bonnes vacances à pucinette et l'envie d'être présent pour moi. Un supplice ! Nous nous éloignons inexorablement. Je suis dépendante pour tout, je ne me sens plus femme, je ne me sens plus rien... Même les témoignages d'empathie et les messages de ma famille et de mes amis, censés normalement me rassurer, contribuent au contraire au sentiment d'impuissance et de culpabilité que je ressens déjà : « Allez, reprends-toi, ça va passer. » « Ne te laisse pas abattre, tu as déjà eu ton lot de souffrances, tu sais comment faire face. » « Je suis sûre que tu vas t'en sortir, tu es une battante. »

Ma vie aujourd'hui ? Je sombre inexorablement un peu plus chaque jour dans le triptyque destructeur : rumination, amplification et impuissance. La douleur s'immisce insidieusement dans tous les recoins de mes pensées, me plongeant dans une introspection constante sur l'histoire tourmentée de ma famille désormais « décomposée ». Non seulement ma douleur m'obsède, mais je suis aussi assaillie par des crises d'angoisse. Je suis piégée dans un tourbillon infernal de pensées négatives. Je ressasse que j'ai mal, que c'est injuste et que j'aurais probablement pu éviter tout ça… Je me sens profondément seule et coupable, le passé me hante, mais le futur me terrorise encore plus. Je suis consumée par l'anxiété, dévorée par des émotions négatives et prisonnière d'un cercle vicieux de rumination sur ce qui aurait pu être et sur ce qui aurait dû advenir. Ces émotions négatives sont « de l'huile jetée sur le feu de la douleur[1] ». Je me sens complètement impuissante. Je n'ai plus les cartes de ma vie en main. Je tourne en rond, au sens figuré bien sûr puisque, au sens propre, je ne peux plus marcher. Quoi que je fasse ou que je prenne, les douleurs sont aussi vives. Je me répète sans cesse que je suis foutue et que c'est déjà trop tard. Je me soumets à cette douleur qui a fait de moi son esclave. Même en vacances, je ne peux m'adonner à aucun de mes plaisirs. Je suis contrainte d'abandonner l'idée de pouvoir m'étendre sur le sable chaud, car la souffrance est tout simplement insoutenable. Je me trouve dans une vulnérabilité totale, à la merci de la douleur.

L'angoisse de la remontée en voiture jusqu'à Lille est maintenant aussi extrêmement présente. Un patient souffrant de lombalgie chronique a dit un jour : « Je vais bien tant que je ne bouge pas de ce fauteuil. » Je n'ai même plus ce répit possible, je vis « allongée ». Mais de toute façon, vous en conviendrez, se priver de tout n'équivaut pas à « aller bien ». Ce n'est pas vivre, mais survivre ! La tristesse est profonde,

1. Darnall, *The Connection Between Pain and Your Brain*, www.arthritis.org.

d'autant plus que mon homme et moi attendions avec grande impatience ces vacances pour nous retrouver et redonner un nouveau souffle à notre couple après ces mois si éprouvants.

En dernier recours, Cam me conduit à SOS Médecin à Biarritz. Il ne sait plus quoi faire pour m'aider, me soulager... Il essaye toujours de prendre soin de moi grâce à de petites attentions, s'inquiétant sans cesse de mon confort, me cuisinant de bons petits plats basques... Mais je n'ai plus envie de manger. Manger, c'est devoir se rendre aux toilettes, c'est devoir bouger... Cependant, le médecin qui m'accueille n'apaise guère mes craintes. Selon lui, il est impératif que je rentre immédiatement pour consulter mon neurochirurgien. Il évoque le cas de sa femme, qui a été confrontée à une situation similaire et qui porte encore des séquelles au niveau du pied en raison d'une opération trop tardive. L'ironie du sort, c'est qu'à l'époque je me suis dit : « Hors de question que je subisse le même sort ! » Le retour en urgence s'impose donc. Selon ce médecin, la paralysie et le syndrome de la queue de cheval sont des signes cliniques d'urgence absolue. Je dois être opérée au plus vite ! Je m'empresse donc de prendre rendez-vous avec le neurochirurgien... Le problème est que nous nous trouvons à plus de 1 000 kilomètres de la maison, et qu'il m'est désormais impossible de conduire. Je remonterai donc dans la voiture de Cam et demanderai à mon père de venir récupérer la mienne...

« Docteur, vous étiez mon dernier espoir ! »

8

Rentrée… Enfin… Deux jours plus tard, mon chéri doit me porter jusque dans la salle d'attente du cabinet. Je ne tiens pas en place, tellement la douleur est vive dans la zone lombaire et dans la jambe. Debout, assise cinq minutes, à genoux, puis allongée par terre près de la secrétaire, c'est un supplice. La salle d'attente est pleine, mais les autres patients, moins en crise, me proposent gentiment de passer avant eux. Un grand merci à eux, je n'en peux plus !

Aux douleurs s'ajoute une peur incommensurable du devenir. L'attitude calme et rassurante du chirurgien contraste avec ce pic de souffrance. Il ne me prescrit que du Solupred pour me soulager. Si, dans dix jours, cela ne va pas mieux, une intervention chirurgicale sera envisagée. Cependant, je ressens une énorme frustration à la sortie de cette consultation. J'ai déjà essayé ce traitement par le passé, sans aucun effet, alors même que ma douleur était moins intense qu'aujourd'hui et que je n'étais pas paralysée. J'ai accouché sans péridurale, je sais ce qu'avoir mal veut dire. Et là, c'est tellement pire ! Je suis dans l'incapacité de marcher sans béquilles et d'aller aux toilettes normalement, toutes mes fonctions urinaires sont également en train de me lâcher. Je nourrissais l'espoir qu'il ne me laisse pas dans cet état. J'avoue que je ne comprends pas… Les paroles du médecin de Biarritz continuent de me hanter : « Vous devez être prise en charge immédiatement, sous peine de subir des séquelles à vie… Chaque jour revêt une importance capitale. » La prise en charge par Solupred me paraît donc bien légère, et c'est un euphémisme. Mais bon, je fais confiance.

Comme un bonheur n'arrive jamais seul, j'attrape une forme très sévère de Covid-19. Quel cadeau, ce Covid ! C'est une gastro puissance dix et je n'oserais pas vous décrire mes jours et mes nuits ☹. Je suis dans un état inimaginable : un matelas médicalisé, par terre, au milieu du salon, un bassin de lit, des intestins et un sphincter incontrôlables ! Je demeure tributaire de mon homme pour tous les aspects de la vie quotidienne, et les douleurs sciatiques ajoutent un fardeau supplémentaire à cette situation de crise. Ma pharmacienne (merci Charlotte d'avoir été là !) doit même venir à la maison pour me prodiguer des soins. Le peu de fierté qui me restait vient de s'envoler.

J'en ai assez, je n'en peux plus.

En dernier ressort, on me recommande de prendre rendez-vous avec une médecin spécialisée en réadaptation très réputée du CHU de Lille. Grâce à un heureux désistement, un créneau se libère le lendemain. Elle me soumet alors à toute une batterie de tests : test de sensibilité, évaluation de ma motricité, analyse physiologique. Son constat est plus qu'alarmant, confirmant le diagnostic pessimiste du médecin de Biarritz : je suis en train de perdre la motricité de tout le côté gauche à partir du bassin jusqu'aux orteils. Selon elle, j'ai déjà quasiment perdu toute sensibilité et la paralysie totale est imminente. Prise de panique, je contacte immédiatement mon médecin traitant qui me reçoit dans l'heure. Qui vais-je consulter lorsqu'il partira à la retraite à la fin de l'année ? Il ne trouve aucun remplaçant pour son cabinet. La crise des métiers de l'humain est vraiment préoccupante… En effet, c'est un médecin « à l'ancienne », qui connaît ses patients sur le bout des doigts. Si j'affirme que ma souffrance est maintenant insoutenable, c'est qu'elle l'est réellement. Inquiet, il décide alors de me prescrire une IRM en extrême urgence. Je ne l'en remercierai jamais assez.

Après de nombreux appels et beaucoup de persévérance, j'arrive à obtenir à titre exceptionnel un rendez-vous dès le lendemain pour passer l'examen. Malheureusement, malgré tous mes efforts et la prescription de calmants, je suis incapable de rester immobile. Je pleure, je hurle et me tords de douleur, et une infirmière doit même venir me tenir la main car mes pleurs se transforment en une crise d'angoisse incontrôlable. Les résultats de l'IRM sont flous, mais accablants. Le radiologue se propose même d'intervenir directement auprès de mon neurochirurgien pour qu'il me reçoive au plus vite, car je suis en train de perdre l'usage de ma jambe gauche et de mes fonctions urinaires et génito-vésico-sphinctériennes.

C'est insoutenable, je suis à l'agonie !

Le lendemain même, je suis reçue à nouveau par le neurochirurgien qui constate avec inquiétude que la situation s'est, selon lui, brusquement détériorée, mettant maintenant en péril mes capacités motrices. Après un an et demi de souffrances quotidiennes et d'errances médicales, ma hernie L5-S1 a explosé. Le couperet tombe. Une décision de crise est prise : je serai opérée dès le lendemain, le dimanche 11 septembre à 8 heures, pour traiter cette sciatique hyperalgique et paralysante.

Admise en urgence le jour même, c'est la plus longue nuit de ma vie. Je ne trouve aucun répit ni soulagement, je ne sais même plus rester allongée quelle que soit la position. Mon homme reste très présent par message, mais quand il va se coucher, pucinette se levant aux aurores, je me sens tellement seule ! Je hurle de douleur et mes cris résonnent dans tout l'étage, impossible de dormir, impossible juste d'arrêter de crier… Les infirmières reviennent me voir plusieurs fois. Certaines sont compréhensives et essayent de me rassurer, d'autres le sont beaucoup moins et me disent sèchement que je dérange les autres patients. Mais c'est plus fort que moi, j'ai tellement mal ! Je les supplie de me donner quelque chose pour dormir, mais seul un médecin pourrait encore augmenter mes doses. Au bout de quelques heures, un médecin, furieux, vient me voir et prend la décision de me mettre sous perfusion. Il me donne un calmant très fort qui me fera trouver le sommeil à coup sûr. Tant mieux, je ne peux plus endurer une telle souffrance. Je n'attends qu'une chose que mes yeux se ferment enfin…

Lorsque je les rouvre à 6 heures, encore sédatée, on vient me préparer pour le bloc opératoire et tout va très vite. Le chirurgien m'accueille en me disant que, dans quelques heures, tout cela ne serait plus qu'un mauvais souvenir… Malgré tout, une phrase prononcée par le chirurgien lors de ma visite de sortie restera à jamais gravée dans ma mémoire : « Vous avez frôlé le pire, il était grand temps d'intervenir ! » Il est satisfait, l'opération s'est révélée être un réel succès sur le plan structurel.

Cependant, le sort s'acharne, ma jambe gauche demeure pour le moment paralysée.

Je resterai trois jours à l'hôpital car les médecins veulent s'assurer qu'il ne faut pas me poser une sonde pour assurer mes fonctions urinaires. Ainsi, cette « opération de la dernière chance » me laisse quand même toujours un goût amer… Un an après, je n'ai toujours pas récupéré complètement l'usage de mon pied et je dois apprendre à cohabiter pour le reste de mes jours avec des douleurs neuropathiques intenses car il est peu probable maintenant qu'elles s'estompent davantage. Mais alors, que se serait-il passé si j'avais été opérée dix jours plus tôt ? Je ne le saurai malheureusement jamais…

Mon automne aura duré pratiquement un an. Entre doutes, crises, errances médicales et longue descente aux enfers, il se termine donc par une opération en urgence.

DEUXIÈME PARTIE

MON HIVER SERA STUDIEUX

Mais quand ce flot te frôle, et te pousse,
et te glace et puis t'égratigne un peu,
à fleur de peau, trop lasse,
tu ne tolères plus les bleus.

9

L'heure de la reconstruction devrait avoir sonné ! Pourtant, pour l'instant, je me réveille plutôt groggy. Un premier coup très dur pour le moral arrive quelques jours après l'opération. Je reçois de nombreux témoignages d'affection. Les gens sont ravis pour moi. En effet, ils en déduisent immédiatement que, maintenant que j'ai été opérée, je suis enfin soulagée et que je n'ai plus mal au dos. Mais c'est faux et c'est extrêmement frustrant pour moi. Cette phrase d'un chirurgien de renom ayant trente-deux ans d'expérience aux États-Unis fait froid dans le dos : « Nous ne savons généralement pas avec certitude d'où viennent les problèmes de dos, mais nous savons avec certitude qu'une dégénérescence discale n'a rien à voir avec les douleurs de dos. Et c'est là que les chirurgies du dos, probablement 70 % d'entre elles, ne devraient pas être faites[1]. »

J'ai été opérée pour un syndrome de la queue de cheval et une paralysie de la jambe gauche, pas pour mes douleurs lombaires. Résultat : après l'opération, le chirurgien a en partie sauvé ma jambe gauche, mais mon pied reste pour l'instant paralysé et je souffre de douleurs neuropathiques sévères. Mais le pire, c'est que J'AI TOUJOURS AUSSI MAL AU DOS ! C'est difficile de remonter la pente. Mes ressentis, comme

1. Dr Hanscomb, *Like Mind, Like Body*, www.curablehealth.com/podcast/david-hanscom.

mon moral, jouent les montagnes russes, oscillant entre douleurs sciatiques, douleurs neuropathiques et ce mal de dos dont je ne connais toujours pas l'origine. Le sevrage médicamenteux est également très désagréable : tremblements, sueurs froides, insomnies, sensations désagréables, vertiges. Heureusement, pour m'aider à faire face, je suis prise en charge par une équipe de psychologues, psychiatres et infirmiers du centre médico-psychologique qui se relaient tous les jours à mon domicile afin de m'aider à sortir du cercle vicieux de la dépression et des pensées suicidaires. Très inquiets pour moi, ils laissent même leur numéro de portable d'urgence à mon conjoint afin qu'il puisse les appeler à toute heure du jour ou de la nuit.

Nous voici courant octobre, dehors c'est l'automne, une période que j'apprécie tout particulièrement, même si j'ai parfois la nostalgie de l'été indien, de Thanksgiving et d'Halloween. Outre-Atlantique, je me souviens que cette saison est presque plus festive que les fêtes de fin d'année. J'aime les couleurs flamboyantes de la nature, l'odeur des feuilles fraîchement tombées et la bise qui chahute les arbres… Quel bonheur d'aller à la chasse aux marrons et de ramasser des feuilles flamboyantes avec la puce pour préparer une jolie table pour les anniversaires de Mummy et de Daddy ! Malheureusement, cette année, pas de fête à l'horizon. Mon cœur est en hiver… Je me mets en dormance, il faut que je comprenne ce qui m'arrive…

Après les six semaines nécessaires à la cicatrisation, j'ai enfin le droit de me lever un peu plus longtemps et j'ai la chance d'avoir trouvé un kinésithérapeute très compétent qui vient à la maison trois fois par semaine pour commencer les exercices de mobilisation. Lors du rendez-vous de contrôle postopératoire, le chirurgien m'annonce avec satisfaction que l'opération est un succès et qu'elle a normalement résolu mon problème de conflit nerveux. Pour le reste, je comprends que je l'ai échappé belle et que je dois m'estimer heureuse de marcher sans trop boiter. Les douleurs résiduelles, il va falloir que j'apprenne à vivre avec...

Au sortir de cette période de cicatrisation, je ressens deux types de douleurs bien distinctes qui m'empoisonnent encore et toujours la vie. Les premières, je les comprends, ce sont des douleurs neuropathiques. Elles sont la conséquence directe de la lésion nerveuse provoquée par la hernie discale et son explosion. En comprimant mon nerf sciatique et ses nombreuses racines, elle a créé un dysfonctionnement du système nerveux périphérique et central. Ainsi, même si le nerf n'est plus comprimé, celui-ci a irrémédiablement été endommagé.

Mais alors, quelle est l'origine de mes autres douleurs résiduelles ? Ces douleurs lombaires persistantes qui n'ont apparemment plus aucune cause structurelle... Je me sens bien seule avec ma souffrance. Un dos opéré et un pied paralysé en prime, je suis revenue à la case départ. Je fais à nouveau face à une médecine traditionnelle qui me propose de gérer mes douleurs pour apprendre à vivre avec. Mais moi, s'il n'y a pas de cause structurelle à cette douleur, je ne veux pas « vivre avec », JE VEUX GUÉRIR ! Le temps passe, mais je refuse de me résigner à subir ce qui m'arrive. De plus, certaines contradictions dans les discours des professionnels de la santé me mettent la puce à l'oreille. Si, effectivement, mon problème de dos est lié à une dégénérescence structurelle, alors je devrais avoir mal tout le temps, comme c'est d'ailleurs le cas pour mon pied. Or, je remarque que certains matins, je vais mieux et la séance de kinésithérapie se passe presque sans douleurs, alors que d'autres jours, je peine même à me lever.

En parallèle, je commence à reprendre du poil de la bête ! Et le yoga m'aide énormément. Bien avant que toute cette histoire ne commence, j'avais entrepris de me former avec une école aux États-Unis que je connaissais car elle est spécialisée dans le yoga inclusif. Il ne faut pas être jeune, mince ou souple pour faire du yoga. Tout le monde peut pratiquer ! C'est avant tout une philosophie de vie. À cause de la douleur chronique, je me suis à tort détournée de cette formation. Si je ne pouvais pas pratiquer, à quoi bon ? Pourtant, aujourd'hui, alitée, avec énormément de temps à « tuer », je me dis que c'est peut-être le bon moment de m'y remettre. Je m'organise donc un bureau afin de pouvoir travailler allongée, et c'est parti. Je reprends ma formation théorique là où je l'avais laissée. Yoga, *yug* en sanskrit, signifie « union, joug, méthode ». En effet, son objectif originel est d'unifier les trois dimensions de l'être humain : le somatique – notre corps, le psychologique – l'esprit et le spirituel – l'âme. L'homme doit vivre en harmonie avec lui-même, les autres, son environnement et l'univers tout entier pour être heureux et en bonne santé. Il doit aussi atteindre une forme supérieure de connaissance de soi par la connexion à son « soi intérieur » – *svasta* qui signifie aussi, à ma grande surprise « santé » en sanskrit.

Forte de toutes ces réflexions, un jour, je prends un peu de recul sur ma situation et je suis frappée par l'évidence… Il y a quinze jours, j'étais en crise algique avec une barre dans le dos et une douleur lancinante dans toute la jambe. Sur le dos ou sur le côté, aucune posture n'était agréable et j'avais affreusement mal à chaque respiration. La semaine dernière, je reprends ma formation en yoga et je reçois un colis d'Arizona de ma meilleure amie Michelle pour mon anniversaire ; des projets de vacances là-bas s'organisent même. J'ai moins mal et Matthieu, mon kiné, s'appuie sur ce mieux-être pour adapter mon programme de rééducation. Pourtant, aujourd'hui, j'ai à nouveau tellement mal… La nuit a été horrible et je ressasse à nouveau les tracas familiaux et les mauvaises, ou plutôt les non-décisions du passé. Ce passé, qui ne s'est pas déroulé comme je l'espérais, me mine. J'ai toujours voulu bien faire, concilier les attentes de chacun dans le but de satisfaire tout le monde, éviter les conflits et apaiser les tensions. Cependant, préserver coûte que coûte un équilibre précaire a fini par se retourner contre moi, et j'en paye le prix fort.

Ainsi, je remarque que mes douleurs sont influencées par mon état émotionnel et par la fatigue. Quand des pensées positives et des projets m'animent, mes douleurs s'effacent un peu. C'est flagrant ! Je commence alors à comprendre que la vérité est ailleurs et je réfléchis au lien entre mes douleurs chroniques et mon état d'esprit, en un mot : au lien entre corps et esprit.

10

Je me lance alors dans une quête internationale de réponses à mes interrogations. Il me faut des références, des mentors et des certitudes. C'est aux États-Unis que je commence mon voyage. Je me replonge plus sérieusement dans les livres du professeur Sarno que j'avais vaguement feuilletés l'été dernier, et je découvre que la *Mind-Body Medicine* est finalement loin d'être un concept novateur. Je me reconnais maintenant immédiatement au fil des pages, et c'est la révélation ! Je comprends enfin pourquoi, malgré une chirurgie réussie et un dos cicatrisé, je ressens encore et toujours ces maudits coups de poignard dans le dos qui sont parfois même plus intenses qu'avant l'opération.

Quand les pendules sont remises à l'heure,
par la vie, la peine et la douleur,
le salut rime avec ailleurs...
Des réponses à des questions existentielles que je
cherchais toujours, hélas...
S'évertuer à trouver une vérité en laquelle croire un jour.
S'accrocher aux signes du destin, à un rêve,
un miracle ou plus rien,
la souffrance devenue lieu commun.
J'attendais, j'attendais, j'attendais quoi ?

Au XVIIe siècle, la médecine occidentale opère un virage décisif. Elle choisit de ne plus soigner les patients de manière holistique, comme le faisaient les anciens, en appréhendant l'esprit et le corps comme des entités indissociables. Le corps sera dorénavant considéré comme une machine dont la médecine moderne peut remplacer les pièces, alors que l'esprit devient une entité sans aucun lien avec le corps physique. Cette approche permettra à la médecine moderne de faire des progrès chirurgicaux et pharmaceutiques fulgurants. Toutefois, elle fait désormais face à ses propres limites.

Fort de ce constat, John E. Sarno, professeur de médecine orthopédique et de rééducation à la prestigieuse université de New York, décide de se repencher sur la connexion entre le *mind* (l'esprit) et le *body* (le corps) pour ainsi étudier l'impact que la vie émotionnelle et spirituelle peut avoir sur notre corps et sur ses maux. Chez ses patients, il constate en effet que des douleurs chroniques réelles au dos, au cou et aux membres, des problèmes gastro-intestinaux, des troubles dermatologiques et des douleurs généralisées, apparaissent sans qu'il puisse en déceler les causes structurelles. Comme ces symptômes douloureux ne sont pas soulagés par les traitements traditionnels, il décide d'étudier plus précisément ce qu'il appelle le *tension myositis syndrome* (*TMS*), ou syndrome de tension musculaire (STM).

Je me demande d'abord si tout cela est bien sérieux et si le professeur Sarno n'était pas une sorte de gourou. Toutefois, au fil de mes recherches, je me rend compte que c'est un médecin discret, réputé, qui, grâce à son protocole, a libéré des milliers de personnes de leurs douleurs chroniques, soit directement, soit par l'intermédiaire de professionnels formés aux STM. D'ailleurs, le magazine *Forbes* le qualifie même de « meilleur médecin américain » en 2012 et évoque avec enthousiasme « son remède miracle » : « Il relève du mystère qu'un médecin qui obtienne des résultats si bénéfiques pour ses patients, à un coût nul ou quasi nul, puisse être controversé alors que ceux qui pratiquent la médecine dite conventionnelle, coûteuse et inefficace, sont, d'une certaine manière, considérés comme plus légitimes. » À la suite du décès du professeur Sarno en 2017, des milliers de remerciements spontanés affluent du monde entier sur un site internet de condoléances, proclamant avec ferveur : « Sarno est notre Galilée. » Howard Stern lui-même, l'un des animateurs radio les plus célèbres aux États-Unis, lui dédie son premier livre en exprimant sa gratitude pour avoir mis fin à ses souffrances.

Mon intime conviction me pousse donc à prendre contact avec un des disciples du professeur Sarno, le docteur Schubiner, éminent fondateur du Mind Body Medicine Programme. J'aimerais lui poser les questions qui me trottent dans la tête. Très disponible et à l'écoute, il est toujours prêt à m'éclairer et j'ai le grand plaisir d'échanger avec lui lors de l'élaboration de ma méthode MBC (Mind-Body Connection). Dans son ouvrage *Unlearn your Pain*, le docteur Schubiner explique que « de la même façon que le système nerveux a appris à avoir mal, il peut apprendre à se libérer de la douleur ». En approfondissant les travaux du professeur Sarno, il replace l'individu au centre de sa prise en charge. L'individu redevient « acteur » de sa guérison. Il ne dépend plus uniquement des médecins et des médicaments. Dans sa pratique quotidienne, le docteur Schubiner affirme assister tous les jours à des « miracles qui n'en sont pas du tout ». Après des années de souffrance et d'errance médicale, ses patients se libèrent « miraculeusement » de leurs douleurs chroniques lorsqu'ils en comprennent enfin les causes profondes. Cette prise de conscience ravive en moi l'espoir de vivre normalement, de pouvoir enfiler seule mes chaussettes tous les jours, de jouer avec ma puce, d'aller à nouveau courir le dimanche et de retourner travailler. Des choses simples, profiter de la vie en somme. Mais je ne veux pas en rester là car je me projette résolument dans l'avenir. Guérir, c'est faire ce marathon de New York dont j'ai tant rêvé. C'est retrouver ma meilleure amie en Arizona et faire un détour en famille par San Diego pour aller surfer ! C'est refaire de la musique et peut-être même reprendre ma guitare d'artiste et d'art-thérapeute ! Mon chéri me soutient à cent pour cent dans mes démarches. Il me dit d'ailleurs qu'il ressent parfois aussi une gêne, plus ou moins intense, au niveau de la cheville, sans en connaître les raisons. Autour de nous, nombreux sont ceux et celles qui souffrent de douleurs inexpliquées… Quant à moi, malgré une opération parfaitement réussie et des séances de rééducation dont tous les signaux sont au vert, mes douleurs demeurent ! Mais en fin de compte, il se pourrait que ces douleurs ne soient pas si inexpliquées que cela après tout… Cette quête de vérité, avec le rôle du cerveau en point central de nos réflexions, nous incite résolument à nous tourner ensemble vers l'avenir. Notre couple a tenu bon contre vents et marées, mais gérer le quotidien avec ma douleur comme seul dénominateur commun a distendu nos liens. « Vous ne pouvez pas arrêter les vagues, mais vous pouvez apprendre à les surfer. » Nous appliquons alors ce que préconise Jon Kabat-Zinn, père de la méditation de pleine conscience. En effet, cette découverte nous offre, à Cam et à moi-même, l'opportunité de renouer avec notre passion commune pour les challenges en surfant sur cette nouvelle vague. C'est scientifiquement prouvé : souffrir de douleur chronique sans cause structurelle n'est plus une fatalité.

11

En cette fin d'année 2022, mon voyage initiatique se poursuit alors par l'Australie où j'ai l'immense honneur de participer à un essai clinique au sein de la prestigieuse eCentreClinic de l'université Macquarie à Sydney. C'est une véritable bénédiction d'être admise au sein d'un protocole expérimental en e-learning d'une telle envergure ! Je mesure réellement la chance que j'ai. #La vérité est ailleurs. Grâce à ce programme, je vais enfin comprendre ce qui se passe dans mon corps et dans ma tête.

Vous êtes-vous déjà coupé(e) avec une fine feuille de papier ou cogné le petit orteil sur la table basse du salon ? Pourquoi une petite blessure cause une douleur insoutenable, alors qu'un surfeur mordu par un requin peut ne rien ressentir sur le moment ? Tout cela m'intrigue. Dois-je ignorer cette douleur et accepter de « vivre avec » comme ils disent, ou bien devrais-je prêter attention à ce qu'elle a à me dire ? Je cherche donc des clés de lecture pour décrypter mes douleurs…

Clé 1 : Ma douleur est réelle

Depuis l'Antiquité, les médecins évoquent l'aspect psychologique de la douleur. Malgré cela, la médecine du XXe siècle en a adopté une approche linéaire. On procède à des imageries, on analyse les lésions et on les traite en partant du postulat que l'intensité et les caractéristiques de la douleur sont le reflet fidèle du type et de l'étendue des lésions.

Grâce aux progrès de l'imagerie médicale, la définition de la douleur a évolué pour intégrer sa dimension biopsychologique. La douleur est désormais appréhendée comme un processus physiologique au cours duquel le cerveau déclenche un message douloureux en réponse à une menace potentielle, qu'elle soit physique ou psychologique. Malheureusement, les prises en charge actuelles mettent du temps à intégrer ces nouvelles composantes. Ainsi, en l'absence de cause structurelle clairement identifiable, je me suis entendu dire, que les douleurs étaient « dans ma tête », comme si j'avais le plein contrôle de mon expérience douloureuse. Or, mes douleurs ne sont pas dans ma tête, même si elles sont générées par mon cerveau. 98 % des douleurs liées aux maux de tête sont non structurelles et donc, causées par le cerveau. C'est 99 % pour la fibromyalgie, 99 % pour les syndromes de l'intestin irritable, 90 % des douleurs pelviennes et 85 % des douleurs dorsales ou cervicales[1].

Clé 2 : Savoir, c'est pouvoir

La partie dédiée à l'Éducation thérapeutique (ÉT) de ce programme australien me ramène quelques années en arrière dans la genèse d'une douleur, à l'époque où je suivais les cours de neurosciences à la Faculté libre de médecine. Cependant, le mot « douleur » ne résonne plus de la même manière en moi à présent. Désormais, j'ai mal…

1. Chou et al., « Imaging strategies for low-back pain: systematic review and meta-analysis », *Lancet*, 2009. Friedly et al., « A randomized trial of epidural glucocorticoid injections for spinal stenosis », *New England Journal of Medicine*, 2014.
Brinjikji et al., « Systematic literature review of imaging features of spinal degeneration in asymptomatic populations », *AJNR Am. J. Neuroradiol*, 2015.

L'ÉT est déjà en elle-même une forme scientifiquement reconnue de traitement. Mieux je comprends ce qui se passe dans mon cerveau (*mind*) et dans mon corps (*body*), plus il devient facile de rétablir des connexions « zéro douleur » en diminuant la peur et, ainsi, les symptômes douloureux.

Clé 3 : Le cerveau décide de tout

Lorsque l'alarme de mon voisin retentit à 2 heures du matin, je ne peux pas l'ignorer. Cette alarme fait son travail à merveille : elle m'empêche de me rendormir sans une bonne paire de boules Quies. Dans mon corps, c'est pareil : lorsque notre cerveau détecte une menace, il tire la sonnette d'alarme et génère de la douleur : « La douleur est aussi nécessaire que la mort[1]. »

Lors d'un trail sur la Côte d'Opale, il y a quelques années, je suis plutôt bien partie, quand soudain je mets le pied dans un trou, et crack, c'est l'entorse ! Les nocicepteurs de mon pied, stimulés par la pression exercée sur ma cheville, envoient immédiatement un signal électrique, véhiculé par les nerfs des orteils, du pied et de la jambe jusqu'à mon cerveau en remontant le long de la moelle épinière. Tout comme la fatigue, la faim ou la soif, le signal envoyé, appelé nociception, est un message primitif de danger avertissant mon cerveau d'une menace pour l'intégrité de mon corps. Ce n'est en aucun cas un message de douleur ! Dès que mon cerveau reçoit cette information, il l'analyse en regard de nombreux paramètres et notamment mon état émotionnel, mon vécu douloureux, mon état de santé général, le

1. Voltaire, « BIEN. Du bien et du mal, physique et moral », *Dictionnaire philosophique*, Garnier, 2008.

contexte… Au terme de cette modulation, il évalue la gravité du message reçu et envoie la réponse qu'il estime la plus adaptée : fuite, défense, cris, pleurs et/ou douleur légère, intense voire pas de douleur du tout. Tout cela se passe bien sûr en un battement de cils. C'est pourquoi la douleur survient quasi instantanément. Je dégage donc mon pied du trou par un mouvement réflexe, en versant quelques larmes je l'avoue, et je me vois contrainte d'abandonner la course. En tout cas, la douleur ressentie a bien été créée dans mon cerveau et non dans mon pied ! C'est donc bien uniquement lui, en fonction de sa programmation, qui a décidé si, oui ou non, je devais avoir mal.

Clé 4 : La douleur est parfois bénéfique

Sur le moment, je suis extrêmement frustrée de ne pas pouvoir au moins passer la ligne d'arrivée malgré mon entraînement et ma motivation. Mais, en réalité, cette douleur, je devrais plutôt la remercier ! En continuant à courir, j'aurais aggravé ma blessure, retardé sa cicatrisation et repoussé d'autant ma reprise de l'entraînement. Or, là, comme j'ai mal, je m'économise, ce qui favorise la cicatrisation rapide des tissus lésés. Lorsque ma cheville est guérie, la douleur disparaît et je peux progressivement entamer des séances de kinésithérapie pour reprendre au plus vite toutes mes activités.

Clé 5 : La douleur est une réponse physiologique normale

Imaginons à présent que nous ne soyons plus sur la Côte d'Opale, mais ensemble dans la savane et que, comble de malchance, nous nous retrouvions nez à nez avec un lion. Vous y êtes ? À ce moment-là, trois types de réactions s'offrent à nous : affronter ce « gros chat », prendre la fuite ou bien rester tétanisés devant le félin.

Ces réflexes ancestraux ont été conceptualisées dans les années 1920 par le physiologiste américain W. Cannon sous l'expression « combattre, fuir ou ne plus bouger ». Ces réactions désignent les choix pour survivre qui se présentaient à nos lointains ancêtres lorsqu'ils faisaient face à un danger.

Ces réponses physiologiques peuvent se produire devant un danger physique imminent, comme face à notre lion, ou lorsque nous nous brûlons la main avec une casserole. Cependant, les menaces peuvent aussi être d'ordre psychologique comme lorsque nous subissons un traumatisme ou un stress intense. Ces réactions se manifestent sous la forme d'une chaîne de réactions rapides à l'intérieur de notre corps pour faire face à la menace. Le corps sécrète de l'adrénaline et du cortisol, des substances chimiques qui signalent au cerveau qu'un danger est présent et qu'une action immédiate est nécessaire. En conséquence, le cerveau passe en état d'alerte : nos sens deviennent plus aiguisés et nous sommes à l'affût du moindre signe de danger. Parfois, les souvenirs des événements peuvent être altérés, ils sont soit très clairs et très vifs, soit complètement inaccessibles. C'est pourquoi, lorsque, de retour d'Afrique, nous raconterons notre anecdote, il est probable que notre récit ne reflète pas fidèlement la réalité ☺. Une fois que la menace a disparu, il faut entre vingt et soixante minutes pour que le corps retrouve son calme d'avant l'agression.

Clé 6 : La douleur n'est pas qu'une expérience physique, elle est influencée par le contexte biopsychosocial

Être humain =
biologie + psychologie + contexte social

Comme les zones responsables des sensations, des mouvements, des émotions et de la mémoire s'activent toutes simultanément, l'expérience douloureuse est intime, personnelle, subjective et surtout unique. Ainsi, deux personnes peuvent avoir un ressenti douloureux complètement différent en ayant pourtant exactement les mêmes lésions.

Tout comme un ordinateur, le cerveau conçoit des programmes pour réagir de manière plus efficace face au danger. Il améliore ces programmes grâce à nos expériences de vie engrangées depuis l'enfance et crée des filtres : pensées automatiques, croyances, peurs, émotions… Lorsqu'il perçoit un danger, le cerveau passe en mode « analyse filtrée » pour analyser et interpréter les signaux de l'environnement : ai-je déjà reçu ce signal ? Quelles en ont été les conséquences ? Quel serait l'impact de cette lésion ? Quel est le contexte ? Suis-je en retard pour l'entretien de ma vie ? Suis-je tranquillement assis(e) dans mon salon ? C'est pourquoi il peut même faire la différence entre « moi et mon entorse, allongée sur le canapé devant ma série préférée », et « moi et la même entorse au milieu de la savane pourchassée par un lion ! ». Dans le premier cas, mon cerveau n'a qu'une idée en tête : m'empêcher d'aggraver la lésion et favoriser la guérison. Dans le second, l'instinct de survie déclenché par le cerveau l'emportera sur ma douleur, et je réussirai à courir malgré tout.

D'expérience, je pense que le contexte est vraiment un facteur déterminant. Lorsqu'un enfant apprend à marcher, il tombe et c'est normal. Mais a-t-il mal ? En fait, tout dépend de la réaction de ses parents. Lorsque Emily tombe, elle lève immédiatement la tête et observe ma réaction. Dans le cas des petits bobos, si je me précipite vers elle en criant, elle prend peur, se met à pleurer et me dit qu'elle a très mal. Si, au contraire, je reste calme et lui fais un « *magic kiss*[1] », elle repart immédiatement comme si de rien n'était. Dans les deux cas, les récepteurs sensoriels envoient au cerveau d'Emily un message d'alerte. Toutefois, dans le premier cas, son cerveau reste calme puisque le danger n'est pas confirmé par l'environnement. Dans le second cas, affolé par ma réaction, son cerveau décide d'envoyer un message de douleur pour la protéger. Ainsi, selon les circonstances, c'est bien le cerveau qui décide de l'intensité et de la durée de la douleur en fonction d'un large éventail de facteurs psychosociaux tels que le contexte familial, professionnel ou social.

Clé 7 : Nos pensées sont nos émotions, et nos émotions, nos actions

Nos pensées, conscientes et inconscientes, sont responsables des émotions, rationnelles ou non, que nous ressentons et sur lesquelles notre cerveau se repose pour analyser les situations auxquelles il doit faire face. C'est en fonction de cette programmation qu'il décidera de générer ou non de la douleur. Anxiété, peurs, besoin de contrôle, traits de personnalité, croyances, capacité d'adaptation et même état d'esprit peuvent être des facteurs aggravants.

1. « Bisou magique. »

La douleur n'est donc pas le simple reflet d'un problème biologique, mais le reflet de tout ce qui se passe dans notre corps, dans notre tête et dans notre environnement. Même des jumeaux ayant des biologies pourtant identiques peuvent ressentir la douleur différemment pour une même lésion. Tout s'explique donc ! C'est pour cette raison que des douleurs peuvent apparaître sans lésion tissulaire et, inversement, qu'on peut ne pas ressentir de douleur alors qu'il y a lésion.

La question de la gestion de la douleur me rappelle bien des souvenirs, et notamment me reviennent en mémoire des images de mes accouchements… En effet, je sais de quoi je parle. Désireuse de profiter pleinement de ces moments uniques, j'ai choisi d'accoucher de manière naturelle et sans anesthésie péridurale.

Mon dernier accouchement reste, et de loin, le plus épique. Alors que nous sortons tout juste du second confinement, ma puce décide de pointer le bout de son nez quelques semaines en avance. Malheureusement, les premières heures de l'accouchement sont loin de se dérouler comme je l'avais imaginé. Je pensais pouvoir bénéficier des talents de coaching du papa… Nous faisions en effet un bon binôme quand il entraînait des équipes de hockey sur gazon dont j'étais le manager. Or, à 3 heures du matin, voilà le futur Daddy assis sur un banc, pas le banc pour coacher cette fois-ci, mais le banc en bois devant la maternité, tenu éveillé par les moustiques et la canicule. Tandis que, moi, je me retrouve seule avec mes douleurs, confinée dans une chambre de la maternité, la nuit étouffante ponctuée çà et là de quelques cris de mamans et de bébés. Le protocole sanitaire strict n'a pas encore été levé, ainsi les visites sont interdites et chaque maman est, masquée, seule dans sa chambre. Les couloirs sont déserts et l'ambiance, pesante.

Heureusement, j'avais anticipé la gestion des contractions. La technique de méditation que j'ai élaborée pour accoucher sans recourir à la péridurale fonctionne sur un principe fondamental : l'épreuve est bien plus grande pour mon bébé que pour moi, et il est de mon devoir de maman d'être là pour lui (ou elle, je ne connais pas encore le sexe !). Ainsi, je ne suis pas complètement seule avec mes douleurs comme j'ai pu le laisser entendre précédemment, nous sommes deux dans cette aventure. Je me focalise sur mon bébé. Je me concentre sur ce qu'il est en train de vivre, sur ce qu'il ou elle ressent plutôt que sur mes propres douleurs. Le petit monde dans lequel mon petit bout a poussé tout doucement durant huit mois est en plein chamboulement. En l'accompagnant avec amour, je fais passer au second plan une douleur que j'aurais jugée insupportable en d'autres circonstances. Je ne subis plus mon accouchement, je le vis en tant qu'actrice, ayant un second rôle déterminant à jouer. Je suis responsable du bien-être de mon bébé dans ce voyage à deux et je peux vous assurer que ce lien mère-enfant est un anesthésiant très puissant.

Clé 8 : Je ne suis pas fragile

« 64 % des individus ont des protrusions, des hernies ou des dégénérescences, et pourtant, n'ont aucune douleur[1]. » Mes anomalies et dégénérescences sont mes « rides internes » et mes « cheveux blancs ». Nous en avons tous plus ou moins, et plus ou moins tôt. Ce sont

1. Jensen et al., « Magnetic resonance imaging of the lumbar spine in people without back pain », *New England Journal of Medicine*, 1994.

des « anormalités normales » comme dirait le regretté professeur Sarno. Ainsi, j'ai le droit de courir, de sauter, de faire du yoga et de porter ma fille. C'est vital, il est essentiel que je reprenne progressivement mes activités physiques pour guérir.

Clé 9 : La douleur n'est pas mon ennemie

Je remets donc les choses en perspective. La plupart du temps, la douleur est bénéfique. La douleur est le système d'alarme du corps humain. Elle n'est qu'une réponse normale, et vitale, de mon cerveau pour me protéger d'un danger ou d'une menace. Grâce à elle, nos lointains ancêtres sont devenus des experts de la survie en milieu hostile. En effet, la douleur est la manière dont mon cerveau m'avertit : « STOP ! DANGER ! » Ce signal d'alarme ultrasophistiqué est donc conçu pour m'inciter à réagir. La conclusion est donc claire : je ne dois en aucun cas ignorer cette mise en garde de mon cerveau. En revanche, il faut impérativement que j'arrive à comprendre son message !

Comme vous venez de le lire, le protocole expérimental australien que j'ai suivi se révèle extraordinairement riche en enseignements. Ce qui me réconforte aussi malgré tout, c'est de me rendre compte que je ne suis pas seule avec ma lombalgie chronique inexpliquée. En 2022, environ 32 % de la population adulte française déclare souffrir de douleurs chroniques. Et dans le monde, ce sont plus de 1,2 milliard de personnes qui souffrent[1]. Alors, j'avoue qu'un peu égoïstement, cela me fait chaud au cœur de savoir que je ne suis pas seule dans ma galère !

1. www.sfetd-douleur.org/

12

Le programme d'Éducation thérapeutique s'attaque maintenant aux dernières cachotteries de la douleur : ce ne sont pas que les lions affamés qui font rugir mon cerveau : « Les douleurs chroniques ne sont pas liées qu'au corps, et ne sont pas liées qu'au cerveau, c'est un tout. Ciblez tout ! Reprenez votre vie en main[1]. » En effet, pour guérir, maintenant que j'ai compris les mécanismes et les causes de la douleur, je vais continuer mon exploration pour comprendre pourquoi mes douleurs sont devenues chroniques.

Vérité numéro 1 : la douleur est une opinion, pas un fait

La douleur est l'opinion de mon cerveau face à une menace réelle ou potentielle. Ainsi, la douleur peut avoir des causes psycho-analytiques comme le professeur Sarno l'a si brillamment mis en lumière. Le cerveau met en scène des douleurs bien réelles connues sous le nom de douleurs psychosomatiques. Bien que ce mot soit souvent connoté de façon très négative et même si cette douleur n'est qu'un leurre créé par le cerveau, ne vous y trompez pas, elle est bien réelle pour celui ou celle qui les endure. Je suis là pour en témoigner.

1. Mackey, https://scopeblog.stanford.edu/2017/03/03/pain-and-the-brain-how-love-fear-and-much-more-affects-the-experience-of-pain.

Selon le professeur Sarno, le cerveau crée cette douleur pour faire diversion et nous détourner de problèmes émotionnels profonds. Le cerveau estime que, dans l'immédiat, nous n'avons pas les ressources pour faire face à cette souffrance psychologique grave et il fait donc le choix de nous offrir, en lieu et place, une douleur physique, un « inconfortable confort », qu'il pense plus supportable qu'une douleur émotionnelle qu'il analyse comme impossible à gérer. D'autres scientifiques pensent que le cerveau exprime par le corps, donc par des douleurs, ce qu'il n'arrive plus à refouler. C'est ainsi que notre cerveau nous demande de prendre soin de nous, de nous pardonner et d'exprimer nos émotions et nos besoins. Ces douleurs illustrent alors parfaitement l'expression « en avoir plein le dos ».

De toute façon, dans les deux cas, c'est un mécanisme d'autodéfense de notre organisme face à un danger inconscient grave. Le cerveau pense que ce danger est susceptible de menacer notre survie, notamment, dans les cas extrêmes, en nous menant au suicide. C'est pourquoi, lorsque nous affrontons les causes réelles de nos douleurs, ces symptômes disparaissent. La douleur ne sert plus à rien puisque nous n'avons plus besoin d'être protégés. CQFD ! Pour guérir, dans un premier temps, je vais donc devoir considérer l'aspect psychologique de ma douleur plutôt que son aspect physique.

Avec le recul, les douleurs physiques que j'ai ressenties étaient certes très inconfortables, mais finalement, tellement plus supportables que la souffrance psychologique à laquelle j'étais confrontée à cette époque ! Indubitablement, je présentais toutes les caractéristiques du burn-out professionnel et parental.

Les symptômes douloureux n'apparaissent pas toujours immédiatement. Un jour, une petite contrariété peut mettre le feu aux poudres de plusieurs années de stress, et devenir le carburant des douleurs chroniques !

Vérité numéro 2 : hypersensible = hyper-douloureux

Enfin considérées comme une maladie à part entière, les douleurs chroniques sont comparables à un système d'alarme dysfonctionnel. C'est vivre avec un cerveau en état d'alerte et un système nerveux hypersensible. Une opinion (même celle de notre bien-aimé cerveau) n'est pas toujours le reflet de la réalité.

Parfois, notre cerveau se trompe. Ainsi, le cerveau détecte en permanence des dangers et considère que le corps n'est jamais en sécurité. Le cerveau se retrouve ainsi submergé par un bombardement incessant de messages de danger qu'il n'arrive plus à inhiber. C'est ainsi que l'hypersensibilité nerveuse s'installe progressivement et que la douleur devient imprévisible. Notre cerveau se comporte tel un cheval galopant sans relâche ou un hamster dans sa roue ! Je me retrouve donc avec un système nerveux bloqué en mode survie. Un jour, j'ai très mal, puis, beaucoup moins le lendemain. Certains dimanches, je suis capable de jouer avec ma fille tout l'après-midi alors que, le matin même, je n'étais même pas en mesure de me lever. J'avais même dû appeler les grands-parents à la rescousse. Imprévisible, je vous dis !

Dans le cas des douleurs aiguës, ces systèmes d'urgence ne sont activés que sur de courtes périodes. Toutefois, dans mon cas, ils sont activés pendant des périodes prolongées. À long terme, ces hauts niveaux de cortisol, l'hormone du stress, provoquent une détresse généralisée en plus des douleurs chroniques. Au final, tous ces mécanismes de mon corps qui s'emballent entravent ma guérison. Le corps est comparable à une machine bien rodée qui fonctionne selon le principe de l'homéostasie, c'est-à-dire de l'équilibre. Mais il est n'est pas une machine ! Ainsi, lorsque l'hypersensibilité s'installe, tous les systèmes sur-réagissent. Si je compare les différents systèmes de mon corps à une chorale chantant en canon, quand l'un des chanteurs se met soudainement à chanter plus fort, les autres font instinctivement de même pour se faire entendre. Ce qui compte alors, c'est le volume et non plus la justesse, et le magnifique canon devient rapidement une insoutenable cacophonie.

Vérité numéro 3 : le cerveau n'oublie rien

« *Vitiant artus aegra contagia mentis*[1]. »

Ayant passé le latin en langue vivante 2 au baccalauréat (très étrange mais possible à l'époque !), je ne résiste pas à l'envie de citer le poète latin Ovide qui avait déjà compris que la douleur pouvait brouiller les pistes. En effet, dans plus de 50 % des cas, et notamment dans le mien, elle a des causes d'origine physique et psychologique. Même si je l'avais étudié au cours de mes études d'art-thérapie en 2011, j'avais oublié à quel point mémoire et douleur étaient intimement liées. En effet, même si plus aucun message de danger ne circule, la douleur peut perdurer très longtemps simplement parce qu'elle s'est enregistrée quelque part dans les méandres de notre mémoire.

1. Ovide, « La maladie contagieuse de l'âme réagit sur mon organisation physique et l'altère. » en français, *Tristes*.

On n'oublie rien, on apprivoise seulement et on apprend à vivre avec.

C'est le cas des douleurs « fantômes » qui empoisonnent la vie des personnes amputées. Parfois, le membre amputé semble toujours présent : invisible mais douloureux. C'est ce type de douleur que ressentait également mon grand-père après son amputation du bras. Petite fille, je ne comprenais pas pourquoi il disait parfois que son bras lui faisait toujours aussi mal. Même si ce que j'ai surtout voulu conserver comme image de lui, c'est celle d'un grand-père attentionné et souriant, continuant à jouer de l'harmonica pour ses cinq petites-filles. Je suppose que ceux qui ont connu la guerre ne verront jamais la vie comme ceux qui ne l'ont pas vécue.

En réalité, le cerveau possède une carte du corps humain et les membres, même après leur amputation, y restent gravés. C'est pourquoi, même si le membre n'est plus relié physiquement au reste du corps, des douleurs peuvent subsister. Ainsi, à cause de l'empreinte qu'elles ont laissée dans la mémoire de l'individu, les douleurs physiques et psychologiques peuvent être la cause de douleurs chroniques. La bonne nouvelle ? Les neurosciences ont découvert que ces traces n'étaient pas toutes indélébiles.

Vérité numéro 4 : hypersensible = hyper-conditionné

Pour assurer la survie de l'espèce humaine, la réponse conditionnée « combat ou fuite » est un atout considérable. Notre cerveau apprend des schémas-types de réponses pour nous protéger et les perfectionne au fil de nos expériences de vie. Si, lors d'une randonnée, je mange un fruit dans la nature et que je tombe malade, mon cerveau crée une connexion de type CE FRUIT = DANGER. Par la suite, la simple odeur de ce fruit sera susceptible de me donner la nausée. Cette réponse conditionnée est créée pour me protéger et m'empêcher de refaire sans cesse les mêmes erreurs. Maintenant, imaginons que ce ne soit pas ce fruit qui m'ait rendu malade, mais le hamburger douteux avalé vite fait à la gare. Mon cerveau a définitivement mis un panneau « danger » sur un fruit parfaitement sain. Il active donc une réponse de type « combat ou fuite », ici, nausée, face à un stimulus qui ne représente aucun danger pour moi.

Vous connaissez peut-être le fameux réflexe de Pavlov. Quand le chercheur Ivan Pavlov sonne une cloche et donne de la nourriture à un chien, il constate que celui-ci salive lorsqu'il voit la gamelle arriver. Il répète ce geste pendant plusieurs jours. Puis, il sonne la cloche sans présenter de nourriture et... devinez ce qui se passe : le chien salive quand même ! C'est ce processus qui déclenche ma peur du mouvement et mes douleurs lors de gestes normalement anodins comme le simple fait de me pencher vers l'avant. Mon cerveau conditionné génère une réponse conditionnée face à un stimulus normalement inoffensif.

Figurez-vous que mon mal de dos naît parfois à la simple idée de m'asseoir, de me pencher vers l'avant ou de porter ma fille. De même, avant mon arrêt de travail, quand je savais que j'allais rester assise en réunion pendant deux heures, par anticipation conditionnée, j'avais déjà mal. Pourquoi le simple fait de penser à la douleur et de la craindre fait-il mal ? Une équipe de psychologues du Baylor College of Medicine au Texas a placé des électrodes sur la tête de soixante volontaires et leur a fait croire qu'ils allaient recevoir des décharges électriques[1]. La machine, sur laquelle est écrit un terrifiant SHOCK GENERATOR, est placée juste devant eux. Même si tout est factice, on leur annonce que ces chocs électriques vont provoquer des maux de tête. Voyez-vous la fin de l'histoire arriver ? La machine fait du bruit mais n'envoie aucun choc, et pourtant certains volontaires ressentent réellement des maux de tête ! Pourquoi ? Une douleur induite sous hypnose allume les mêmes zones du cerveau qu'une douleur réelle. Ainsi, je comprends maintenant pourquoi le simple fait de penser à ma douleur peut l'induire. Mon cerveau a associé « s'asseoir et danger » et se dit : « Si je lui envoie déjà de la douleur, peut-être qu'elle évitera de s'asseoir ! »

Ainsi, tout s'éclaire ! Si j'étais un personnage de bande dessiné, ce serait le moment où l'on verrait une petite ampoule s'allumer au-dessus de ma tête ! Chiffre à peine croyable, des neurologues affirment que, parmi les millions de gens qui souffrent de migraines ou de maux de tête, seuls 2 à 3 % d'entre eux ont des anomalies structurelles. La grande majorité d'entre eux présentent des IRM normales du cerveau, ce qui indique qu'ils n'ont aucun problème structurel du cerveau ou de la tête[2]. Mon cerveau a appris de façon erronée à avoir peur de certaines activités physiques et de certains environnements. En résumé, le seul coupable de mes douleurs, c'est bien ma peur !

---

1. Warner, *The Magic Feather Effect: The science of alternative medicine and the surprising power of belief*, Scribner, 2019.

2. Dr Schubiner, www.optumhealtheducation.com/sites/default/files/191205-Chronic-Pain-Schubiner-Slides.pdf.

Troisième partie

MON PRINTEMPS ARRIVE ENFIN...

Faire vivre des émotions
est souvent source d'inspiration.
Une guitare mal accordée,
un simple morceau de papier
et rien à disposition,
que mon vécu et ma passion.
Et même si passe le temps,
tant que Dieu te prête vie,
et l'envie d'aimer,
tout est possible !

13

Demain commence aujourd'hui. Début 2023, c'est mon printemps à moi ! Je tourne définitivement le dos à l'étude de la douleur et à ses mécanismes pour prendre à bras-le-corps la construction de mon futur zéro douleur en intégrant à mon autothérapie la composante émotionnelle de cette souffrance.

Guérir d'un syndrome *mind-body* revient à embrasser une approche psychologique plutôt que purement structurelle. Penser psychologique signifie affronter tout ce qui me consume de l'intérieur : rancœur, colère, tristesse, voire peut-être haine. Qui sait quelles découvertes m'attendent dans les tréfonds de mon inconscient alors que je m'engage dans cette introspection, dans cette enquête « psychologique » ?

À présent que j'ai acquis les connaissances et les compétences nécessaires, je suis prête à m'attaquer aux racines psychologiques de ma douleur tout en gardant en mémoire l'équation du professeur Sarno : douleurs chroniques = 1/3 ACE[1] + 1/3 stress quotidien + 1/3 traits de personnalité favorisants.

La caisse à outils de la méthode MBC (Mind-Body Connection) regorge de ressources. J'ai exploré de nombreux outils, et c'est justement cette diversité qui fait la richesse de cette approche. Il n'existe pas un seul

1. *Adverse Childhood Experiences*, « abus et traumatismes durant l'enfance » en anglais.

chemin pour guérir des douleurs chroniques. Ce qui est certain, c'est qu'il est primordial d'observer attentivement ce qui se passe dans notre tête pour pouvoir se pencher sur ce qui se passe dans notre corps. Ainsi, ma caisse à outils sera aussi la vôtre si vous le souhaitez, pour les grands maux comme pour les plus petits du quotidien !

14

Nous sommes courant janvier 2023 et cela fait déjà plus de trois mois que j'ai été opérée. Les différents programmes que j'ai explorés m'ont tous apporté des améliorations fonctionnelles significatives. Toutefois, aucun de ces programmes ne m'a offert une guérison complète, et j'ai toujours et encore mal. J'ai atteint un plafond de verre, je ne progresse plus. Malgré tout, je n'ai pas l'intention de baisser les bras.

Sentiment d'injustice né du fait
de ne jamais avoir fait de mal à personne.
Et cette peur qui, de toute façon,
dans ma tête résonne.

Je m'attarde à présent sur le point commun entre les différentes thérapies *mind-body* que j'ai suivies, le facteur « peur ». Jusque-là, j'ai toujours cru que mon ennemi numéro 1 était la douleur. Cependant, à partir de ce jour, je ne vais plus me tromper d'ennemi. Mon Hannibal Lecter à moi, ce n'est pas la douleur, c'est la peur, qui me cannibalise de l'intérieur. Et c'est ainsi que je comprends que l'approche du corps médical traditionnel face à la douleur chronique est parfois semblable à celle d'un pompier qui dirige son jet d'eau vers la fumée, les symptômes physiques, tout en ignorant les flammes, les causes psychologiques. Pendant des mois, personne n'est parvenu à soulager ma lombalgie chronique et toutes les tentatives qui visaient à en traiter les symptômes se sont soldées par des échecs cuisants. Et c'est normal ! En réalité, le problème n'est pas d'ordre physique et structurel, mais est le fruit d'un système nerveux chroniquement en alerte. Toutefois à l'époque, ça, je l'ignore ! Mon job va donc être de m'occuper de ces flammes : mes ACE, mes traumatismes, mes émotions refoulées, mon stress chronique et ma peur du mouvement. Ce sont eux qui affolent mon système nerveux !

Pur hasard du calendrier, il y a exactement dix ans, je touchais déjà du doigt le rôle de la peur et de l'anxiété sur la perception de la douleur. En effet, à l'issue de mes recherches au sein du bloc de chirurgie pédiatrique du CHU de Lille, j'étais parvenue à la conclusion que le niveau de stress et d'anxiété préopératoires chez les enfants était un facteur clé dans leur ressenti douloureux ainsi que dans les douleurs postopératoires. Chez les enfants qui avaient bénéficié d'une prise en charge en art-thérapie, les doses d'anesthésiant nécessaires étaient moindres, et en salle de réveil, ils étaient plus calmes et avaient moins mal.

Il me semble donc avoir été « victime » de l'imagerie médicale. En effet, l'imagerie médicale est une simple image, et non un pronostic des douleurs chroniques. Elle sauve tous les jours des milliers de vies en détectant des tumeurs et certaines maladies. Toutefois, le schéma classique – selon lequel je fais une imagerie, le corps médical repère une anomalie et prescrit un traitement (chirurgie, injection, médicament…) – ne s'applique pas à mes douleurs. En 2022, l'Organisation mondiale de la santé (OMS) reconnaît enfin la douleur chronique comme une maladie à part entière. Elle met aussi un nom sur les douleurs *sine materia*, les qualifiant de « neuroplastiques[1] », en se reposant sur le constat que les examens médicaux ne révèlent aucune trace de lésion objectivable, et n'offrent aucune explication organique ou physiologique aux symptômes. On retrouve entre autres dans cette catégorie la fibromyalgie, le syndrome douloureux régional complexe, les douleurs musculosquelettiques, les maux de tête et les migraines, le syndrome du côlon irritable, les cervicalgies et ma lombalgie !

Incroyable, mais vrai ! À l'âge de 50 ans, 80 % des adultes présentent au moins une dégénérescence discale, 60 % ont des saillies discales, 35 % ont des protrusions discales et 30 % ont des dégénérescences facettaires, le tout sans ressentir aucune douleur[2] ! Ainsi, si la grande majorité des adultes en sont atteints, peut-on réellement considérer ces anomalies comme anormales ? Je n'aurais donc peut-être pas dû me laisser déstabiliser par les termes utilisés ! Prenons par exemple le cas de mon disque L5-S1 « dégénéré ». Ce mot est péremptoire et définitif, c'est un couperet qui tombe, un jugement sans appel. Les mots « dégénérescence », « hernie » et « chronique » ont suscité en moi une peur profonde, ils m'ont sapé le moral et ont probablement retardé en partie ma guérison. En effet, dans mon cas, il n'y a aucune corrélation entre ce que l'on voit sur les images et mes symptômes douloureux. Les images ne montrent que mes rides de l'intérieur.

1. Elles sont également qualifiées de « nociplastiques » ou de « psychosomatiques ».

2. eCentre Clinic Course.

Toutefois, ces diagnostics alarmants ont rendu mon cerveau « peureux », ce qui a progressivement limité ma zone de confort. Pourquoi un gymnaste ne se risque-t-il pas à effectuer un saut périlleux pour la première fois sur un sol en béton ? La peur l'en empêche, et son cerveau évite que cette histoire ne finisse mal. Malheureusement, il en va exactement de même pour mes douleurs chroniques. Mon cerveau, devenu craintif, me surprotège et se met en mode survie. En effet, en l'absence de toute lésion, je ne dois pas avoir mal au dos en portant mes courses, ni souffrir en ramassant les jouets de ma fille. Comme dirait l'ergothérapeute du centre de rééducation : « Ce sont des packs d'eau et des Lego, pas un lion ! » Et pourtant… Tel un parent devenu excessivement protecteur, mon cerveau m'empêche de vivre pleinement.

En réalité, mes douleurs ne sont en rien inexplicables. Elles sont le fruit de milliers d'années d'évolution qui ont mené à une sophistication extrême de mon « super » cerveau.

Dans mon cas, trois peurs se conjuguent. La majeure partie du temps, je me trouve encore plongée dans une profonde dépression, prisonnière de mes ruminations, de mes anticipations négatives, voire parfois de mes pensées suicidaires. Ensuite, la peur d'une récidive rôde toujours dans un coin de ma tête. Je passe beaucoup de temps dans des groupes Facebook, où j'ai l'impression, à la lecture des posts, que tous les opérés du dos font face à des récidives. Ainsi, je suis terrorisée à l'idée que cela puisse m'arriver aussi. Enfin, après des mois de douleurs atroces, mon cerveau a « appris » à avoir mal. Il est donc bloqué dans une spirale infernale « peur et douleur » dont il n'arrive pas à s'échapper.

Le psychologue Robert Merton est le premier à avoir identifié le phénomène des prophéties autoréalisatrices. Lorsque l'on est convaincu qu'un événement va se produire, cet événement a d'autant plus de probabilités de se réaliser. Cette croyance génère inconsciemment des comportements et des émotions chez l'individu qui rendent l'événement davantage susceptible de se réaliser. Ainsi, je prends clairement conscience que les peurs qui me tourmentent alimentent mes douleurs. Je me rappelle alors de ma dernière sortie de marche rapide à Anglet, qui s'est conclue par l'un des pires moments de ma vie, où je me suis retrouvée, honteuse et désemparée, à ramper dans la rue en tentant désespérément de regagner mon appartement. Tout me semble si évident à présent !

Lire en diagonale le livre du professeur Sarno était une chose, mais le mettre en pratique en était une autre. Même si j'avais pu discerner les causes psychologiques potentielles de mes douleurs, je n'avais pas encore entamé l'exploration de mes problèmes et n'avais nullement entrepris de les résoudre. Mon cerveau m'a donc simplement fait comprendre : « Oh là là, pas si vite Lili ! J'ai toujours aussi peur et je me sens toujours en danger ! » En réalité, l'anxiété me rongeait de l'intérieur et m'empêchait d'avancer, au sens propre, comme au figuré.

15

Le dimanche 5 février 2023, une foule de près de 550 personnes s'est réunie lors d'une marche blanche en hommage à Lucas, un jeune adolescent de 13 ans qui a tragiquement mis fin à ses jours à cause du harcèlement scolaire dont il était victime depuis plusieurs années.

L'adolescence n'est facile pour personne. C'est un âge où l'on est pris dans un tourbillon d'hormones et d'émotions ; où l'on se découvre. Hélas, mon parcours a aussi été entravé par le harcèlement scolaire. Ce tourment a duré plusieurs années, m'entraînant dans l'anorexie et poussant même mes parents à me déscolariser. Rien que l'idée de mettre les pieds au collège me terrorisait, et petit à petit, je me suis retrouvée complètement isolée.

L'école et moi avons toujours entretenu une relation passionnée et tumultueuse. J'adore apprendre et j'ai une soif insatiable de connaissances, et pourtant, je ne me suis jamais sentie à ma place sur les bancs de l'école. Déjà lorsque j'étais petite, j'avais du mal à me faire accepter par les autres enfants qui me critiquaient, et les réflexions de certains enseignants venaient faire écho à ce qu'ils disaient.

« Puisque tu as fini tout ton travail, tu pourrais au moins être gentille et aider tes camarades.

— Mais, cela fait déjà une heure que j'aide, je ne peux pas faire autre chose maintenant ? »

Que signifiait cette injonction à « être gentille » ? Je la trouvais d'ailleurs très violente. En effet, aider les autres, je le faisais très souvent et je disais rarement non. Cependant parfois, j'avais aussi envie de faire autre chose et de pouvoir avancer à mon rythme. Ces mots résonnent encore parfois en moi, même trente ans plus tard, et ils ont engendré des pensées automatiques qui reviennent très souvent. En effet, j'ai toujours peur de ne pas en faire suffisamment pour les autres, je ressens souvent de la culpabilité lorsque je prends du temps pour moi et j'ai constamment le besoin et l'envie de me sentir utile.

Lors de mon entrée au collège, mes parents et moi avons choisi un bon établissement, où j'espère être bien encadrée et où j'ai l'espoir de trouver enfin ma place. Les années au collège sont une période difficile où l'on se cherche, se compare, se jauge et se toise, tiraillé entre le désir de se fondre dans un groupe et celui de se forger sa propre personnalité. Pour ma part, depuis toute petite, je me suis souvent sentie en décalage. Je n'avais pas les mêmes lectures, pas les mêmes préoccupations et peu d'amis. On me trouvait bizarre, j'étais qualifiée d'« intello », de « crapaud boutonneux à lunettes » ou de « Mlle Je-Sais-Tout ».

Les séances de piscine commencent dès la rentrée… Pour être franche, l'eau n'est pas mon élément et j'en ai peur. Plus jeune, j'ai souffert d'otites chroniques, ainsi la piscine m'a toujours été déconseillée. Mais j'insiste pour y aller quand même. Je veux faire comme tout le monde et apprendre à nager. Mes souvenirs de cette période ne sont pas tous très clairs ; cependant, certains d'entre eux sont restés gravés, indélébiles, dans ma mémoire, et puis, surtout, à l'époque, je consignais toutes mes journées dans mon journal intime.

En cours d'EPS, lors d'une des premières séances, un groupe de filles – vous savez, vous l'avez également côtoyé, ce groupe de filles populaires qui a le pouvoir de décider qui est cool, et qui ne l'est pas… Ce jour-là, elles choisissent de ne pas me laisser tranquille. Elles guettent donc un moment où le maître-nageur et le professeur tournent le dos pour m'attraper et me maintenir la tête sous l'eau.

Dans mon souvenir, cela a duré une éternité, bien que cela n'ait probablement pris que quelques secondes. Les répercussions traumatiques ont été énormes. Non seulement je me suis débattue pour retrouver la surface avec les peurs que cela engendre, mais j'ai surtout été confrontée à la méchanceté et à la bêtise. Qu'avaient-elles à gagner en agissant ainsi ? Je me le demande encore. J'aurais été prête à tout, même à faire leurs devoirs, pour qu'elles me laissent en paix.

Malheureusement, cette anecdote n'en est qu'une parmi tant d'autres : on me cache mes lunettes, on me bloque dans les toilettes, je retrouve les restes de dissection d'une grenouille dans ma trousse, on arrache mes cahiers ou me les vole, je me fais insulter et je découvre des petits mots méchants dans mon cartable. On me dit que je suis inutile et que je n'ai pas ma place dans « leur » collège. Ce groupe de filles réussit à me pousser à bout à tel point que j'éclate en sanglots au milieu de la cour, devant tout le monde. Que de méchancetés gratuites, infondées, idiotes... Ça me fend encore plus le cœur lorsque certains camarades viennent me murmurer discrètement qu'ils ou elles n'ont rien contre moi : « Tu sais, moi aussi, je les déteste ces filles. Elles sont stupides et méchantes. »

Ces paroles bienveillantes sont difficiles à encaisser. En effet, personne n'essaye jamais de me défendre. Mais que ferais-je à leur place ? Me défendre signifie aussi se rallier à ma cause, rejoindre mon camp et donc probablement subir les mêmes sévices.

Et c'est ainsi que ma vie commence à prendre une tournure bien sombre. Mon innocence de petite fille est irrémédiablement brisée et tout s'enchaîne très rapidement. Au collège, je fais énormément de tennis et je remporte même quelques tournois. Je suis une préadolescente joyeuse, bien que sûrement un peu naïve. Cependant, du jour au lendemain, moi qui ai toujours eu un bon coup de fourchette, je commence à ne plus finir mes assiettes ou à ne plus prendre de goûter. Je cache de la nourriture non terminée dans les poubelles ou je la fais parfois finir par mon yorkshire, Lipton.

C'est la mode du « large », ce qui me facilite la tâche pour dissimuler ma perte de poids. Pendant cette période, lors de mes crises d'angoisse, il m'arrive parfois de me rendre aux toilettes pour me faire vomir. Je suis consciente que quelque chose ne va pas, mais en même temps, je ressens un tel sentiment de puissance. C'est très difficile à expliquer : moins je mange, et paradoxalement plus j'ai d'énergie. J'ai l'impression d'avoir des super pouvoirs ! Je joue mieux au tennis, j'apprends plus vite, ironiquement je suis en « surrégime ».

Les portions de nourriture diminuent chaque jour et je deviens une experte en excuses pour sauter des repas. Au collège, la situation empire. Avec les résultats des premières épreuves communes, je suis définitivement cataloguée comme l'« intello de service ». Peu importe ce que je fais, ce que je dis ou ce que je porte, on se moque de moi. Je suis prise en étau entre un sentiment de puissance, lié à l'anorexie que je peine maintenant à cacher à mes parents, et un sentiment d'impuissance face à ces filles. Marie, Sophie, Léa… pourquoi faites-vous cela ? Pourquoi ne jamais m'accorder le bénéfice du doute ? Peut-être suis-je sympa après tout ? Mais non, à l'poque, jamais vous ne cessez de me persécuter verbalement, parfois même physiquement quand vous en avez l'occasion.

Et le corps enseignant dans tout ça, me direz-vous ? Malgré toute leur bonne volonté, mon professeur principal et les autres professeurs ont été dans l'incapacité d'apporter des solutions concrètes faute de preuves tangibles. « Ce ne sont que des querelles de gamins, ça finira par passer. » Quant à l'établissement, il n'a jamais nié le problème, mais il n'a jamais su non plus comment le résoudre. Cela vous paraît incroyable ? Pourtant, en 2023, il arrive encore que les parents d'un enfant harcelé doivent faire appel à Mme Macron pour que ce soit l'agresseur, et non la victime, qui change d'école. Malheureusement, rien n'a changé.

Adolescente, la dégringolade se poursuit… Je mange de moins en moins, je m'isole dans ma chambre où je laisse libre cours à ma passion pour le chant. Je chante, je chante, je chante... C'est uniquement lorsque je chante que je me sens exister. Atteindre des notes toujours plus compliquées ou reproduire des mélodies à l'oreille me fait vibrer. D'ailleurs, j'ai de moins en moins envie d'aller au tennis, l'euphorie des premiers mois liée à l'anorexie a laissé la place à un immense vide. Voilà maintenant que je commence aussi à ressentir une douleur sournoise dans le coude qui irradie dans tous mon bras. Ironiquement, je déclenche un tennis-elbow alors même que je n'ai jamais si peu joué au tennis. Tout mon côté droit est de plus en plus douloureux, m'empêchant même de tenir un stylo. Je me vois donc contrainte d'apprendre à écrire de la main gauche et je devrai même passer certaines épreuves du brevet dans ces conditions. Quoi qu'il en soit, cela va sceller le sort du tennis : je ne peux plus tenir une raquette non plus.

Je suis tombée en dessous de la barre des 36 kilos pour 1 mètre 65. Je dois absolument me reprendre en main sous peine d'hospitalisation. Bizarrement, cette perspective peu réjouissante ne me touche même pas. Je suis perdue, je ne sais plus qui je suis, qui je veux être ou qui je dois être. Me remémorant les agréables souvenirs que je vivais lorsque je participais à la chorale de l'église, je me tourne à nouveau vers la religion, mais cette fois-ci, je n'y trouve qu'un maigre réconfort.

J'ai la chance d'être entourée de parents prêts à tout pour me sortir de cette spirale infernale. Ils me soutiennent de leur mieux, mais se sentent démunis face à une situation qui malheureusement les dépasse. Puis, un jour, épuisée, à bout de forces, la tension au plus bas, je m'effondre au beau milieu de la salle d'examen du collège où je n'allais déjà plus qu'à contrecœur pour plancher sur les devoirs surveillés.

C'est la dernière fois que je franchis cette porte. Mes parents viennnent désormais récupérer mes devoirs et je travaille seule à la maison. Je suis infiniment reconnaissante envers Cécile, cette camarade de classe qui prend mes cours à l'aide de papier carbone pendant de nombreux mois… (Nous ne sommes pas encore à l'ère des scanners et des téléphones portables.)

À la maison, j'ai froid, tellement froid, constamment froid. Je passe mes journées à chanter, le dos collé au radiateur. Je songe à abandonner, je n'arrive plus à manger, c'est devenu un supplice. Les portions me semblent démesurées, alors même que mon assiette est pratiquement vide. J'avais déjà perdu la notion de « manger pour vivre », il me semble désormais que le concept même de « manger pour survivre » m'échappe. Je noircis des pages et des pages de mon journal intime, y consignant jour après jour les mêmes pensées obsessionnelles, les mêmes phrases répétées en boucle. Pourquoi moi ? Qu'ai-je bien pu faire pour mériter cela ? J'en ai assez, je veux en finir, je ne supporte plus cette vie !

Ce qui me maintient à flot, malgré tout, en plus du soutien indéfectible de mes parents, c'est la perspective de partir en Angleterre l'été et d'aller chanter dans les pubs grâce à ma famille d'accueil. C'est une famille admirable, « famille d'accueil », devenue « famille » au fil des séjours. Mrs Brooks me métamorphose, m'offrant un relooking complet, me maquillant avec goût. Je réponds 16 ans lorsque l'on me demande mon âge à l'entrée du pub. Je donne mes titres de chansons préférées au groupe sur scène, et c'est parti. Derrière un micro, c'est le seul endroit où je me sens à ma place, où je ressens des émotions positives qui me permettent de recommencer à manger un peu plus équilibré.

Néanmoins, quelques semaines avant la rentrée suivante, je suis victime d'un malaise pendant mon sommeil. Je me lève, instable, la tête qui tourne, je suis plongée dans une obscurité singulière... Mon chien, Lipton, aboye et alerte mes parents. Avec ce voile noir devant les yeux, et mon esprit embrumé, je ne peux que faire quelques pas hors de mon lit avant de m'évanouir. Le silence se fait. Ayant accouru, mes parents m'aident à retrouver mes esprits, mais le choc est terrible : en perdant connaissance, je suis tombée sur mon fidèle compagnon. Il m'a sauvée, mais n'a pas survécu.

À la rentrée, ma phobie scolaire me tient toujours éloignée du collège. Ce sera désormais seule que je passerai mes journées.

Avant d'écrire ces lignes en 2023, seule la psychologue qui me suit depuis dix ans a connaissance de mon ressenti de mes années collège. En effet, auparavant, je n'ai jamais ouvertement parlé de cette partie de ma vie, pourtant ces blessures d'enfance m'ont hantée pendant une bonne partie de mon existence. Je pense dorénavant pouvoir affirmer avec certitude qu'elles sont en partie responsables de mes douleurs chroniques.

Mon cœur se serre en pensant aux parents dont les enfants sont encore aujourd'hui victimes de harcèlement scolaire. En effet, lors de la rédaction de ce chapitre, j'entends un matin à la radio qu'un enfant sur dix a une boule au ventre à l'idée d'aller à l'école en raison du harcèlement qu'il endure : un sur dix[1] ! Ce chiffre me terrifie ! Combien, parmi eux, déclencheront aussi plus tard des douleurs chroniques en raison de tout ce qu'ils subissent ? En 2022, deux tragédies ont malheureusement eu lieu. Les suicides de Lucas et Lindsay, tous deux âgés de 13 ans, seront-ils suffisants pour mettre définitivement un terme à ces actes de cruauté ? J'avais 13 ans moi aussi, et je l'ai échappé belle.

Triste, ce petit bonhomme décharné,
qui n'a pas de visage.
Il n'a pas vraiment de nom,
mais cherche des raisons.
Et notre petit bonhomme se conjugue au pluriel.
Il n'a toujours pas de nom,
mais une souffrance bien réelle.
Que lui dire ? Que lui dire ?
Que me reste-t-il encore à écrire ?
Que lui dire ? Que lui dire ?
Quand les mots ne font que passer et s'enfuir...

Les jeunes d'aujourd'hui sont confrontés à une épreuve encore plus terrible que celle que j'ai vécue. À l'époque, j'avais la chance de pouvoir me réfugier au club de tennis et dans mon cocon familial. Mais de nos jours, les réseaux sociaux se révèlent impitoyables, et plus aucun refuge n'est possible. Le harcèlement s'affiche désormais aux yeux du monde, et non plus uniquement dans l'intimité d'un établissement scolaire ou d'un foyer familial. Ces enfants et adolescents ne connaissent plus

1. RTL matin, 10 février 2023.

de répit, le harcèlement les affecte vingt-quatre heures sur vingt-quatre. Dès leur réveil, ils allument leur téléphone portable avec fébrilité : « Qu'ont-ils bien pu publier sur moi pendant la nuit ? Des photos retouchées ? Des insultes ? Des *fake news* ? » Lorsque mes souvenirs des années collège et lycée refont surface, je suis heureuse de voir que mes adolescents profitent pleinement de cette période. Ils jonglent entre sport, ami(e)s, Bafa, petits boulots, baby-sitting, ont de bons résultats scolaires et nourrissent de grands projets pour l'avenir. Ils s'épanouissent et ont trouvé leur équilibre.

Pourquoi je vous raconte tout cela ? Je vous livre ce récit pour deux raisons. Tout d'abord, je n'ai jamais véritablement fait la paix avec les traumatismes que j'ai vécus pendant mon adolescence. J'ai préféré les enfouir pour pouvoir continuer à avancer dans la vie. Ensuite, le traumatisme récent que j'ai connu a rouvert ces blessures du passé qui n'étaient que superficiellement cicatrisées. En effet, l'explosion de mon foyer et le départ de mes enfants de la maison ont rouvert ces plaies du passé, ravivant la peur de l'abandon et un sentiment profond de solitude.

Lorsque j'étais plus jeune, mon cerveau n'a pas généré de douleurs chroniques à proprement parler, mais il a engendré un trouble du comportement alimentaire. Être anorexique signifie couper un des signaux d'alarme de son corps : la faim. Je parvenais littéralement à ne plus ressentir cette sensation et j'ai d'ailleurs mis des années à la retrouver. Heureusement, un jour, grâce au soutien de mes parents et du Rotary Club, j'ai eu l'opportunité de quitter un environnement scolaire que je considérais comme hostile en prenant l'avion pour le Canada.

Là-bas, progressivement, j'ai repris confiance en moi et j'ai enfin trouvé qui j'étais. J'ai retrouvé le désir de vivre, et donc celui de manger. Comprendre cet enchaînement d'événements a été un des moments « waouh » qui m'a convaincue que j'allais guérir et mettre fin à ce grand chaos dans mon corps. On peut en effet reprogrammer le cerveau ! Ainsi, si, à l'époque, j'ai réussi à couper le signal d'alarme « faim », alors je dois également être capable de couper le signal d'alarme « douleur » lorsque celui-ci ne sera plus nécessaire à ma survie. Cette prise de conscience a réellement changé ma vie.

Puisque je suis déterminée à briser le cercle vicieux de la peur et de la douleur, il va falloir que je reprogramme mon cerveau en m'attaquant à la peur qu'il a des dangers, qu'ils soient psychologiques ou physiques, puisqu'il ne fait pas de distinction entre les deux. Lorsque mon cerveau ne se sentira plus menacé, il ne générera plus de douleur. Je ne prétends pas dompter mes peurs du jour au lendemain. Cependant, en considérant la douleur comme une erreur du cerveau, je coupe l'herbe sous le pied de la peur et je réduis progressivement son emprise.

Bien que cela puisse paraître complexe, voire très complexe, je comprends que je dois considérer mes douleurs neuroplastiques comme un « cadeau » de mon cerveau. Mon cerveau m'aime. À travers cette souffrance, il m'invite à explorer qui je suis, ce que je refoule, ce que je veux, et ce que je décide de prioriser dans ma vie. En explorant mes certitudes les plus ancrées, en sondant mes réalités les plus perturbantes, en déterrant toutes ces vérités enfouies, et en les faisant se révéler lors des ateliers, je suis en mesure de les confronter et de les comprendre pour finalement m'en libérer, ouvrant ainsi de nouvelles perspectives pour l'avenir.

La quintessence de mille choses,
des phrases en vers ou, bien en prose.
Une âme sage, ce doux mirage.
Au-delà des trémolos d'une voix,
des traces que l'on veut laisser,
des vices que l'on veut cacher.

Oscar Wilde disait : « La meilleure façon de résister à la tentation, c'est d'y céder. » Pour ma part, je dirais : « Le seul moyen de résister à la douleur, c'est d'y céder. » C'est lorsque j'ai arrêté de me battre contre elle dans une lutte acharnée et inéquitable, tel un David devant son Goliath, que j'ai pu enfin me confronter aux messages que mon cerveau essayait de me transmettre par l'entremise de cette douleur. Ainsi, je n'ai pas dit mon dernier mot, et ce Goliath, je le terrasserai…

16

Aujourd'hui, coup de boost donc pour ma motivation sur le chemin de la guérison ! Tout n'est qu'une histoire de programmation. Le cerveau renferme des milliards de neurones qui interagissent les uns avec les autres par le biais de voies neuronales. La plasticité cérébrale, ou neuroplasticité, désigne la capacité du cerveau à modifier et réorganiser les connexions neuronales en fonction de nos expériences. Cela signifie qu'au fil du temps, les voies qui sont peu ou ne sont pas utilisées s'affaiblissent, tandis que celles qui sont fréquemment sollicitées se renforcent. Plus une pensée habite notre cerveau et plus elle est source d'émotions, plus la voie neuronale qu'elle emprunte devient efficace. Ainsi, cette plasticité cérébrale constitue mon atout majeur pour guérir, car elle signifie que je peux reprogrammer mon cerveau. S'il s'est mis à dysfonctionner, je suis en mesure de l'aider à retrouver un fonctionnement optimal.

Afin d'étudier la plasticité du cerveau, des chercheurs réalisent des scintigraphies cérébrales sur des femmes avant, pendant et après leur grossesse. Conclusion ? Des changements impressionnants ont été observés, prouvant que la nature est incroyablement bien faite. Progressivement, les mères développent une vigilance accrue aux menaces de leur environnement afin de protéger leur bébé si nécessaire. Ainsi, jour après jour, le cerveau d'une femme se métamorphose en celui d'une maman grâce à des modifications structurelles et fonctionnelles. En tout cas, voici enfin une explication rationnelle à ce phénomène troublant qui me pousse à me réveiller tout le temps, quelle que soit l'heure du jour ou de la nuit, quelques minutes avant ma petite puce !

Le cerveau est constamment en train d'apprendre, il est en perpétuelle évolution. Lorsque nous apprenons à jouer du piano, à surfer ou à tricoter, de nouvelles voies neuronales se développent. Cette plasticité cérébrale est remarquable lorsqu'il s'agit d'apprendre à nager. En effet, nous n'apprenons pas à « activer nos muscles des jambes tout en mobilisant aussi ceux des bras », nous apprenons une activité musculaire et cognitive complexe globale : « nager ». Ainsi, les voies neuronales associées se forment sans que nous en ayons conscience. Malheureusement, qu'il s'agisse d'apprendre à nager ou à avoir mal, mon cerveau ne fait aucune distinction.

Les voies neuronales de la douleur se développent à la suite d'une combinaison de facteurs tels que des événements stressants, des émotions refoulées et les pressions que l'on s'impose. Au quotidien, l'anxiété, la pression et l'autocritique sont les principaux déclencheurs. Dans la majorité des cas, ce sont ces éléments qui font peur à mon cerveau. Plus j'ai mal, plus mon cerveau apprend à avoir mal, et plus il renforce les voies neuronales de la douleur. Progressivement, dans mon cerveau s'est construit une autoroute neuronale de la douleur. La voie neuronale de la douleur est alors empruntée en continu, la douleur devient chronique et le cerveau développe une sorte d'addiction à cette douleur. Toutefois, ces connexions sont le fruit d'un apprentissage, ce qui signifie que le cerveau est aussi capable de les désapprendre. Qu'il s'agisse de la phobie des araignées ou de la douleur chronique, il est prouvé que nous pouvons reprogrammer notre cerveau pour vaincre la peur.

Au sein du centre de L'Espoir à Villeneuve-d'Ascq, j'ai retrouvé un public que je connaissais déjà en tant qu'art-thérapeute. En effet, ce centre prend en charge les « accidentés de la vie » qui ont dû subir des amputations. Élaborée en 1995, la thérapie miroir a pour objectif de donner l'illusion au cerveau que la jambe amputée est toujours reliée au reste du corps, et qu'elle est parfaitement saine. Après une amputation, le cerveau ne prend pas toujours conscience que sa carte mentale du corps est obsolète, un peu comme lorsque nous n'effectuons pas les mises à jour nécessaires sur notre GPS. C'est pourquoi cette thérapie vise à rétablir une nouvelle conscience physique, motrice et sensorielle.

Cette approche thérapeutique est efficace pour atténuer la douleur chez les personnes amputées ou paralysées lorsque les traitements médicamenteux ou chirurgicaux s'avèrent inefficaces. Même si elle reste malheureusement sans effet chez quelques individus, les succès de cette thérapie confirment la plasticité de notre cerveau et sa capacité à réemprunter les voies neuronales zéro douleur. Je l'utilise moi-même à la maison dans le cadre de la rééducation de ma jambe et de mon pied gauche. Bien que cela demande du temps, je constate des effets positifs et, notamment, une diminution sensible des sensations de brûlure intense.

17

Toute mon histoire n'est finalement qu'une histoire de connexions brisées. Durant toute l'année 2022, à chaque consultation infructueuse, ma confiance en la médecine s'est affaiblie un peu plus. De surcroît, je constatais que mon homme aussi nourrissait de plus en plus de doutes. Nos certitudes quant à l'existence d'une solution s'étiolaient au fil des jours. Nous troquions petit à petit nos propos empreints d'enthousiasme au profit d'échanges teintés de résignation, et envisagions une perspective d'adaptation plutôt qu'une perspective de guérison. Je me morfondais et j'étais désespérée car personne ne semblait savoir comment me soigner. Ainsi, la connexion et le lien de confiance patient-thérapeutes ne remplissaient plus leur rôle. Pire encore, je me sentais stigmatisée car mes symptômes étaient considérés comme inexpliqués et inexplicables sur le plan médical. Tous ces discours nocebos ont semé le trouble, le doute, la peur – et qui dit peur dit chronicisation de la douleur. Pour avancer, il est crucial que je reprenne confiance en moi et en l'avenir. Soyez-en convaincu aussi : bien souvent dans la vie, nous sommes nos propres solutions.

Loin de moi l'idée d'opposer de manière radicale la médecine traditionnelle et la capacité d'autoguérison du corps humain. Je pense que nous avons la chance de vivre dans un pays où les progrès médicaux nous permettent d'améliorer notre qualité de vie et de vivre plus longtemps et en meilleure santé. Par exemple, après avoir longtemps attendu, un décollement de rétine me pousse enfin à subir une opération pour corriger une myopie très sévère que je traîne depuis l'école primaire. Avec une correction de neuf aux deux yeux, ma vie sans lunettes se résumait à un grand « flou ». Ma première renaissance au collège, les lentilles ! La deuxième, il y a trois ans, fut l'intervention chirurgicale. Les premiers mots que je prononce ensuite parlent d'eux-mêmes : « Je vous vois docteur ! », et je fonds en larmes tant l'émotion est forte. Si vous hésitez à sauter le pas, un conseil : n'attendez plus. Se faire opérer de la myopie est un investissement, mais cela en vaut vraiment la peine. Bien que je sois habituée à porter des lunettes ou des lentilles, la vie sans est une libération.

Néanmoins, j'ai désormais la conviction que, pour mes douleurs neuroplastiques, les médicaments et la chirurgie ne peuvent plus m'aider. Ils agissent comme des boucliers qui repoussent temporairement la douleur sans jamais lui faire déposer les armes. La connexion corps et esprit n'est pas au cœur des traitements traditionnels, alors que mes douleurs dépassent pourtant le dualisme classique corps et esprit. Le corps ne s'oppose pas à l'esprit, ni la psychologie aux neurosciences. Nous sommes une unicité, nous sommes un tout indissociable. J'ai retrouvé espoir, je n'ai pas encore dit mon dernier mot, Jean-Pierre ! Je ne nie pas l'intérêt des médicaments ou de la chirurgie dans la prise en charge des douleurs chroniques, chaque pathologie étant unique. Cependant, pour reprendre définitivement le contrôle de ma vie, je vais devoir utiliser et combiner tous les outils efficaces à ma disposition.

C'est sur cette connexion corps et esprit que repose ma méthode MBC. Mon cerveau a perdu sa connexion privilégiée avec mon corps, et tout l'enjeu de la méthode est donc de rétablir ce lien en prenant en charge de manière holistique le corps et l'esprit. Pour ce faire, je vais me concentrer sur ce que je n'ai pas encore appréhendé : l'importance de la composante émotionnelle dans l'expérience douloureuse. La combinaison gagnante pour instaurer un cercle vertueux de guérison consiste à attaquer simultanément la douleur chronique sous tous ses angles. En effet, pour concocter la recette des douleurs chroniques, prenez un récipient et versez-y : traumatismes passés, stress quotidien, croyances, pensées négatives, environnement hostile, absence de sommeil, déséquilibre alimentaire, sédentarité, manque de soupape de décompression… Nous avons tous ces différents ingrédients dans nos placards, et pourtant, seuls certains d'entre nous les mixeront pour obtenir une bonne petite douleur chronique qui empoisonne la vie ! Au cours de sa vie, chacun d'entre nous fait face à des problèmes physiques et psychologiques, qu'ils soient petits ou grands. Pourtant, tout le monde ne déclenche pas de douleurs chroniques. En effet, la connexion corps-esprit, c'est un peu comme la Force. La Force est plus présente chez certains Jedis que chez d'autres, et surtout, elle peut conduire au côté obscur : la douleur ! Comme le dirait maître Yoda : « Désapprendre ce qu'il a appris, ton cerveau devra. » Ainsi, en acquérant une compréhension approfondie de ce qui se passait dans mon corps, j'ai préparé le terreau fertile pour y semer la graine de la guérison et envisager aujourd'hui un avenir zéro douleur. Savoir, c'est guérir ! Je dois faire confiance à mon corps, il n'est pas « cassé ».

Alors, je me lance avec enthousiasme et détermination dans cette aventure qu'est la création de ma propre méthode de guérison. Je ressens un mélange d'excitation, d'appréhension et un peu de peur aussi (encore elle !). Cette méthode représente mon dernier espoir. Et si elle échoue ? Mais si elle fonctionne ? Je suis consciente que je ne pourrai pas garder ces précieux secrets de guérison pour moi. Il sera de mon devoir de témoigner et de partager mon histoire afin d'aider ceux qui souffrent encore. Ce voyage initiatique sur le chemin de la guérison risque d'être sinueux et chaotique. Il faudra que je trouve le juste équilibre entre créer une trousse de secours d'urgence pour les petits maux du quotidien et une caisse à outils bien garnie pour les grands chantiers de ma vie.

Naturellement, comme mes douleurs chroniques sont installées depuis très longtemps, il me faudra faire preuve de patience, bien que ce ne soit pas mon point fort, et de persévérance, ce qui est davantage dans mes cordes, afin de nourrir mon esprit, mon corps et mon âme. Mon cerveau doit d'abord se défaire de ses mauvaises habitudes, et cela demande du temps. Ainsi, pour guérir, je vais prendre en compte simultanément les deux aspects de la douleur grâce à une prise en charge de type *mind-body*, qui vise à gérer à fois l'aspect émotionnel de la peur (refoulement, catastrophisme…) et la peur physique du mouvement (kinésiophobie). Mon cerveau devra désapprendre pour mieux réapprendre une nouvelle façon d'analyser et d'interpréter les signaux du quotidien.

La connaissance est la clé pour me convaincre, et par conséquent convaincre mon cerveau qu'il n'a plus besoin d'avoir peur. Tout va bien. « Convaincre » son cerveau peut sembler étrange, mais d'après les nombreuses études récemment parues, ça fonctionne vraiment !

Donc pour guérir, mes objectifs quotidiens seront de piocher dans la caisse à outils de la méthode MBC pour y prendre :

Outil 1 : un atelier pour exprimer mes émotions
Outil 2 : un atelier pour reprogrammer mon cerveau
Outil 3 : un atelier pour calmer mon système nerveux

C'est ainsi que je vais penser davantage psychologique que physique, en suivant les 3 A : Apprendre à mieux me connaître, Accepter mes émotions et passer à l'Action. Je ne vais plus être dans l'attente d'un miracle, d'un énième médicament ou de la nouvelle intervention chirurgicale à la mode. Je vais remodeler chaque aspect de ma vie pour remettre mon cerveau sur le droit chemin des voies neuronales zéro douleur. Je serai ma propre thérapie en engageant des stratégies thérapeutiques actives pour favoriser ma guérison, telles que manger mieux et dormir mieux, pour un jour pouvoir bouger mieux ! Ensuite, j'utiliserai l'outil ELCAF qui offre les bases d'une reprogrammation efficace du cerveau, au sein d'ateliers quotidiens que je mettrai en place. Voilà donc posées les bases de la méthode MBC (Mind-Body Connection).

Exprimer mes émotions est indispensable pour se libérer de leur influence. Quelle que soit la forme que l'expression prend, il est crucial de laisser du temps et de la place aux émotions. Je suis désormais convaincue que l'être humain est le résultat d'une équation complexe, et que la clé de voûte d'une guérison définitive et totale réside dans le modèle biopsychosocial, qui prend en compte tous les aspects de ma vie. Le corps n'est pas une simple « machine » dont les rouages dysfonctionnent et que l'on peut réparer avec des pièces de rechange. Il est bien plus complexe que ça ! Ainsi, vivre sans douleur implique de « changer de lunettes » et de ne plus considérer la douleur chronique uniquement à travers un prisme physique ou biologique, mais à travers un prisme biopsychosocial.

Se **L**ibérer est l'étape ultime. Lorsque j'aurai « mis des mots sur mes maux », je pourrai enfin m'en défaire définitivement. Ainsi, avec un zeste d'enthousiasme, de motivation et de confiance en moi, le tout saupoudré de répétitions, d'engagement et de patience, je m'apprête à remettre en question une vie de certitudes, de façons de faire et de penser. Ma perception du monde et mon mode de vie vont devoir évoluer. Je vais aussi apprendre à connaître mes limites pour mieux en jouer, et, tel un chef d'orchestre, je coordonnerai tout ce qui a de la valeur à mes yeux afin de profiter pleinement de la vie sans brûler la chandelle par les deux bouts.

Calmer mon système nerveux doit désormais faire partie de ma routine quotidienne. Depuis que j'ai intégré des exercices de modération tels que de la méditation, le *prāṇāyāma*, le yoga, l'autohypnose et la visualisation, mon corps est mieux armé pour gérer les défis de la vie. Faire travailler nos muscles du bonheur, c'est sourire et croquer la vie à pleines dents ! Se relaxer ne signifie pas « ne rien faire » ou être improductif, au contraire, cela me permet d'engranger les ressources nécessaires pour être à la hauteur de toutes les tâches qui m'attendent. Ralentir le rythme ne veut pas non plus dire diminuer mon niveau d'activité, mais plutôt en faire autant, voire plus, de manière plus efficace et avec moins de stress, tout en retrouvant le plaisir d'une vie libérée des douleurs chroniques. Quand le cerveau va, tout va ! Contrairement à ce que proposent certaines méthodes, j'ai choisi de ne pas tracker l'évolution de ma douleur et de son intensité au jour le jour. En effet, de nombreuses études le confirment : plus on se focalise sur la douleur, plus on lui donne de l'importance et plus on a mal.

Il va aussi me falloir Abandonner les pensées automatiques et Agir pour mettre en place des comportements adaptés afin de reprogrammer progressivement mon cerveau. Il ne tient qu'à moi de bloquer les voies neuronales de la peur, de la douleur et du catastrophisme pour explorer celles de la joie, de la gratitude et du bonheur. J'accepte les alertes de mon cerveau pour ce qu'elles sont : des signaux d'alarme. J'accepte aussi mes sensations et mes émotions pour ce qu'elles sont : de simples ressentis. Je suis l'actrice principale de ma vie et je célébrerai chaque victoire, même les plus petites ! Et cela, malgré les douleurs neuroplastiques résiduelles et les douleurs neuropathiques ! Je vais sourire, rire, aimer… En un mot, je vais re-VIVRE ! Je vais m'ancrer et me reconnecter au moment présent pour ne plus revivre sans cesse le passé et anticiper le futur avec pessimisme. Bien qu'il ne soit pas judicieux d'arrêter tous les médicaments du jour au lendemain, je garde désormais dans un coin de ma tête la conviction que ce ne sont que des béquilles temporaires pour masquer la douleur. Au quotidien, soyons attentifs à ce que nous utilisons comme « pansement », ils sont parfois pires que la plaie qu'ils dissimulent.

Enfin, je vais choisir mon meilleur **F**utur. Ma douleur est un sixième sens, une alerte de mon cerveau pour que je puisse vivre ma meilleure vie. Je ne vais plus laisser les non-dits, les non-choix et les non-actions dicter ma conduite. Parfois, cela signifiera prendre des décisions difficiles comme s'éloigner de quelqu'un, faire la paix avec une enfance difficile ou bien encore accepter que certaines choses ne se déroulent pas toujours comme nous l'aurions souhaité.

Même si ce ne sera pas chose aisée, j'ai confiance, car chaque pas en avant me rapprochera un peu plus d'une vie « libérée, délivrée… ». Mon courage et ma détermination à revivre seront mes guides sur ce chemin. Je vais créer mon propre couteau suisse antidouleur, en rassemblant tous les outils et les techniques qui peuvent m'aider à reprendre le contrôle de mes émotions et à remettre mon corps en mouvement. Chaque élément est important dans une guérison totale et définitive.

Quand être et avoir se confonde,
la révolte gronde !

Tout comme Richard Branson, pourtant créateur de l'empire Virgin, je vais devoir apprendre, contrainte et forcée, à moins faire, et à plus être : « J'ai construit un empire économique, participé à des conversations sur l'avenir de notre planète […]. Et tandis que ces choses m'ont apporté une grande joie, ce sont les moments où j'ai arrêté pour être, plutôt que pour faire, qui m'ont donné le vrai bonheur. » En effet, quand toute sa vie, on s'évertue à courir d'un projet à l'autre, il n'est guère facile de se retrouver, seule, face à soi-même. Pourtant, lorsque l'on parvient à ralentir le rythme, les petits plaisirs de la vie prennent soudain une saveur inattendue. J'ai surmonté les épreuves de la vie grâce à ma résilience. Pourtant, ma réputation de dure à cuire a eu un prix : ma santé !

En entreprenant la création de ma propre méthode de guérison, je m'aventure résolument en terre inconnue. Je n'ai nullement la prétention de créer un programme « miracle ». Mon objectif est uniquement de mettre en place une approche à la fois efficace et éprouvée, fondée sur mon expérience, mes convictions et les avancées des neurosciences. Tout comme lorsque je préparais des marathons, je vais progressivement entraîner mon cerveau à se libérer des douleurs chroniques. Je teste et je me forme avec le but ultime de partager les clés de ma guérison dans la méthode MBC.

Aussi, pour une fois, je vais écouter mes besoins et m'accorder du repos, mon cerveau a besoin de temps pour « souffler ». D'ailleurs, lorsque mon objectif est clair, je suis capable de le faire : dans toute préparation sportive, les jours de récupération sont aussi importants que les jours d'entraînements. La méthode MBC intègre toutes les connaissances que j'ai acquises. Il ne me reste donc plus qu'à la mettre en pratique et à instaurer un travail quotidien, assidu et progressif pour me débarrasser définitivement de toutes mes peurs. Tel un jardinier qui va planter une graine, il me faut d'abord préparer le terreau fertile propice à la guérison.

Si je reprends l'analogie du deuil dont je vous ai déjà parlé, après le choc, le déni, la colère, le sentiment de culpabilité, la tristesse, la dépression et la résignation, je suis maintenant arrivée à la phase d'acceptation et de résilience, dernière marche avant l'étape ultime : la reconstruction. La découverte de la médecine *mind-body* m'a permis de développer une résilience émotionnelle qui m'aide peu à peu à renouer avec l'espoir. La douleur n'a pas disparu, mais les émotions qu'elle suscite s'intègrent, au même titre que les autres, à mon quotidien. Comme je découvre que j'ai le droit d'exprimer mes besoins et mes émotions, et que c'est essentiel pour guérir, je m'ouvre à nouveau au monde qui m'entoure et j'envisage un avenir heureux.

18

Désormais, la méthode MBC se précise dans ma tête. Dans cette première phase du programme, je vais affronter mes « démons » et « faire face à ce qui me fait le plus peur »[1].

Jusqu'à présent, ma quête de réponses s'était limitée à écouter la face A du disque de ma vie, où résonnait la triste complainte d'une « douloureuse chronique » en recherche de solutions structurelles à son problème. En effet, cette histoire structurelle de mon corps, c'est celle que j'ai racontée maintes et maintes fois au cours de ma période de nomadisme médical, à des dizaines de praticiens dans différents domaines. Pourtant, ce n'est qu'en écoutant la face B du disque de ma vie que j'ai pu réellement prendre en main ma guérison, car c'est là que se font entendre les causes réelles et profondes de ces douleurs chroniques *sine materia*.

Les douleurs que je ressens depuis des années ont toujours été réelles et invalidantes. Cependant, deux aspects sont particulièrement troublants. Tout d'abord, les symptômes ont tendance à disparaître aussi subitement qu'ils apparaissent. En outre, malgré les examens médicaux, aucun problème structurel n'est jamais détecté. Ces douleurs ont également toutes un autre point commun : elles ont coïncidé avec un traumatisme vécu ou un stress de la vie

1. *La Reine des neiges* 2.

quotidienne. Avec le recul, c'est flagrant ! Pour y voir plus clair, je décide de mener l'enquête et de répertorier quelques-uns des symptômes dont j'ai souffert au fil des années et les événements potentiellement déclencheurs…

Il m'est impossible de condenser en quelques lignes les multiples douleurs inexpliquées dont j'ai souffert, tant ce puzzle s'avère complexe. Néanmoins, certains indices paraissent indiscutables. L'énigme de mes douleurs sans cause structurelle commence à l'adolescence, dans les couloirs du collège, où je me suis heurtée à un harcèlement scolaire qui a troublé une jeunesse heureuse, engendrant des tendinites à répétition, qui se solderont même par un tennis-elbow invalidant, mais aussi et surtout, une longue période d'anorexie qui a obscurci une bonne partie de mes jeunes années.

Puis, un jour, a surgi de nulle part une douleur soudaine à l'épaule qui, tel un spectre, m'a hanté de nombreux mois. Nous sommes rarement préparés à la perte d'un être cher. Alors que je suis en Allemagne pour mon stage de deuxième année à SKEMA Business School, ce matin-là, l'atmosphère est pesante. Le clip vidéo du film *Pearl Harbour* passe à la télévision et un délicieux petit déjeuner m'attend sur la table de cuisine de mon hôte. La chaleur a été étouffante toute la nuit et j'ai fait des cauchemars. Cependant, le coup de tonnerre ne viendra pas du ciel, mais plutôt d'un appel téléphonique de mes parents en France : ma grand-mère est décédée. Je suis totalement abasourdie. Je ne savais rien des soucis de santé auxquels elle faisait face. On ne m'avait rien dit pour me préserver. Quelques jours plus tard, je commence à ressentir cette douleur à l'épaule. Étrange puisqu'ici, je n'ai pas le temps de jouer au tennis ou au badminton, je ne fais que de la course à pied. Après plusieurs examens, rien d'anormal n'est détecté. Peut-être une petite tendinite, mais rien de certain. Cette douleur a empoisonné ma vie pendant des mois, puis a disparu aussi subitement qu'elle était apparue. Rétrospectivement, la connexion entre ces événements semble évidente : je me sens coupable de ne pas avoir été là pour ma grand-mère alors qu'elle avait toujours été là pour moi. Je ressens aussi une profonde colère de ne pas avoir pu lui dire au revoir. En France, il est inacceptable de mourir au cours d'une opération de routine ! Ce n'est pas normal. J'en veux énormément au corps médical. Ils m'ont volé ma Bonne-Maman. Et me voilà, comme lors de mon tennis-elbow durant mes années collège, obligée d'écrire à nouveau de la main gauche…

Au fil des années, les migraines commencent à venir jouer les perturbatrices. Timides au départ, elles commencent à devenir envahissantes et atteignent leur paroxysme lorsque je choisis un travail exigeant d'acheteuse, marqué par des déplacements incessants et un emploi du temps surchargé. Même pendant mes années d'artiste « sur la route », ces migraines viennent parfois me rendre visite. Mais pendant cette période, c'est surtout par l'intermédiaire de ma voix, ou plutôt de mon absence de voix, que mon cerveau se fait entendre. J'ai de fréquents maux de gorge et je me retrouve très souvent complètement aphone, notamment lorsque je dois enregistrer des chansons en studio ou que je dois monter sur scène pour des concerts importants.

Lorsque je me mets à la course à pied, les syndromes typiques de tendinites et de TFL (tenseur du fascia lata) que je ressens souvent sont encore plus sournois car ils apparaissent souvent corrélés à des compétitions importantes, alors qu'ils ne sont finalement que l'expression de périodes de stress importants.

Aujourd'hui, ces douleurs que met en scène mon cerveau sonnent le coup de grâce : elles me clouent définitivement au lit ! Les confinements successifs liés à la pandémie de Covid, une grossesse qui se déroule dans un contexte anxiogène, la perte inestimable de ma « maman de cœur » et, enfin, un épuisement parental et professionnel se matérialiseront par des douleurs lombaires insoutenables accompagnées d'une sciatique paralysante et hyperalgique... Désormais, il me semble que la démonstration est concluante : la preuve est faite !

Ma passion pour les neurosciences, que j'ai découvertes à la Faculté de médecine, ainsi que mon expérience d'art-thérapeute et mon histoire personnelle m'ont ouvert les yeux. Je comprends que, depuis toujours, c'est bel et bien mon cerveau qui me joue des tours. En effectuant quelques recherches, je constate que des études corroborent mes observations personnelles : les événements traumatisants sont des déclencheurs évidents de douleur chronique. D'ailleurs, les deux tiers des participants à une étude qui souffrent de douleurs chroniques reconnaissent avoir vécu au moins un « abus ou traumatisme pendant l'enfance[1] ». La vie des victimes se scinde en deux périodes distinctes : « l'avant trauma » et « l'après trauma »[2]. Ainsi, ma lombalgie chronique a trouvé une de ses causes, et une corrélation très claire se dessine

1. Brown et al., « Adverse childhood experiences and their relationship to complex health profiles among child welfare-involved children: A classification and regression tree analysis », Health Research and Educational Trust, 2019.

2. Kolk, *The Body keeps the score: brain, mind, and body in the healing of trauma*, Penguin Books, 2015.

entre la récurrence des événements traumatiques, l'intensité de la douleur et sa durée.

Très tôt, j'ai été convaincue que l'art avait le pouvoir de panser nos plaies psychologiques : guérir nos maux par des mots. Le jeu de mots est facile, mais ô combien pertinent ! En tant que victime de harcèlement scolaire, je ne voyais guère d'issue à ce long tunnel. Toutefois, je tenais le coup grâce au chant et à la rédaction quotidienne d'un journal intime. C'étaient mes petits moments de bonheur. Ces journaux, je les ai toujours conservés précieusement. Parfois, je les relis, et ces derniers temps, je les ai relus très souvent. Je suis heureuse de les avoir gardés toutes ces années, même si j'ai été tentée à de nombreuses reprises d'exorciser le passé en les jetant dans les braises. Ils sont un totem, un souvenir de ce que je suis capable d'endurer et de l'effet bénéfique de l'écriture sur moi.

Au fil des années, ma pratique de l'écriture a évolué, passant de la rédaction de journaux intimes à la composition de chansons. Cependant, en 2015, suite à l'arrêt de ma carrière artistique, je traverse une période très difficile et j'ai un très gros passage à vide. Renoncer à ce qui m'animait depuis toujours ne se fait pas sans mal, je me sens désormais comme un oiseau aux ailes brisées... Mon amie Justine est très inquiète. Elle m'a soutenue et aidée tout au long de ma carrière artistique, mais elle comprend maintenant que j'ai besoin de l'aide de professionnels. Elle me voit sombrer dans la dépression et ne se sent plus capable de m'épauler comme elle le fait depuis de nombreuses années. Un jour, alors que je suis en pleurs au téléphone avec elle, elle me somme d'aller demander de l'aide aux urgences psychiatriques de l'hôpital

Saint-Vincent-de-Paul à Lille. Notre amitié en dépend… Commence alors un long suivi psychologique…

J'ai toujours cru que notre corps était une machine increvable et qu'elle me mènerait toujours là où je voulais aller. Ainsi, je pensais que ce suivi psychologique suffirait comme soupape de décompression, et que je pouvais renoncer à écouter ma fibre artistique sans y laisser quelques plumes. Je pense maintenant que c'était une énorme erreur de ma part. C'est pourquoi, dans le cadre de la méthode, j'ai choisi de mettre en place des ateliers d'écriture expressive quotidiens qui me permettront d'explorer mes traumatismes.

Les journaux intimes ne sont pas réservés aux ados « fleur bleue ». Ils sont un véritable outil de développement personnel que vous utilisez peut-être aussi. L'écriture est un outil puissant que je vais utiliser pour vider mon verre du trop-plein d'émotions.

Même adolescente, son effet cathartique[1] a toujours été un refuge. Mot après mot, jour après jour, écrire me libère. Prendre ma plume change ma vie de l'intérieur.

J'ai bien conscience que consigner mes malheurs dans mon carnet intime ne change en rien la situation. Pourtant, c'est ma bouée de sauvetage, mon échappatoire. C'est un moment dans ma journée où je peux « tout lâcher », sans retenue, sans craindre le jugement et sans devoir préserver mon image de jeune fille bien élevée. Ces moments d'écriture redonnent alors du sens à ma vie. Ils transforment le regard que je porte sur moi-même et sur le monde. À travers les pages de mon journal intime, je peux revisiter les événements de la journée et

1. En grec, *catharsis* signifie « purification, séparation du bon avec le mauvais ».

exprimer ma peur, ma colère, ma frustration, et parfois même, ma haine. Une fois libérée de ces émotions négatives, j'arrive à relativiser pour continuer à avancer malgré tout.

À l'époque, bon an mal an, les années passent et je suis toujours scolarisée à la maison. Je passe mon brevet grâce à des aménagements et mes parents m'inscrivent au lycée. Dans trois ans, il y aura le baccalauréat, il est vraiment temps pour moi de retourner en cours. Après la troisième, je prends mon courage à deux mains et je me lance dans une nouvelle aventure que j'espère meilleure que la précédente. Nouvel établissement, nouveaux camarades, pas de passé, peut-être enfin l'opportunité de repartir du bon pied. Je reprends les cours de manière très progressive, et ce n'est qu'en début de première que je les suivrai à nouveau à plein temps.

Mes trois années de lycée défilent et se passent relativement bien. Je continue de lutter contre l'anorexie et la musique m'aide énormément. J'écris des poèmes, je m'essaye à nouveau au roman policier (comme je le faisais déjà plus jeune !) et je compose des chansons. Ma bulle de bonheur ! Ce n'est qu'en fin de terminale que ma vie prendra un tournant inattendu grâce à une professeure de français formidable. Non seulement c'est une professeure passionnante, mais elle cherche également toujours à adapter son cours à ses élèves. C'est pourquoi elle me propose des travaux supplémentaires et des recherches à faire ! Je suis ravie, j'adore ça !

Un jour, à l'intercours, elle me parle des concours d'éloquence du Rotary Club. Selon elle, ce serait une bonne idée que je m'y inscrive. Moi ? Participer à un concours d'éloquence ? Être sur scène pour chanter, pas de problème, je peux le faire, mais pour parler en public ? Je ne suis pas très à l'aise. Pourtant (et heureusement !), elle aura le dernier mot. Je passe un tour, puis deux, puis trois, et me voilà en finale. Qui l'eût cru ? Sûrement pas moi. Le jour de la finale, je dois faire la différence et me démarquer. Je tire au sort mon sujet : « Vaut-il mieux réussir sa vie ou réussir dans la vie ? » La conclusion de mon exposé se fera en chanson avec « Le Blues du businessman », un extrait de *Starmania.* Je peux voir sur les visages des jurées que les réactions sont mitigées. Peu importe, je suis heureuse d'avoir osé. J'obtiens une deuxième place inespérée, car on me fait comprendre que chanter bouscule quelque peu les règles du concours. Même si le séjour d'un mois en Angleterre me passe sous le nez, je suis toute de même contente d'y partir une semaine. Je suis comblée et très fière de cette expérience.

Et puis, un coup du destin…

Par hasard, pas de hasard,
des rencontres prédestinées.

L'un des responsables des échanges de jeunes a trouvé ma prestation rafraîchissante et dépoussiérante, et il me propose de participer à un week-end avec des étudiants étrangers en échange dans son club. Il me parle aussi de possibilités d'échanges de longue durée, malheureusement j'aurais dû postuler cette année, et il est trop tard. Je vais avoir 18 ans dans quelques mois et il faut être mineure le jour du départ. Je suis triste, mais c'est la vie. Malgré tout, de fil en aiguille, je me lie d'amitié avec un des étudiants et je me retrouve à partir vivre un mois dans sa famille pour un court échange du Rotary Club.

Au mois d'août, je serai donc… au Canada ! « Pincez-moi, je rêve ! » Heureusement que je n'ai pas remporté ce concours finalement, tout a un sens.

Mais le coup du destin ne s'arrête pas là… Alors que je suis au Canada, mon père, en France reçoit un appel du responsable des échanges de jeunes du Rotary en Ontario ; appel qui le réveille en pleine nuit. Des années après, nous évoquons encore ensemble cette anecdote avec tendresse. Pourquoi un appel en pleine nuit ? Pris par son enthousiasme, le responsable canadien, pourtant pilote chevronné de chez Air Canada et donc habitué aux fuseaux horaires, appellera mon père à 2 heures du matin ! Une étudiante belge qui devait partir pour un échange longue durée vient d'annuler son départ. Le Rotary Club de Mississauga West au Canada est orphelin. Il faut se décider rapidement ! Tout est prêt : les familles d'accueil, le lycée, les loisirs… Chose inédite dans l'histoire des échanges, ce ne sera donc pas le club de départ, mais le club d'arrivée qui choisira son étudiante d'échange pour l'année. En effet, je me trouve à quelques kilomètres seulement de là. Je suis aux anges. Je prépare un discours de présentation, un beau diaporama, et bien sûr, pour clôturer ma présentation, je m'entraîne à chanter l'hymne canadien, auquel ils sont très attachés. On ne change pas une équipe qui gagne !

Ce tournant dans ma vie est mon petit conte de fées à moi. Je rentre immédiatement en France pour faire une demande de visa en vue d'un départ rapide. À mon arrivée à Paris, mon père et moi nous dirigeons immédiatement vers l'ambassade du Canada. Apparemment, croiser l'ambassadeur dans le couloir, vêtu de la tête aux pieds d'une tenue ornée de la feuille d'érable rouge emblématique du Canada (je vous assure, j'ai des photos, j'exagère à peine !) et lui conter mon histoire a accéléré la procédure. Je repars de l'ambassade visa en poche. Assise dans le cockpit d'un avion Air Canada (eh oui, à l'époque, c'était encore possible), je ne prends absolument pas la mesure de ce qui m'arrive ! Tout est allé beaucoup trop vite.

Là-bas, je me plonge corps et âme dans des études artistiques : je me produis sur scène, j'écris, je chante, je danse, j'exprime mes émotions. J'ai envie de vivre à nouveau ! Ainsi, progressivement, j'arrive à m'extraire des griffes de l'anorexie qui me tenaille toujours. Je me fais très rapidement de nombreux amis, mes familles d'accueil sont formidables et les invitations en tout genre affluent de toutes parts. Rien de tout cela ne m'était arrivé auparavant ! Ici, je suis la « Frenchie », je suis cool par essence ☺, sans même avoir besoin de faire mes preuves. Bien que je sois exactement la même personne qu'en France, ici, je suis immédiatement entourée et acceptée pour ce que je suis. Et je continue à remplir des carnets, mais cette fois-ci, ce sont des carnets de voyages qui se transforment rapidement en scrapbooks remplis de souvenirs précieux : billets d'avion, tickets d'entrée, Polaroid…

Comme un crayon qui noircit
ces feuilles de papier…

Alors qu'on cherche à nous vendre des méthodes de coaching hors de prix, et parfois difficilement réalisables, une partie du matériel nécessaire pour s'épanouir se révèle finalement être d'une simplicité déconcertante, à tout âge. Pour mes ateliers d'écriture expressive (ÉE), je me munis d'un carnet qui deviendra mon « carnet de vie », d'un stylo, de fluos et de feuilles de brouillon. Ensuite, je crée mon sanctuaire, ma *safe place*[1], un endroit tranquille et apaisant, où je peux me mettre à l'abri des regards et des oreilles indiscrètes afin de laisser libre cours à mes émotions. Hors de question d'être dérangée par les enfants qui déboulent à l'improviste au milieu d'une séance. Chez moi, je m'isole dans mon bureau porte fermée, signal pour toute la communauté que maman est « hors service ».

L'ÉE, c'est aussi un investissement en temps minimal. J'écris tous les jours en continu, pendant vingt à trente minutes, sans poser mon crayon ni me soucier de l'orthographe, de la grammaire ou du sens des phrases. C'est une écriture quasi automatique, intuitive, spontanée, et surtout la plus sincère possible. Une fois sur le papier, les mots et les maux, y restent. Au départ, j'écrivais dans le calme comme ce qui est préconisé dans certains livres. Toutefois, j'ai rapidement ressenti le besoin d'être transcendée par des mélodies porteuses d'émotions intenses pour moi. Mon choix de musique est alors très éclectique : de Sia et Lady Gaga à Bryan Adams et Elton John, en passant par *La Reine de neiges*, *Vaïana* ou encore AC/DC et Avicii. Cependant, toutes ces musiques sont liées à des moments particuliers de ma vie. Par exemple, « Highway to Hell » est la chanson que j'ai le plus chantée lors des rappels à la fin de mes concerts.

---

1. « Endroit sécurisé ».

19

Mais revenons aux causes de mes douleurs. Mon cocon familial, normalement rassurant et ressourçant, s'est, mois après mois, transformé en une source de stress, de tristesse et de colère. Je suis entraînée « dans une valse à mille temps[1] » avec ma détresse émotionnelle, une danse endiablée qui me conduit tous les jours un peu plus vers l'antichambre de la vie. Je ne vis plus, je survis. En réalité, de la même manière que le cerveau réagit aux sensations de faim, de froid ou de fatigue, il réagit aux traces de traumatisme. Ces derniers sont en effet des cicatrices sur mon système nerveux, une « mémoire du corps » indélébile. Pendant toutes ces années, mes traumatismes sont donc demeurés enfouis, refoulés, réprimés, mais latents, nichés au fond de ma mémoire, attendant que je m'y confronte un jour. Ainsi, les voies neuronales associées à la peur, et donc à la douleur, ont progressivement pris le dessus sur les voies neuronales saines. Année après année, des petites douleurs sont allées et venues, contribuant à préparer un terrain propice à l'émergence de douleurs chroniques. Les neurosciences n'ont pas encore élucidé tous les mystères du comment et du pourquoi. Toutefois, il est prouvé que les « abus et traumatismes pendant

1. Jacques Brel, *La valse à mille temps*, 1959.

l'enfance » modifient les régions du cerveau responsables de notre gestion émotionnelle.

À l'origine, le terme grec *trauma* désigne une lésion ou une blessure produite par un agent extérieur comme un coup ou un choc. C'est Freud qui en a élargi le sens en le transposant dans le domaine psychique. Ainsi, le traumatisme psychique est « un événement exceptionnel, violent et menaçant pour la vie ou bien l'intégrité physique ou psychique de l'individu, tel qu'agression, accident, catastrophes ou événement de guerre, mais c'est aussi le vivre sur le mode du trauma, dans l'effroi, l'horreur et le sentiment d'impuissance et d'absence de secours[1] ». C'est précisément cette deuxième partie de la définition qui résonne en moi.

En réalité, le traumatisme familial récent a ravivé en moi tous les sentiments de colère et d'injustice que j'avais ressentis enfant. Ainsi, cela explique pourquoi je souffre de ce que les spécialistes appellent l'alexithymie, une profonde difficulté à exprimer mes sentiments et à mettre des mots sur les émotions qui m'assaillent. Moi qui suis de nature joyeuse et plutôt loquace, je me retrouve emmurée dans une profonde tristesse, dans ma souffrance et dans un silence inhabituel. Je ressens également un profond sentiment de détachement, comme si j'étais en retrait par rapport au monde extérieur, observant ma triste vie se dérouler sous mes yeux sans pouvoir y participer pleinement. Lorsque ma petite puce, qui grandit, me demande innocemment : « Tu n'as plus mal au dos, Mummy, tu pourras venir au zoo avec

1. Crocq, *16 leçons sur le traumatisme*, Odile Jacob, 2012.

nous ? », mon cœur se serre car il me semble désormais impossible de lui répondre : « *Of course, pumpkin*[1]*!* »

Je m'efforce d'éviter tout ce qui peut potentiellement raviver à nouveau ma souffrance psychologique, et par conséquent physique. J'ai développé une aversion envers certaines photos, personnes, lieux, films, musiques et même odeurs qui sont des déclencheurs d'une détresse émotionnelle si intense que mes émotions en deviennent incontrôlables et mes réactions, excessivement vives. Mes ruminations sont omniprésentes, tel un refrain obsédant :

Et quand le jour se lève et qu'il ne pleut que des larmes. Et quand la nuit arrive sur ta vie à la dérive.

C'est une porte ouverte à travers laquelle je m'engouffre tout droit vers la dépression. J'ai le sentiment que le passé me traque sans relâche. Qu'importent mes efforts et ma volonté de m'en affranchir, les souvenirs des deux traumatismes présent et passé reviennent irrémédiablement me hanter. Par exemple, il suffit que ma petite puce me réclame *Cars* ou *Raiponce* pour que je me remémore mes aînés, plus jeunes, et que je me mette inexorablement à pleurer. Ils se portent bien, ils sont heureux, mais cela me manque terriblement de ne plus les accompagner au quotidien dans leur cheminement vers l'âge adulte.

Ma relation avec Camille pâtit de mon état dépressif persistant. Je suis emmurée dans ma tristesse et je broie du noir. Je perçois chaque événement comme un présage sombre et inquiétant, ce qui nourrit mes doutes

1. « Bien sûr, ma puce ! »

et mon sentiment de culpabilité. Je n'arrive plus à me livrer, à faire confiance. Je me trouve dans l'incapacité totale de m'ouvrir à nouveau à notre relation qui était pourtant tellement fusionnelle. J'ai peur de souffrir à nouveau, de souffrir toute ma vie. Les jours avancent, et je m'éloigne tout autant de Cam que je me ferme un peu plus chaque jour.

Après un accident de la route, Stephen King, dans son ouvrage *Écriture. Mémoires d'un métier*, révèle que l'écriture est son exutoire. Ce n'est pas son vécu qui lui permet d'écrire, c'est écrire qui lui permet de vivre. Ainsi, en février 2023, lorsque je mets en place des ateliers d'ÉE, ce n'est pas pour revivre sur le papier les événements traumatisants. Contrairement à ce que l'on pourrait supposer, l'écriture ne me fait pas revivre les situations, elle les recrée. L'écriture crée un pont entre le cerveau droit « créatif » et le gauche « logique » en utilisant le langage comme passerelle vers l'imagination. Elle utilise comme ancrage naturel la capacité du cerveau à créer et à recréer des récits. Ainsi, je crée une distance émotionnelle avec les événements passés et je les réécris dans le présent, avec un regard neuf et le recul nécessaire pour rédiger un récit plus apaisé. Par l'écriture, j'acquiers la capacité à vivre pleinement et à me construire un avenir satisfaisant malgré des circonstances traumatiques.

Grâce à l'écriture expressive libre, j'accorde une totale liberté à toutes mes émotions, mes sentiments et mes pensées les plus intimes sans ressentir ni honte, ni jugement, qu'ils soient indicibles ou embarrassants, rationnels ou irrationnels. J'essaye, même si cela n'est pas toujours simple, d'être honnête et d'explorer les émotions qui me terrifient le plus. Parfois, les émotions que je ressentais à l'époque ressurgissent (colère, tristesse, culpabilité, honte...), entraînant même des manifestations physiques. Parfois, j'ai mal au dos, parfois une migraine arrive, mais en tout cas, à chaque atelier, je pleure beaucoup... Je me confronte à mon « moi honteux », à mes peurs, à mes désirs refoulés et à mes besoins non satisfaits. Je me répète que c'est pour la bonne cause. Il est essentiel que j'affronte les émotions qui représentent un danger pour mon cerveau. Après quinze minutes d'atelier, j'invite mon esprit rationnel à entrer dans la conversation. Avec bienveillance et compassion, je prends du recul et je réfléchis à ce que j'ai écrit, guidée par la partie inconsciente et irrationnelle de mon cerveau. Une fois que j'ai rationalisé mes émotions et mes sentiments, je me libère de leur emprise psychologique et physique en déchirant et en jetant à la poubelle ce que j'ai écrit. Ce geste est le symbole d'une rupture définitive.

Si vous comptez vous libérer de vos traumatismes par l'écriture, sachez que, dans mon cas, lors des premières semaines, écrire a suscité beaucoup de tristesse et de nostalgie. J'ai même subi quelques rechutes. Quelle source de stress lorsque j'en ai fait l'expérience ! J'avais l'impression de revenir à la case départ. Mais en réalité, c'est normal, et même très bon signe. Cela signifie que le processus de guérison est en marche. Lors de certaines rechutes, ce sont même mes migraines qui ont refait surface, alors que je pensais les avoir laissées derrière moi il y a plus de dix ans. Cependant, au fil des jours, les ateliers se sont fait plus légers puisque j'avais abordé les événements les plus difficiles. J'ai exploré diverses techniques d'ÉE au cours de ce travail d'introspection afin de pouvoir attaquer les traumatismes sous différents angles. Mais quelle que soit la technique utilisée, je conclus systématiquement par une note d'optimisme en évoquant mes rêves, mes espoirs et l'avenir dans lequel j'arrive à me projeter à nouveau. À présent que j'ai les clés, je suis confiante, tout cela va finir par rentrer dans l'ordre. Je remets aussi ma situation en perspective en pensant au fait que certaines personnes souffrent bien plus que moi désormais.

Lorsque j'étais monitrice de colonie de vacances, j'ai été confrontée à un événement très traumatisant pour des enfants âgés de 4 à 8 ans. À l'époque, je n'ai que 17 ans et je suis loin de m'imaginer les séquelles que ce type de traumatismes peuvent avoir sur un enfant à long terme. Ce jour-là, nous sommes partis en excursion dans la région de notre camp de base à Sophia Antipolis. C'est une journée magnifique, les enfants sont de bonne humeur, ça se chamaille un peu dans le bus, mais malgré tout, les autres moniteurs et moi sommes plutôt détendus. Quand soudain, un bruit assourdissant, un fracas de verre, des cris d'enfants, du sang... Tout va très vite... Le chauffeur négocie maladroitement un lacet dans la montagne, et le flanc du bus frotte la paroi rocheuse. Les vitres volent en éclats sous le choc. Nous appelons immédiatement les secours et prenons en charge les enfants blessés. Nous appelons le directeur pour qu'il prévienne les familles. Plus de peur que de mal heureusement : seuls quelques enfants sont conduits à l'hôpital pour des examens, notamment pour des plaies au niveau du visage et des yeux. Le directeur du centre prend la décision de nous faire continuer notre chemin avec le second bus du centre qui vient prendre le relais. Il est inutile de décevoir les enfants qui attendent avec impatience la grande excursion de la semaine. Mais le plus difficile reste encore à venir, car à ce moment-là, aucune cellule de soutien psychologique n'est mise en place. Alors, le soir venu, nous avons fait de notre mieux pour gérer la situation. L'heure du coucher s'éternise… Nous échangeons beaucoup avec les enfants sur ce qu'ils ont vécu et relativisons ce qui s'est passé. Nous leur donnons aussi des nouvelles des petits copains qui sont restés à l'hôpital. À leur échelle, cela a dû paraître extrêmement grave, car même chez les adultes, la peur avait été bien perceptible. Cependant, j'étais loin d'imaginer, à ce moment-là, l'importance de ce que nous avions mis en place afin de permettre aux enfants d'exprimer ce qu'ils avaient ressenti. Ateliers de discussions, de musique et de chant (ce qui fut ma responsabilité), arts plastiques, tout avait été organisé pour que les enfants puissent exprimer immédiatement ce qui les chagrinait… M'occupant des tout-petits, j'ai dû gérer quelques cauchemars et quelques pipis au lit, alors j'espère sincèrement avoir su trouver les mots pour les rassurer. Si l'un d'entre eux venait à lire ce témoignage et que ses parents lui ont relaté cet événement, je serais curieuse de savoir si ce souvenir l'a marqué.

20

Après avoir exprimé mes peurs par le biais de l'écriture et m'en être libérée, j'entame maintenant ma deuxième étape quotidienne, celle de la reprogrammation du cerveau, afin de briser le cercle vicieux dans lequel la peur et la douleur s'alimentent mutuellement. Au cours de mes recherches, j'ai fait une découverte des plus intéressantes : la thérapie de retraitement de la douleur, également connue sous le nom de Pain Reprocessing Therapy (PRT), préconisée par le docteur Schubiner et le psychothérapeute Alan Gordon. Je décide donc de me former à cette thérapie afin d'ajouter ce fantastique instrument à ma caisse à outils antidouleur.

La PRT confirme que la douleur n'est pas toujours un indicateur fiable de lésion tissulaire. Si j'avais su ! J'ai l'impression d'avoir cherché désespérément des réponses pendant des mois, alors qu'elles étaient là, sous mes yeux. Comprendre ces mécanismes permet d'accepter que la douleur ne soit pas dangereuse et d'accueillir nos sensations avec apaisement. La PRT brise le cercle vicieux où peur et douleur s'alimentent mutuellement. Elle réduit le niveau de danger perçu par le cerveau, créant ainsi un sentiment de sécurité. Plus tard dans la thérapie, en réintroduisant progressivement tous les mouvements qui provoquent des douleurs, on crée des expériences correctives positives. On prouve ainsi à notre cerveau qu'aucun mouvement n'est dangereux ou à proscrire. Le corps va bien, c'est l'esprit qui souffre ! Ainsi, petit à petit, je reprogramme mon cerveau pour qu'il « désapprenne la peur » et emprunte à nouveau les voies neuronales zéro douleur. La douleur n'est rien d'autre que le fruit d'une mauvaise connexion *mind-body*. Lorsque mon cerveau comprend que j'ai pris conscience de ce qui se passait en moi et que j'ai la volonté d'agir, il « éteint » progressivement la douleur. Un essai clinique portant sur 151 patients souffrant de lombalgie chronique depuis dix ans en moyenne a été mené aux États-Unis. Les résultats de cette étude sont très encourageants : suite à la thérapie PRT, 75 % des participants ont déclaré ne plus ressentir de douleur ou une diminution significative de celle-ci[1]. Ainsi, j'ai hâte d'ajouter cette corde à mon arc et de commencer les cours à distance au Centre de psychologie de la douleur de Los Angeles. Le début de la formation est prévu pour le 20 février et durera cinq semaines. J'attends avec impatience de découvrir ce qu'ils appellent l'art du Somatic Tracking (ST), élément clé de la PRT, car je n'ai lu que des éloges au sujet de cette technique.

Pendant la formation, j'ai accepté de jouer le rôle du cobaye ou, plus exactement, du patient lors d'une séance en visioconférence dans le cadre des cours sur le Somatic Tracking (ST). Le ST est une pratique qui associe la pleine conscience, la réévaluation des dangers perçus et l'induction d'émotions positives. L'idée est de prendre conscience des sensations physiques dans son corps à un instant T. Je dois avouer que c'est assez perturbant,

1. Ashar et al., « Effect of pain reprocessing therapy vs. placebo and usual care for patients with chronic back pain: a randomized clinical trial », *JAMA Psychiatry*, 2022.

puisque j'ai les yeux fermés, de savoir que plus de cent personnes du monde entier ont les yeux braqués sur moi (et que la séance était enregistrée pour une rediffusion), scrutant ainsi chacun de mes faits et gestes.

John, mon formateur, me propose tout d'abord d'observer mes sensations sans les juger, en toute sécurité, et sans peur, afin de créer un pont entre les sensations agréables et désagréables. En les explorant de la même manière, avec curiosité et légèreté, je ressens une sensation étrange. J'ai l'impression que mon cerveau a de moins en moins peur de se confronter aux sensations désagréables, comme s'il s'habituait progressivement à les ressentir.

Ensuite, John me suggère d'accueillir mes sensations et de les évaluer pour déterminer si elles sont agréables ou non. Avec humour et légèreté, il me rappelle que ces sensations ne sont que des sensations. Cette tension dans le bas de mon dos n'est qu'une tension lombaire, le fruit d'une chaîne musculaire verrouillée.

— Lili, vous êtes-vous déjà endormie sur votre bras ? Qu'avez-vous ressenti au réveil ?

— Mon bras était engourdi et j'avais une sensation de picotements, comme si des milliers de petites aiguilles me picotaient le bras.

— Vous voyez Lili, ce picotement désagréable dans votre dos est une sensation comparable. Ce n'est pas dangereux, vous pouvez l'accepter pour ce qu'il est, une sensation.

À ce moment-là, il me demande de m'en détacher et de remplacer les sensations désagréables par des sensations neutres. Dans le même temps, il m'encourage à raconter tout ce qui m'est arrivé. C'est alors que j'ai ressenti tour à tour de la colère, de la honte, de la culpabilité, de la peur et de la détresse, jusqu'à fondre en larmes, à court de mots.

— Lili, vous devez vous aimer. Vous êtes une personne bienveillante, alors cultivez cette bienveillance envers vous-même. Vous aussi avez le droit à l'erreur !

Tout comme j'accepte mes sensations, je dois accepter mes émotions, mon histoire traumatique et mes relations conflictuelles. Enfin, il me demande à l'avenir d'observer mes comportements et pensées automatiques sans les juger afin de relâcher la pression que je m'impose et de réduire le niveau global de peur dans ma tête et dans mon corps, neutralisant ainsi les douleurs chroniques à la racine.

C'est très déroutant mais, graduellement, je sens réellement mes tensions dans le dos diminuer en intensité jusqu'à quasiment disparaître. D'ailleurs, curieusement, je ne prête même plus attention aux autres étudiants qui m'observent. Je suis seule avec mes sensations et mes émotions. Je suis complètement épuisée, vidée, comme si je venais de franchir la ligne d'arrivée d'un huit cents mètres. (Pourquoi huit cents mètres ? Le seul que j'aie couru en compétition s'est terminé par un malaise sur la ligne d'arrivée !) Bien que les douleurs soient réapparues par la suite, et c'est normal car reprogrammer son cerveau prend du temps, j'ai touché à nouveau du doigt ce qu'est la vie sans douleur. En modifiant ma perception, j'ai le pouvoir de changer également mon ressenti douloureux.

Lorsque j'ai découvert l'impact que cette thérapie avait sur mon ressenti douloureux, il n'a pas été facile de me limiter, comme recommandé, à une ou deux séances par jour. Toutefois, j'ai tiré des leçons de mes erreurs : point trop n'en faut ! Le plus grand défi sur le plan psychologique est de ne pas être déçue lorsque la douleur refait surface. J'essaye de me concentrer sur les aspects positifs, car le ST fonctionne. Si je peux agir sur la douleur à court terme, alors, à long terme, je peux la vaincre !

Grâce aux différentes formations, ça y est, j'ai à nouveau une vie sociale, même s'il est vrai que, pour l'instant, elle est encore en grande partie virtuelle. Mais en tout cas, mes journées foisonnent à nouveau d'expériences que j'attends avec impatience de partager avec Cam, comme nous le faisions autrefois, échangeant nos anecdotes de la journée blottis dans notre canapé une fois la puce endormie. Cam a une appétence pour les pratiques artistiques auxquelles il aime se former, notamment pour toujours améliorer ses cours de danse pour ses lycéens. Ainsi, le rôle et la signification des émotions et l'impact qu'elles peuvent avoir intéressent ma moitié tout autant que moi. Partager, exposer, critiquer de façon constructive certains contenus nous stimule tous les deux. Il a même d'ailleurs déjà entendu parler de reprogrammation du cerveau par le préparateur mental avec lequel il travaille en collaboration pour les championnats d'Europe de son équipe de hockey en salle. Nous renouons avec de précieux instants de complicité, de rire et d'intimité. Je ne suis plus uniquement un fardeau, je commence à nouveau à me sentir femme et à envisager la vie comme telle.

Aujourd'hui, pour conclure ma journée, après m'être exprimée dans un atelier d'écriture et avoir reprogrammé mon cerveau grâce à la PRT, je m'apprête désormais à calmer mon système nerveux. Toutefois, plutôt que me lancer dans une longue méditation pour laquelle je ne me sens pas encore prête, je privilégie l'adoption d'habitudes saines à long terme. Ainsi, aujourd'hui ce sera un voyage au pays de la pleine conscience.

Un hamster qui court dans sa roue, ça vous parle ? L'esprit humain est difficile à apprivoiser : il se souvient ou se projette, regrette ou planifie, rumine ou anticipe. Ainsi, la méditation, cet art de vivre holistique, se révèle être un outil extrêmement efficace pour la gestion et la régulation des émotions, ce qui exerce une influence notable sur la neuroplasticité du cerveau. C'est grâce à cette pratique que le Bouddha aurait atteint le *samādhi*, autrement dit « l'état d'illumination ». De même, aux IIIe et IVe siècles, les Pères du désert la conseillaient également à leurs disciples en les incitant à « s'asseoir, se taire et apaiser leurs pensées ». C'est pourquoi cette pratique ancestrale possède tous les atouts nécessaires pour nous aider à contrer le tumulte de la vie moderne, et tacler stress, anxiété, burn-out et douleurs chroniques. Voilà pourquoi elle est en vogue, non seulement dans les magazines féminins, mais aussi dans les revues scientifiques et sportives.

Me considérant davantage comme un ninja du quotidien plutôt qu'un maître zen, j'avoue avoir longtemps pensé que méditer était une perte de temps. Pourtant, en réalité, la méditation fait partie intégrante de l'entraînement ninja. Les deux premiers volumes du *Bansenshukai* (manuel d'entraînement ninja écrit au 17e siècle par Fujibayashi Yasutake, un ninja de l'école Togakure-ryu) préconisent de cultiver un « esprit correct », clair et stable, afin de prendre des décisions adaptées face à l'ennemi. Ainsi, je m'aperçois que j'ai longtemps négligé cette partie de mon entraînement !

Méditer est une gymnastique de l'esprit. Je ne m'assieds pas en position du Lotus en respirant de manière étrange et en attendant une illumination divine. Certes, c'est une technique de relaxation et de détente, mais c'est avant tout un entraînement de l'esprit qui développe la concentration et l'ancrage dans l'ici et maintenant. Méditer ne consiste pas simplement à regarder les mouches voler, c'est une posture active que j'ai dû apprendre. Étymologiquement, le mot sanskrit *dhyāna*, qui se traduit par « méditer », signifie « maintenir de façon prolongée une attention exclusive sur un seul objet ». Parvenir à contrôler le flot de mes pensées tout en laissant de côté la lessive à étendre ou l'appel à passer à mon collègue, n'est pas du tout inné pour moi. Pourtant, l'intérêt sur le plan neuronal réside dans la prise de conscience du vagabondage de mon esprit et dans sa canalisation vers un retour à la concentration. Je ne cherche pas à contrôler mes pensées, mes émotions ou sensations. Au contraire, méditer consiste à les accepter pour faire naître un état de bien-être et de tranquillité. Ainsi, méditer régulièrement offre un sas de décompression et une voie toute tracée vers le fameux « lâcher-prise ». Cependant, contrairement aux idées reçues, « lâcher prise n'a rien à voir avec négliger ou laisser-aller. Au contraire, c'est apprendre à assouplir sa rigidité mentale personnelle afin de mieux vivre chaque journée et de favoriser une meilleure santé[1] ». Pour lâcher prise, nous devons être acteurs afin « d'éviter la réaction

1. Lamarre, *Le temps de lâcher prise*, Ambre, 2010.

conditionnée pour être libre d'agir avec sagesse, conformément à nos aspirations profondes[1] ». Mes émotions ne sont pas mes ennemies, elles ne sont que des nuages, qui vont et viennent, au-dessus de ma tête.

Méditer est une philosophie de vie. C'est à la fois un exercice mental empreint de bienveillance favorisant la reconnexion à soi et au monde, mais aussi un outil épatant de développement personnel. Dans les langues classiques du bouddhisme, le mot « méditation » est d'ailleurs parfois traduit par *bhāvanā* ou « développement mental ».

En outre, la méditation a des impacts biologiques. Elle diminue les marqueurs biologiques de l'inflammation et aide l'organisme à se rétablir après un traumatisme. Cela stimule les fonctions cérébrales (attention, concentration, mémoire), diminue la pression artérielle et améliore le système respiratoire. Après cinq ans de pratique régulière, on réduit de 48 % son risque de crise cardiaque, d'AVC et de décès. Comble des bienfaits, dix à vingt minutes de méditation quotidienne ralentissent le vieillissement de nos cellules. En effet, la méditation ralentit notre horloge épigénétique puisqu'elle protège les télomères, qui sont les extrémités de nos chromosomes, lesquelles sont érodées par la division cellulaire[2].

Courir toujours plus loin
vers un bonheur bien incertain.
Attendre toujours en vain le lendemain
que viennent des jours meilleurs.

1. Sarro, Lâcher-prise, www.meditationsguidees.com.

2. Rosenkranz et al., « A comparison of mindfulness-based stress reduction and an active control in modulation of neurogenic inflammation », *Brain Behav. Immun.*, 2013. Chaix et al., « Epigenetic clock analysis in long-term meditators », *Psychoneuroendocrinology*, Elsevier, 2017.

Ne plus se contenter de ce petit havre de paix,
l'utopie de tous ceux qui n'ont plus rien
et qui rêvent d'ailleurs.

En 1979, Jon Kabat-Zinn, éminent professeur et docteur en biologie moléculaire, passionné de méditation et de yoga, a constaté les effets bénéfiques de la pleine conscience, et notamment une réduction drastique du stress, de l'anxiété et des souffrances psychiques et physiques chez ses patients. Ainsi, la pratique de la pleine conscience dès l'enfance a des effets protecteurs contre le stress et les maladies chroniques à long terme. Les enfants qui méditent ont une meilleure régulation émotionnelle et comportementale, ainsi que de meilleurs résultats scolaires, compétences sociales et des taux plus bas de dépression et d'anxiété que 65 % de ceux qui ne méditent pas[1]. Ma petite Emily, âgée de 3 ans, est en plein apprentissage de la maîtrise de soi et éprouve de la difficulté à gérer ses émotions, ce qui est tout à fait normal à son âge. Lorsqu'elle est submergée par une crise, je la prends dans mes bras, je place sa main sur mon cœur pour qu'elle puisse en ressentir les battements et je l'encourage à prendre de grandes respirations, ce qui l'aide beaucoup à se calmer et à sortir de sa crise.

D'autre part, adieu la « négative attitude » ! Si, au cours de ma journée, je reçois à la fois un compliment et un reproche, lequel vais-je retenir ? Cela reflète un héritage, profondément ancré en nous, issu d'une époque où notre préoccupation majeure était la survie en milieu hostile. Toutefois, la méditation peut aider à reprogrammer jour

1. Klingbeil et al., « Mindfulness-based interventions with youth: A comprehensive meta-analysis of group-design studies », *Journal of School Psychology*, 2017.

après jour mon cerveau avec le logiciel « gratitude et compassion ». Ainsi, seul le verbe diffère entre ces deux phrases : « je dois faire » et « j'ai envie de faire », et pourtant, cette distinction est une des principales causes de toutes nos petites douleurs du quotidien. Désormais, je vous invite à appréhender les tâches quotidiennes, même les plus ingrates, avec enthousiasme, motivation et joie, et à vous investir pleinement dans ce que vous vivez. Vous constaterez vous-même l'impact phénoménal que cela peut avoir à la fin de la journée sur vos émotions. Lors d'un de mes cours à distance de méditation, Rajeev, l'un de mes professeurs en Inde, posa cette question à la classe : « Prenez-vous le temps de savourer une tasse de café, un mug de thé ou un verre d'eau, à un moment de votre journée ? » Spontanément, nous avons tous répondu avec assurance dans la discussion instantanée : « Bien sûr. » Toutefois, lorsque Rajeev a souligné que le café « avalé vite fait » entre deux activités ne comptait pas, la fenêtre de discussion s'est soudainement figée. Je m'imaginais alors, une couche dans une main, un portable dans l'autre et mon thé dans la troisième ☺, telle une incarnation contemporaine de la déesse Durga, célèbre pour ses dix bras symbolisant sa puissance infinie. Pourtant, dans ce portrait d'une Durga des temps modernes, il manque l'intention consciente dans chacun de mes gestes ! J'ai pris conscience que je ne savoure pas réellement mon thé, je me contente de le boire rapidement, mon esprit déjà préoccupé par autre chose. Dans le tourbillon de mon « ancienne » vie, je virevoltais d'une activité à l'autre. Au saut du lit, j'étais déjà en mode multitâche, mon cerveau anticipant déjà ma *to-do list* de la journée : ne pas oublier d'aller récupérer les courses au drive sur le retour, déposer le planning des vacances à la crèche, préparer mon sac de sport pour le soir avant de partir...

Aujourd'hui, c'est un pâle rayon de soleil qui passe timidement entre les lames du volet, et je me lève avec la ferme intention d'expérimenter ce que j'ai appris lors de mon cours de méditation sur la pleine conscience. Ainsi, je vous convie dès demain matin à vous joindre à ce moment bien-être, ce moment BE. Dès le réveil, je prends une profonde inspiration, et j'observe attentivement mes pensées. Un flot ininterrompu d'idées sombres vient déjà parasiter ce précieux moment, et des tensions s'installent insidieusement dans mon corps. Alors, je me lève en douceur pour laisser à chacun de mes muscles le temps de s'étirer, puis je note toutes les choses qui me polluent dans le carnet sur ma table de nuit, et je marque un temps d'**ARRÊT**, mettant mes cinq sens en suspens.

Je m'**A**rrête. Je ferme les yeux afin de me concentrer et je m'accorde un précieux temps de pause. Je me nourris de positif et je savoure l'instant présent. Pour calmer le flot incessant des pensées qui m'envahissent, je me concentre sur les battements de mon cœur et sur les sons qui m'entourent tout en me laissant bercer par le rythme de ma respiration. J'accueille les pensées qui arrivent sans les juger et je les laisse s'éloigner. Je ramène ensuite toujours mon attention sur ma respiration et mes sensations.

Je **R**espire. J'inspire et j'expire lentement, en portant maintenant mon attention sur ma respiration. Je pose une main sur ma poitrine et l'autre sur mon ventre. Je sens leurs mouvements, ils se gonflent et se dégonflent au rythme de mon souffle. Je profite de ces sensations agréables pendant une dizaine de respirations. J'en profite également pour remarquer les odeurs et les parfums qui m'entourent tel que l'odeur du café chaud et du pain grillé qui émanent de la cuisine.

Je **R**egarde. Je rouvre les yeux et j'observe avec curiosité mon environnement. Je le découvre comme si c'était la première fois. Je m'arrête sur tous les petits détails, puis je choisis un objet et je décris à haute voix sa forme, ses couleurs, sa taille et sa texture. Je lui donne vie par mes mots.

J'**É**coute. Sans jugement, j'accueille tous les bruits et les sons qui m'entourent. D'où viennent-ils ? Mon attention se porte d'abord sur les bruits apaisants provenant de la chambre de ma puce où elle s'habille avec son Daddy, puis j'entends les notes enjouées de la chanson « Flowers » de Miley Cyrus à la radio. Enfin, je reviens à ma respiration et j'essaye de percevoir le silence entre ces différents bruits.

Enfin, je **T**ouche. J'explore les différentes textures qui entrent en contact avec ma peau… Quelles sensations émergent du contact entre ma peau et ces objets ? Je sens la douceur de mon pyjama, le froid du parquet. J'effleure et je masse mon visage avec mes mains. Je renoue avec mon corps et je m'enracine dans ces sensations.

L'esprit s'égare et c'est tout à fait normal, c'est humain ! Cela demande de la concentration de rester ancrée dans le moment présent sur de longues périodes. Certains jours, c'est facile et d'autres, plus difficiles. Cependant, plus je pratique, plus je stabilise facilement cette agitation mentale. « On lâche toute forme d'action ou de distraction pour simplement se rendre présent, à soi et au monde. On lâche toute forme de dispersion pour se recentrer sur la conscience de son souffle, de son corps, du flot de ses pensées et des sons environnants[1]. » Cependant, je reconnais aussi qu'il est difficile pour moi de ne rien faire. Souvent, lorsque je prétends ne rien faire, je me surprends à être en train de dérouler mon fil d'actualités Instagram ou Facebook. C'est pourquoi, même si ce n'est pas un réflexe, je choisis de faire réellement le vide, sans penser aux dossiers en retard ou aux courses à faire, déconnectée du tourbillon virtuel. Enfin, lorsque mon téléphone sonne, j'ai pris l'habitude de prendre une grande inspiration avant de le regarder pour ne plus être dans l'urgence de la notification. C'est dingue le temps passé (ou perdu ?) sur toutes ces applications chronophages.

Aujourd'hui, chaque moment sera propice à marquer cet ARRÊT de quelques minutes... Plutôt que de prendre ma douche, comme je le fais d'habitude, l'esprit complètement ailleurs, je vais pleinement profiter de cette expérience sensorielle. Je ne m'octroie pas une douche plus longue, je n'ai pas le temps, pucinette m'attend pour le petit déjeuner, mais une douche plus ressourçante. Ainsi, j'observe le ruissellement de l'eau chaude et apaisante sur ma peau. Puis, je me laisse enivrer par le parfum de la vanille et du monoï. En massant les zones douloureuses de mon corps, je recrée du lien avec mon corps physique, et notamment avec mon pied dont je fuis le contact depuis qu'il est partiellement paralysé. Je vais aimer à nouveau ce corps, même s'il me fait souffrir, et même s'il n'est pas le corps idéal dont je rêverais.

1. André, « Méditation, médecine et neurosciences », *Études*, déc. 2018.

Lorsque mon esprit s'échappe, perturbé par des distractions extérieures, comme les vibrations de mon téléphone portable, ou intérieures, comme des pensées négatives, je le ramène au bruit de l'eau qui coule.

Ainsi, même lorsque la routine matinale reprendra son cours effréné entre ma reprise du travail et les premiers pas à l'école de ma puce, je m'accorderai chaque jour quelques précieuses minutes pour savourer une « tasse de vie ». Installée confortablement, les pieds bien ancrés dans le sol, je prends ma tasse de thé entre mes deux mains. Ensuite, à haute voix, je décris sa couleur, son odeur et sa température, observant ses nuances riches et apaisantes. Puis, j'en prends une gorgée, je ferme les yeux et je décris à voix haute le goût, profitant des arômes qui me chatouillent les narines. Puis, j'ouvre les yeux et, toujours à haute voix, je décris mes émotions et mes ressentis en donnant vie à des détails souvent ignorés.

Ce matin, je prends aussi le temps de dire bonjour à ma famille, un large sourire leur permettant de bien commencer leur journée. Ont-ils bien dormi ? Ont-ils des échéances importantes aujourd'hui ? Avec ma puce, tous les matins, j'ai instauré un *morning cuddle*[1]. D'ailleurs, maintenant, au réveil, c'est elle qui le réclame ! Enfin, je prends le temps de leur souhaiter une bonne journée en quittant la maison. Posez-vous la question suivante : si vous deviez quitter définitivement cette maison aujourd'hui, partiriez-vous de la même façon ? Cette question peut sembler anxiogène, toutefois, elle en dit long sur notre routine du matin.

1. « Câlin du matin ».

Cette dernière tasse de thé au moment de partir est-elle une bonne idée ? Définitivement non ! Par conséquent, je nous ai offert deux mugs isothermes, l'un pour moi, l'autre pour mon chéri. Un bon thé chaud à 10 heures, ce sera parfait. Ce dilemme est donc réglé.

Il existe autant de façon de méditer que de « méditants ». J'ai également découvert que c'est toujours le bon moment pour s'adonner à la méditation de pleine conscience. C'est « notre » rendez-vous prioritaire de la journée. Il est possible de le vivre partout et tout le temps : que ce soit en se brossant les dents, au bureau, dans les transports en commun, en voiture et même dans les embouteillages. Par exemple, au feu rouge, pour éliminer les gestes d'agacement et d'impatience, je me concentre sur ma respiration et je m'ancre dans le présent pour observer chaque détail de mon environnement. « Ce petit restaurant a toujours été là ? » Je me suis aperçue que j'étais très souvent en pilote automatique. Désormais, j'écoute les chansons à la radio en conscience, en essayant par exemple de distinguer les différents instruments et sans penser à autre chose. Lorsque les premières notes des sept minutes de « Stairway to Heaven » démarrent, c'est un beau défi de pleine conscience que je relève avec enthousiasme ! Parfois, j'éteins même la musique pour entendre les bruits de la nature derrière ceux de la ville.

Lorsque j'ai commencé à pratiquer la méditation, j'ai débuté par de brèves séances quotidiennes de pleine conscience, puis, progressivement, j'ai augmenté la durée de ma pratique. Pieds nus afin de ressentir la connexion entre mes pieds et le sol, je m'assieds, immobile, sur une chaise ou sur mon tapis de yoga. Je garde le dos bien droit, je relâche mes épaules et mes bras, et j'ancre mes pieds solidement dans le sol. Les yeux fixés sur un point ou mi-clos, je porte volontairement mon attention, sans jugement, sur le moment présent et sur ce que je ressens.

C'est un temps actif de pause pour développer sa résilience. Il me permet d'accepter de vivre avec la douleur et de l'accepter pour ce qu'elle est : mes douleurs lombaires ne sont qu'une simple erreur de mon cerveau et mes douleurs au pied sont des douleurs neuropathiques avec lesquelles je dois apprendre à cohabiter. En cessant de combattre et de fuir à tout prix ma douleur, j'ai fait un pas décisif vers une harmonie intérieure favorable à ma guérison. J'ai appris à reconnaître les signes avant-coureurs de la douleur et à les anticiper. Ainsi, je peux piocher dans ma caisse à outils zéro douleur et je ne me sens plus prise au piège et impuissante. Je ne suis plus à la merci de la douleur. Mon cerveau « méditant » traite désormais les émotions douloureuses sans s'affoler, ce qui limite l'embrasement cérébral. En faisant le deuil de ma vie d'avant, j'accepte que la vie continue, autrement, et en mieux !

21

Jusqu'à présent, je vous ai beaucoup détaillé les éléments de la méthode visant à combattre les dangers psychologiques. Désormais, je vais vous expliquer aussi comment, en parallèle, je me suis attaquée aux dangers physiques perçus par mon cerveau, et notamment à la kinésiophobie que j'ai développée. Je tiens à préciser qu'elle ne fait absolument pas référence à une peur du kinésithérapeute ☺, elle désigne une peur excessive et irrationnelle de se blesser à nouveau en bougeant ou en effectuant certains mouvements. Ainsi, pour surmonter cette peur du mouvement et démontrer à mon cerveau que les sensations qu'il interprète comme dangereuses ne le sont pas, je vais devoir modifier les connexions que ce dernier a créées. Le cerveau fonctionne par association – on se souvient plus facilement des paroles d'une chanson lorsque l'on en fredonne sa mélodie. Il suffit de regarder *N'oubliez pas les paroles* sur France 2 pour en être convaincu.

Malheureusement, le corps médical m'a inexorablement répété que je m'étais probablement fait mal au dos en portant ma fille : « Le problème c'est votre sangle abdominale. Vous faites du gainage ? » « Vous ne pliez probablement pas assez les genoux quand vous la soulevez. » « Rendez-vous compte, Madame, elle est trop lourde pour vous maintenant. »

Ces paroles se sont profondément ancrées dans ma mémoire. Telle une rengaine entêtante, cette peur du mouvement « dangereux » m'habite sans relâche et donne naissance à des comportements d'évitement qui se multiplient, non pas tant en réaction directe à la douleur, mais plutôt par anticipation de celle-ci. La simple idée de soulever ma fille engendre désormais chez moi des tensions dans le bas du dos. C'est incroyable, mais vrai ! En réalité, lorsque le cerveau est submergé par le cortisol, il enregistre tous les stimuli dans la mémoire implicite. Comme ces derniers ne sont pas datés, le cerveau les considère donc comme des dangers actuels plutôt que comme des menaces passées. Par conséquent, la réponse « combat ou fuite » se déclenche à nouveau dès que le cerveau perçoit ces déclencheurs. Ainsi, ces conduites de type « peur-évitement » étouffent mes élans vers des activités enrichissantes, gratifiantes, valorisées et valorisantes tels que les loisirs et les interactions sociales.

Lorsque l'objectif est de se confronter à ses peurs, et donc à ses douleurs, chacun a son propre style, progressif ou plus brutal. Pour ma part, j'ai opté pour la manière douce. J'ai progressivement réhabitué mon corps à tous les mouvements, tissant ainsi, jour après jour, de nouvelles associations positives. Bien que la douleur persiste, je m'apprête donc à reprendre mes activités sportives. En effet, même si les croyances ont la peau dure, il y a en réalité très peu de pathologies qui excluent complètement toute forme d'exercice physique : le mouvement est bénéfique et salutaire pour le corps et pour l'esprit. Même l'idée communément répandue selon laquelle courir serait mauvais pour le dos, vient d'être sérieusement remise en question par une étude australienne.

Toutefois, évoquer la reprise de la marche me plonge brutalement dans les souvenirs de mon ancienne vie, où j'enchaînais les « *teams*[1] » et les partenariats sportifs, Garmin pour le triathlon de Paris, Compex pour le marathon de Paris, Volkswagen pour le semi-marathon de Lille, Saint-Yorre pour les 10 kilomètres de Paris… Je recherchais constamment cette montée d'adrénaline, cette exaltation que l'on ressent sur la ligne de départ et qui nourrissait en moi l'ardent désir de me transcender avec passion et détermination au sein d'une équipe. Aussi loin que je me souvienne, « sport » a toujours été pour moi synonyme de « performance ». La course à pied a toujours été une façon de me sentir vivante, voire parfois utile. J'aime me mettre au service de nobles causes, et un de mes souvenirs les plus mémorables est celui de l'ascension des 1 776 marches de la CN Tower de Toronto pour le WWF. Une autre anecdote me revient aussi en mémoire, datant de l'époque déjà évoquée où j'occupais le poste de directrice commerciale d'une start-up implantée à Bidart près de Biarritz, et où je me rendais fréquemment dans la capitale pour rencontrer nos clients. Un jour, je me suis retrouvé à courir l'Ekiden de Paris, organisé par notre client, avec de parfaits inconnus, et un short et des baskets empruntés… Je n'avais pas pu résister et j'avais volé au secours d'une équipe qui venait de perdre une de ses relayeuses, victime d'une entorse à l'entraînement…

Ainsi, à tort, je n'ai jamais considéré la marche comme un sport. Pour moi, elle n'était qu'un moyen de se déplacer d'un point A à un point B, ou une activité dominicale

1. « Équipes ».

de détente en famille. Et pourtant, aujourd'hui, je suis ravie, car la marche sera bientôt mon sport et mon défi. En effet, dès que tous les voyants seront au vert, je pourrai enfin envisager sereinement la reprise de la marche. Toutefois, comme souvent, le destin s'en mêle et une échéance inattendue se présente : la crèche de ma puce est exceptionnellement relocalisée dans un autre bâtiment. Malheureusement, les grands-parents ne sont pas disponibles ce jour-là, et cela représente un gros détour pour Daddy qui doit impérativement être à 8 heures devant ses élèves. J'ai donc un mois pour être prête à parcourir à pied le kilomètre et demi qui me sépare de la crèche ; ce qui représente environ vingt minutes aller et vingt minutes retour selon mon GPS. Étant donné que je boite énormément, j'envisage plutôt un trajet d'une heure aller-retour à pied. Je contacte donc ma mutuelle pour solliciter une assistance « transport », mais ils n'ont personne de disponible ce jour-là. Donc je n'ai pas le choix : je vais devoir marcher, car malgré mes efforts importants pour remobiliser mon pied gauche, la paralysie persiste et m'empêche toujours d'appuyer sur l'embrayage, rendant la conduite impossible.

J'intègre donc à ma routine une marche quotidienne, tout en me fixant comme objectif d'aller chaque jour un peu plus loin. Au départ, en bonne sportive qui se respecte, j'établis un plan d'entraînement avec des objectifs précis : « Si je reste sur ce rythme, je pourrai remarcher une heure d'ici quelques semaines… » Toutefois, certains jours, je suis en forme et d'autres, pas du tout. Cette course à l'objectif ne m'amène donc que frustration et, bien évidemment, douleur. À ce moment-là, la clé pour que les sorties deviennent plaisantes est venue de ce qu'Alan Gordon appelle l'*outcome independence*[1]. Soyons satisfaits de nos actes et de nos initiatives, et cela quel qu'en soit le résultat final. Un exemple parfait de cette notion est illustré dans le film *Le Cercle des poètes disparus* avec l'excellent Robin Williams. L'un des étudiants est attiré par une fille du collège voisin mais il est terrifié à l'idée de devoir lui déclarer sa flamme. Prenant son courage à deux mains, il se décide à passer à l'action. On le revoit ensuite quelques scènes plus tard avec un œil au beurre noir, mais le sourire aux lèvres. Même s'il a essuyé un refus, cela n'a pas d'importance : il est satisfait de ce qu'il a fait, non pas pour le résultat obtenu, mais au contraire, en dépit de celui-ci. Dans mon cas, peu m'importe si j'ai marché plus ou moins longtemps que la veille. L'objectif physique est devenu secondaire, car il s'inscrit désormais dans une perspective à long terme, et non plus à court terme. En revanche, l'objectif psychologique, lui, est primordial. Je me sens heureuse en rentrant chez moi, car j'ai discuté avec un voisin, profité d'une bonne dose de vitamine D ou écouté un podcast très intéressant. Ne vous méprenez pas, je n'affirme absolument pas qu'il faille renoncer à se fixer des objectifs. Bien au contraire, ils sont essentiels pour avancer et se transcender ! Je dis simplement que c'est lorsque l'on réussit à se détacher du résultat final et à se réjouir des petites avancées que douleur, stress et pression perdent progressivement leur emprise sur nous. Ainsi, à stade, même si je n'ai pas encore triomphé de la douleur, ses jours sont définitivement comptés.

1. « Indifférence quant aux résultats » en français. Alan Gordon, *The Way out*, Penguin Audio, 2021.

L'*empowerment*, c'est-à-dire « la prise de pouvoir ou de contrôle, l'émancipation » est un mot utilisé par les coachs anglo-saxons et qui résonne fortement en moi. Pour surmonter la peur et l'empêcher de ressurgir, il est nécessaire de ressentir ce sentiment d'*empowerment*. On reprend le contrôle de sa vie, on reprend confiance en ses capacités et on se sent capable de vaincre n'importe quel obstacle. La peur est le revers de la médaille de la douleur, et l'*empowerment* en est son côté face. L'*empowerment* apporte de la joie au lieu de la frustration, un sentiment de libération plutôt que d'emprisonnement. Quand on décide que la douleur ne dictera plus ni notre humeur, ni notre conduite, ni nos projets, le changement se produit très rapidement. Reprendre le contrôle et se détacher du résultat final permet d'atteindre mes objectifs plus rapidement en limitant l'impact des déceptions, des échecs et de la baisse de motivation sur la route de la réussite… Les rechutes ont donc beaucoup moins de prise sur moi.

Les sportifs savent pertinemment que leur adversaire est aussi leur meilleur partenaire, car c'est celui qui nous fait progresser le plus rapidement. Alors, bien que cela puisse paraître contre-intuitif au premier abord, j'ai choisi de défier la douleur plutôt que de la fuir et je l'attends désormais de pied ferme. En effet, je ne la considère plus comme mon ennemi, mais comme mon adversaire. Et que le plus fort psychologiquement gagne (ce sera donc moi ☺) ! Dès lors, j'ai réellement commencé à faire des progrès fulgurants. Plus je faisais face à la douleur avec confiance et détachement, moins j'avais mal. Ma peur à son égard s'amenuisait, et je l'attendais désormais avec l'envie d'en découdre afin de reprendre les rênes de ma vie !

Lorsque nous accomplissons avec succès certaines tâches, nous cultivons ce que le psychologue Albert Bandura qualifie de sentiment d'efficacité personnelle. Ainsi, plus je remporte mes confrontations contre la douleur, plus je crois en mes capacités à la vaincre définitivement. À long terme, toutes ces petites victoires viennent alimenter le moulin de ma confiance en moi. De plus, physiologiquement parlant, célébrer ces victoires relâche de la dopamine dans mon cerveau et m'aide à développer les voies neuronales liées à l'*empowerment*. Affronter mes peurs, ou la paperasse qui s'accumule sur mon bureau depuis deux semaines, ça se fête. Car ce que je célèbre, ce n'est pas tant cette réussite que la pierre apportée à l'édifice de ma confiance en moi.

Malgré ma détermination, je suis très anxieuse le jour où je pars pour ma première sortie plus longue et plus intense, dans le bois de la citadelle de Lille, qui se trouve par bonheur au bout de ma rue. J'ai fait des efforts considérables pour renforcer les muscles de mon dos, de mes jambes et de l'ensemble du corps, car il est évident que j'ai perdu en force et en condition physique durant ces mois de souffrances et ces périodes d'alitement. Malheureusement, les premières sensations ne sont guère encourageantes et cette sortie ne me procure pas le bonheur tant espéré. J'ai mal partout et je ressens une sensation de lourdeur et de pesanteur, alors que j'ai perdu 10 kilos suite au Covid-19 et au sevrage médicamenteux. Mon pied me brûle et une douleur lancinante et diffuse accompagne chacun de mes pas, me rappelant sans cesse les nouvelles limites de mon corps meurtri. Il me faut revoir à la baisse mes ambitions pour aujourd'hui. La douleur est si généralisée (courbatures, raideur des tendons, engourdissement…) que je préfère faire demi-tour, très déçue certes, mais pas découragée !

Certains jours, je me sens mieux. La douleur est moins intense et, en s'estompant, elle m'offre un peu de répit, de soulagement et, par conséquent, de plaisir. Malheureusement, cette douleur revient toujours, impitoyable et j'ai la cruelle impression que les progrès ne sont jamais réellement acquis. Certains jours, marcher devient même un défi insurmontable et je dois à nouveau rebrousser chemin à quelques mètres de la maison, terrassée par une douleur lancinante dans le bas du dos, dans toute la jambe et dans le pied. Après quelques jours, mon pied gauche présente des signes préoccupants : il devient rouge, puis bleu, et alterne entre froid glacial et chaleur brûlante. Il semble que je souffre d'un syndrome de Raynaud, ce qui entraîne des engourdissements, des troubles circulatoires et l'apparition d'énormes engelures sur mes orteils. J'ai cette terrible impression que cela n'en finira jamais. Pourtant, désormais, avec la force que j'ai acquise grâce au travail que j'ai fait sur moi-même, je refuse de laisser la douleur triompher ! Je vais donc à la pharmacie où ma bonne fée Charlotte me conseille une crème isolante, et me voici repartie, prête à affronter une fois de plus l'adversité. Même si je tombe, je me relève, au sens propre, comme au figuré. Grâce à ma capacité à me détacher du résultat final, je savoure malgré tout chaque victoire et je les utilise comme source de motivation. J'ajuste mes objectifs et je me fixe des étapes à atteindre. À chaque jour suffit sa peine. Mon chéri assume pleinement son rôle de coach et m'accompagne parfois lors de mes sorties. Il croit en moi et reste un soutien indéfectible. Je surmonterai cette énième épreuve, il n'a aucun doute là-dessus, et du coup, moi non plus !

Tant de confiance en moi et en ce que je suis,
me donna enfin la force d'y croire aussi.

Durant cette même période, je m'efforce de trouver un centre de rééducation qui puisse m'accueillir mais, essuyant refus sur refus, je suis désespérée. Enfin, après des mois de recherches pour trouver un centre, je suis enfin convoquée pour une prévisite et des tests au centre de réadaptation Les Hautois à Oignies. Lors de cet entretien, le médecin se montre extrêmement encourageant : « Bien évidemment que vous allez à nouveau courir, faire du surf et du tennis ! » Je saisis cette opportunité pour lui parler de mon livre et de la méthode que j'ai développée. Il partage pleinement mon point de vue, reconnaissant que l'avenir des soins contre la douleur chronique implique, en partie, de réharmoniser le corps et l'esprit. Les paroles du docteur résonnent encore en moi : « Rien ne vous est définitivement interdit ! »

À la suite à cette consultation, les progrès se manifestent de manière fulgurante. Est-ce un coup de l'effet médecin, de l'effet placebo ou tout simplement la pression liée à l'échéance « crèche » ? Je ne peux pas fournir d'explication rationnelle, mais une chose est certaine : les quelques minutes de marche vont devenir des dizaines. Cam en est persuadé, je peux le faire ! Nous débordons d'enthousiasme. Chaque pas supplémentaire symbolisera pour moi un défi relevé avec brio, une magnifique preuve de ma résilience retrouvée et la certitude que je suis désormais à nouveau « maître de mon destin ». Je vis pleinement cette renaissance le jour où je lis l'incrédulité, puis la joie et l'excitation se dessiner sur le visage de ma fille : « Mummy, c'est toi qui m'emmènes à la crèche aujourd'hui ? » Car ma véritable victoire, elle est là, dans les yeux de ma fille. Elle a tellement souffert de se voir répéter pendant des mois : « Non, Mummy ne peut pas se lever, ne peut pas te porter, ne vient pas à la plage, ne sera pas à ton spectacle, ne peut pas te raconter l'histoire et chanter la chanson du soir… »

Je m'adonne désormais à la marche plusieurs fois par jour, sans me soucier de la durée, que ce soit une brève promenade de cinq minutes ou une sortie plus longue d'une demi-heure. Cette activité me procure un bien-être immense, et cela me permet de canaliser mon surplus d'énergie. Toutefois, afin d'apaiser mon système nerveux et de mieux gérer les sensations douloureuses qui persistent, je couple parfois ma marche à des exercices de respiration et de pleine conscience en m'asseyant sur un banc sous un arbre. Il est intéressant de noter que les bouddhistes entretiennent une relation privilégiée avec les arbres, car c'est sous leur ombrage que le bouddha a franchi les étapes cruciales de sa quête spirituelle et atteint l'éveil.

Parfois, je continue de marcher mais j'éteins alors la musique et je retire mes écouteurs. Je me concentre sur ma respiration, puis sur mes pas, posant un pied devant l'autre en conscience. À chaque pas, je perçois le déséquilibre entre le moment où je soulève mon pied et celui où je le redépose sur le sol. Ai-je peur de ce déséquilibre ? Non, j'observe simplement ma démarche encore hésitante et boitillante, et je l'accepte. J'observe aussi le balancement de mes bras. Je marche lentement en me concentrant uniquement sur mes sensations. Ai-je froid ? Une brise caresse-t-elle mon visage ? Je ne pense ni à la liste de courses pour le drive, ni au linge à étendre. Lorsque mon esprit s'échappe, j'accueille ces pensées comme des nuages dans le ciel, et je les laisse passer en me concentrant sur ma respiration.

Je saisis désormais chaque opportunité pour marcher, que ce soit pour faire une course, me rendre à la poste pour envoyer un petit cadeau d'anniversaire à mon amie Michelle en Arizona ou emmener ma fille en poussette jusqu'à la crèche. Quel plaisir également d'être accueillie chaleureusement par la boulangère qui s'exclame : « Oh là là, ça fait tellement longtemps qu'on ne vous a pas vue ! » Pour me motiver, je me fixe des petits objectifs et j'utilise une application française qui s'appelle WeWard qui convertit mes pas quotidiens en euros. Grâce à ces pas, je peux recevoir des cadeaux ou, encore mieux, faire un don à une association. Voilà donc une motivation supplémentaire, même s'il faut bien avouer qu'il faut marcher énormément pour que cela devienne intéressant.

Enfin, la vie reprend son cours et nous allons renouveler nos abonnements au zoo de la citadelle de Lille pour nos promenades dominicales. À la question : « Mummy, tu viens avec nous au zoo ? », je vais enfin pouvoir répondre : « *Of course, little love*[1] *!* »

1. « Évidemment, mon petit amour. »

22

Le mois d'avril et ses belles journées ensoleillées viennent me mettre du baume au cœur. De plus, grande nouvelle : Cam prend la décision de mettre en vente sa maison et de s'installer définitivement avec Emily et moi. Les journées passent et mon programme quotidien s'enrichit de nouveaux outils. Désormais, je vais exprimer mes émotions par le biais de l'art, je vais explorer le potentiel de l'Emotional Freedom Technique, je vais reprogrammer mon cerveau pour qu'il ne surréagisse plus au moindre stress, et enfin, je m'emploierai à suivre les préceptes de la PNL (Programmation neurolinguistique) pour l'apaiser définitivement.

Offrons-nous un peu d'histoire de l'art. Âme humaine et art sont intimement liés. Il y a 73 000 ans déjà, dans ce qui est aujourd'hui l'Afrique du Sud, un homme, ou une femme ☺, esquisse une forme sur un morceau de pierre. L'art est un langage subtil qui transcende les mots. Dans l'Antiquité, l'idée que l'art puisse être une distraction salutaire commence à germer dans l'esprit de Platon : « Le premier bien est la santé, le deuxième, la beauté[1]. » Lors de ses fréquentes visites au théâtre, Aristote, lui-même, remarqua à quel point les spectateurs s'identifiaient aux personnages évoluant sur scène. Grâce à ce que l'on nomme la *catharsis*, ils se projetaient dans

1. Platon, *Les Lois*, II, 22.

l'art, « nu », sans filtre, sans jugement et sans retenue. Ils déchargeaient leurs pulsions, leurs angoisses, leurs fantasmes, purgeant ainsi toutes leurs émotions.

Les avancées des neurosciences viennent corroborer ce que ces philosophes avaient déjà pressenti d'instinct. Prenons par exemple les sorties au musée organisées pour des personnes ayant des douleurs chroniques. Pendant la visite, les participants témoignent d'une nette amélioration de leurs symptômes ; et, trois semaines plus tard, ils affirment se rendre compte de l'importance des relations sociales et des moments de partage dans leur vécu douloureux. Ainsi, certains continuent à se retrouver pour discuter, ils se sont inscrits à des cours d'art ou à des séances d'art-thérapie. Vous voulez un autre exemple tout aussi probant ? Ceux qui vont au cinéma, au théâtre, à l'opéra ou au musée réduisent de 32 % leur risque de dépression en vieillissant ; ce chiffre atteint même 48 % pour ceux qui fréquentent ces lieux plus d'une fois par mois[1].

Le célèbre peintre Henri Matisse était convaincu qu'un malade trouve « quelque chose d'analogue à un bon fauteuil qui le délasse de ses fatigues physiques[2] » dans le jeu artistique des formes et des couleurs d'un tableau. Avant même que je mette en place mon programme, malgré de très fortes douleurs résiduelles et une grande difficulté pour me déplacer, je me rends en famille au Big Bang Happy Days des enfants à l'opéra de Lille. Ce sera ma première sortie depuis plus de cinq mois ! Quelle joie de voir le bonheur dans les yeux de ma

1. Fancourt et al., « What is the evidence on the role of the arts in improving health and well-being? », Copenhague, OMS Europe, 2019.

2. Matisse, *Notes d'un peintre, écrits*, Centre Pompidou, 2012.

fille ! « Tu viens avec nous, Mummy ? » Je ne vais pas prétendre que cela a été miraculeux, que ma douleur a disparu comme par magie et que je marchais correctement, ce serait vous mentir. Cependant, je dois admettre que j'ai réussi à rester debout un peu plus longtemps que d'habitude, à me pencher vers l'avant pour aider ma fille à coller des gommettes sur sa marionnette et à m'asseoir par terre, adossée à un mur, pour écouter un petit concert. Je tairai le fait que j'ai quand même mis un peu de temps à me relever ☺. En tout cas, main dans la main avec mon chéri, bercée par la musique et les rires de notre fille, dans ce cadre féerique, je me bats toujours contre ma souffrance, mais je me bats moins. Je me bats différemment…

Ce n'est qu'en 1942 que le mot « art-thérapie » naît dans la bouche d'Adrian Hill, un artiste britannique atteint de tuberculose et placé dans un sanatorium. Il soutient, et son témoignage est confirmé par les soignants, que peindre et dessiner a favorisé sa guérison. Et dans les années 1950, les premières formations pour devenir art-thérapeute voient le jour aux États-Unis. En France, il faudra attendre les années 1980 pour que l'art-thérapie soit officiellement reconnue par la communauté scientifique. Deux courants majeurs se dessinent : l'art-thérapie traditionnelle, pratiquée par un psychothérapeute, et l'art-thérapie dite « moderne », discipline paramédicale à part entière. C'est cette branche de l'art-thérapie que j'ai choisi d'emprunter lorsque, à l'issue d'un bilan de compétences, je m'inscris pour suivre le diplôme universitaire d'art-thérapie de la Faculté libre de médecine de Lille. En effet, selon les termes de la coach, mes résultats de bilan sont sans équivoque : afin de m'épanouir, je dois choisir un métier qui soit au service de l'autre, où je pourrai me sentir utile et où je mettrai à profit ma sensibilité artistique. L'art-thérapie s'est donc imposée à moi comme une évidence.

Toutefois, je me rends vite compte que je suis confrontée à de nombreux préjugés lorsque je propose des ateliers d'art-thérapie à certaines institutions :

— Bonjour, je m'appelle Lili Road et je suis art-thérapeute. J'aimerais proposer des séances d'art-thérapie dans votre institution.

— Houlà, mais c'est pour les enfants, cela ne plaira pas à notre public de personnes âgées.

— Vous savez, aujourd'hui, vous avez de l'art-thérapie « dans tous les milieux, aussi bien dans les services de gériatrie que dans le milieu carcéral, ou dans l'aide aux personnes sans-domicile fixe[1] ».

— Merci, c'est gentil, mais des cours d'art, on en a déjà.

— D'accord, mais une séance d'art-thérapie n'est pas une classe d'art. Lors d'un atelier d'art-thérapie, l'art-thérapeute n'a pas pour objectif d'améliorer les techniques artistiques de ses patients. Il utilise les vertus thérapeutiques de l'art pour les soigner.

— Vous savez, comme ce n'est pas une thérapie éprouvée, nous préférons mettre l'argent ailleurs !

— Vous pouvez me faire confiance, car j'ai observé sur le terrain, au fil de mes expériences personnelles et professionnelles, le pouvoir extraordinaire de l'art-thérapie. De plus, de nombreuses études prouvent désormais son efficacité.

1. Forestier, beauxarts.com/grand-format/lart-est-il-bon-pour-la-sante.

Lorsque vous et moi étions jeunes écoliers sur les bancs de l'école, quels étaient nos moments préférés ? Le dessin, le coloriage, la peinture, les chansons, la danse ? Ces moments nous rendaient heureux et fiers, impatients à l'idée de montrer nos « œuvres d'art » à nos parents. Pourtant, au fil des années, ces activités ont pratiquement disparu de nos vies. Ainsi, ne serait-il pas temps de réinsuffler cette dose de créativité et de légèreté ludique dans notre quotidien ?

Raviver notre âme d'artiste est « un complément efficace dans la réduction des expériences douloureuses. [Cela] aide à mieux gérer les symptômes de stress et d'anxiété qui accompagnent la douleur, ce qui favorise le processus de guérison et améliore la qualité de vie[1] ». Et les bienfaits des activités artistiques vont bien au-delà du simple mieux-être mental, elles ont aussi un réel impact physique. En effet, les émotions qu'elles procurent peuvent aider à nous remettre en mouvement : l'émotion, ce terme dérivé du latin *motio* signifiant « mouvement », se métamorphose en « geste » grâce à l'art.

Redonner des couleurs même
si elles sont encore un peu diaphanes.
D'un tableau en noir,
d'un tableau en noir et blanc,
faire une œuvre d'art.

Ce qui suscite tout particulièrement mon engouement pour l'art-thérapie est l'idée que nous sommes tous artistes. En qualité d'art-thérapeute, mon rôle premier consiste à établir une relation de confiance avec mes

1. Skerpan, health.harvard.edu/blog/art-therapy-another-way-to-help-manage-pain-2018071214243.

patients, en leur rappelant qu'il n'est nullement nécessaire d'être bon en art pour bénéficier des vertus de l'art-thérapie. « Vous ne savez pas dessiner ? Eh bien, ce n'est pas un problème, car moi non plus ! » En effet, une âme d'artiste et du potentiel artistique à des fins thérapeutiques, nous en possédons tous. L'originalité de l'art-thérapie réside dans l'implication de l'art au sein du processus de soins par l'exploitation de techniques artistiques variées telles que dessin, peinture, musique, danse, chant, calligraphie ou écriture. Ainsi, chaque séance d'art-thérapie est unique. Faire de l'art-thérapie, c'est lâcher prise et laisser aller son crayon sur la feuille sans mobiliser son cerveau et sans se juger. C'est vivre l'art dans sa chair et dans son être. C'est exprimer ce qui gît, latent, au plus profond de nous, même les émotions les plus sombres : l'art détient la clé des portes du « soi » authentique. En effet, les mots n'ont accès qu'à une infime fraction des traumatismes refoulés. En complément des ateliers d'ÉE, l'art vient supporter, au sens littéral du terme, la guérison en apportant un nouveau support d'expression. En réalité, les douleurs psychologiques sont parfois stockées dans notre mémoire sous forme de sensations et d'émotions, et non de récit. Ainsi, lorsque l'on tente de décrire ces souffrances avec des mots, on se retrouve parfois dans une impasse, face à l'indicible : « J'ai remarqué que je pouvais dire des choses avec les couleurs et les formes pour lesquelles je n'avais pas de mots[1]. »

Grâce aux séances d'art-thérapie que j'ai mises en place, j'ai paré de couleurs mes sensations désagréables

1. O'Keefe écrivit cette phrase dans la préface du catalogue d'une exposition à la Anderson Galleries de New York en 1926.

pour les apprivoiser et faire face à mes peurs. J'ai sublimé ma douleur pour la métamorphoser en une création unique et hautement symbolique, donnant ainsi une teinte et une forme à tout ce qui me hantait afin d'exorciser mes monstres intérieurs. Le privilège de dessiner les monstres de « dessous le lit » ne doit pas être réservé aux enfants. Dans le cas des douleurs chroniques, la conscience oscille en permanence entre bonheur et douleur, jusqu'à ce que la douleur finisse par envahir notre être et tout teinter de noir. Quelles émotions suscitent en moi telle ou telle couleur ? Des publicitaires aux architectes, tous exploitent la symbolique des couleurs pour influencer nos états émotionnels. Ainsi, trouver du plaisir à créer une mosaïque artistique chatoyante « grâce » à ma douleur, c'est contrecarrer cette tyrannie que la douleur m'impose. Les ateliers ne sont pas des moments austères. Certes, des larmes ont parfois coulé, mais elles ont été ponctuées de nombreux éclats de rire ! En faisant appel à mon intuition pour créer, je nourris aussi ma confiance en moi, terriblement mise à mal par la douleur et les épreuves que j'ai endurées. Ainsi, j'ai même dessiné et peint dans le noir, ou « à l'aveugle », les yeux bandés. La surprise est toujours exceptionnelle lorsque l'on découvre ce que nos émotions ont à nous dire.

La douleur n'est pas « moi » et je ne suis pas ma douleur. L'art offre également la possibilité de prendre ses distances avec nos conflits internes et crée un espace neutre pour explorer les blocages émotionnels. Il représente autant un moyen d'expression du soi authentique qu'un exutoire créatif. Le cœur, parfois lourd, parfois léger, parfois un peu des deux, renferme tout ce qui nous anime, au sens latin du terme[1] : tout ce qui insuffle une âme à notre existence. Mais alors, qu'y trouve-t-on ? Nos enfants ? Notre conjoint(e) ? Le sport ? Notre compagnon à quatre pattes ? Nos sorties entre ami(e)s ? Nos douleurs chroniques ? Notre excès de stress au travail ? À l'aide de dessins, de couleurs, de mots et de collages afin de varier les textures, j'aime schématiser ce qui me tient à cœur. Je revisite mon dessin, à intervalles réguliers, pour mieux me connaître et me rendre compte de l'évolution de mes priorités, ainsi que la place qu'occupe la douleur dans ma vie. J'apprécie tout particulièrement le caractère familial de cette introspection artistique, qui permet de la partager avec ma puce. En institution, j'utilisais aussi fréquemment cet outil auprès des adolescents, dont la grande sensibilité peut rendre complexe la compréhension et la gestion des émotions.

En quête d'inspiration pour créer de nouveaux ateliers, j'ai découvert une étude dont les résultats ont résonné immédiatement en moi. Dans un centre de gestion de la douleur en Nouvelle-Zélande, les participants sont conviés à créer une représentation visuelle de leur douleur, puis à écrire l'histoire de leur œuvre. Chaque expérience s'incarne dans des couleurs, des formes et des mots ; et les thèmes qui émergent reflètent ce que je vis aussi : la perte du soi, la redéfinition du soi (toujours plus de douleur, toujours moins de soi) et la lutte opiniâtre pour garder espoir. Néanmoins, des choses étonnantes et positives se dévoilent également, telle que l'expérience de la douleur chronique vécue comme une odyssée[2].

1. *Anima* en latin : « esprit », « âme ».

2. Henare et al., « Chronic Pain: gaining understanding through the use of art », *British Journal of occupational therapy*, 2003.

Et, en effet, c'est aussi ainsi que j'ai aussi vécu cette (més)aventure : un voyage initiatique. Un moment où, contrainte de ralentir le rythme, j'ai pris le temps de réfléchir à ce qui compte vraiment. Les troubles du corps faisant écho aux troubles de l'âme, j'ai découvert que, vivre pleinement, c'est savourer chaque instant. C'est « l'être » et non « le faire » qui permettent d'atteindre le bonheur. Alors, même si en 2013, j'écrivais déjà, dans la chanson « Quand l'orage éclate » :

Retrouvez l'authenticité de moments jadis oubliés,
le superflu accumulé et l'essentiel, oublié.

Ce n'est réellement que dix ans plus tard que j'en comprends le sens.

Au cours de ce voyage, j'ai compris que ma seule et unique ennemie était la peur, cette peur d'avoir mal, cette peur de bouger, mais surtout, la peur de vivre pleinement mes émotions. Ainsi, réintroduire l'écriture et l'art dans mon quotidien m'a permis de créer un cocon offrant sécurité physique et psychologique à mon cerveau.

Des mots sur les maux,
des couleurs pour la douleur
et du son pour la guérison.

L'art, qu'il prenne vie par des couleurs ou par des notes, est un sas de décompression, une porte ouverte sur un autre monde, une autre réalité, moins douloureuse.

Petit à petit, à travers l'écriture, l'art et la musique, mon cerveau commence à se détendre et à relâcher la pression vis-à-vis des dangers psychologiques qu'il perçoit.

Un jour, fin avril, je reçois une invitation de Yoga Alliance, dont je suis membre en tant que professeure de yoga et de méditation, pour assister à une conférence sur l'Emotional Freedom Technique (EFT). Je saute sur l'occasion d'en savoir un peu plus sur cette technique dont j'ai beaucoup entendu parler et qui aurait des résultats très intéressants, notamment dans le cadre des douleurs chroniques.

Fondée en 1995, l'EFT est née de la rencontre entre la psychothérapie classique, notamment la théorie sur les réponses conditionnées, et la médecine traditionnelle chinoise, utilisant le système des méridiens d'acupuncture. Toutefois, bonne nouvelle, pas besoin d'aiguille pour pratiquer l'EFT ! En effet, une simple pression exercée sur les points d'acupuncture s'avère, selon les études, aussi efficaces que l'insertion d'aiguilles. Gary Craig a développé l'EFT grâce aux travaux de Roger Callahan sur la guérison des phobies et en a rapidement compris le potentiel. Il a alors simplifié les techniques originales en les combinant avec les thérapies comportementales et cognitives. C'est pourquoi l'EFT combine l'exposition au traumatisme, la restructuration cognitive et la stimulation somatique des points d'acupression sur le visage et le corps.

L'objectif de l'EFT est de rétablir l'équilibre entre le corps et l'esprit en travaillant directement sur les perturbations d'énergie provoquées par les pensées négatives, les événements douloureux, les traumatismes physiques et/ou psychologiques. Au départ, je dois avouer que cela m'a semblé très abstrait, alors qu'en pratique, il s'agit d'une thérapie très concrète. Comme les émotions négatives telles que la peur, la colère ou la culpabilité sont liées à des blocages sur le trajet de l'énergie dans le corps, on tapote sur des points précis pour libérer le flux énergétique corporel. Je suis conscient que les termes « méridiens » et « flux d'énergie » peuvent laisser sceptique. Pourtant, dans des pays où les ventes d'opioïdes et de médicaments en tout genre sont bien moins élevés que chez nous, ces mots font partie intégrante du vocabulaire médical.

Même si, de prime abord, j'avais quelques réticences, il m'a rapidement fallu me rendre à l'évidence : l'EFT est un outil thérapeutique dont l'efficacité sur les symptômes physiologiques et psychologiques a été prouvée dans plus de cent études. En réalité, elle s'avère être un complément précieux aux ateliers d'ÉE que j'ai déjà mis en place. Ainsi, dans la semaine qui a suivi la conférence, j'ai donc décidé de poursuivre mes investigations. Après tout, je n'avais rien à perdre puisque cette technique ne présentait aucun risque. Et ce fut une belle découverte…

He was so different from before,
because his mind never returned from the war.
It was as if my love had died,
and yet there was no grave.[1]

L'EFT se distingue par ses résultats rapides : après seulement six séances, 90 % des vétérans n'ont plus de symptômes de syndrome post-traumatique et les bénéfices se maintiennent encore six mois après la fin de la prise en charge[2]. Chez des étudiants en médecine, l'EFT a

1. « Il était tellement différent désormais, parce que son esprit de la guerre ne reviendra jamais. C'était comme si mon amour était mort. Pourtant, il n'y avait pas de tombe. »

2. Church et al., « Psychological Trauma in veterans using EFT: a randomized controlled trial », présentation à la Society of Behavioral Medicine, Seattle, Washington, 7 avr. 2010.

drastiquement réduit le stress lié aux examens et l'anxiété en seulement six séances de quinze minutes.

De même, en trois séances seulement, elle réduit l'anxiété chez 90 % des patients suivis, alors que ce chiffre n'est que de 63 % chez ceux qui ont suivi une Thérapie cognitive comportementale (TCC) en quinze séances. À un an, les résultats se sont maintenus chez 78 % des patients EFT contre seulement 69 % des patients suivis dans le cadre d'une TCC[1]. Une étude suédoise a également observé des améliorations significatives de tous les symptômes liés à la douleur chronique chez des femmes souffrant de fibromyalgie et étant en arrêt de travail depuis au moins trois mois[2]. De plus, l'EFT est capable de faire baisser le taux de cortisol de 43 %, diminue la pression sanguine et booste le système immunitaire, et, en une seule séance, est capable d'augmenter le niveau d'endorphines et de sérotonine[3].

Souhaitant approfondir mes connaissances, je m'inscris à une masterclass avec le docteur Gupta. Comme à mon habitude, je saisis l'opportunité de tester en live cet outil thérapeutique, et j'ai littéralement été sidérée par ce que j'ai vécu et ressenti lors de la séance pour laquelle je me suis portée volontaire. Au cours de la séance, nous mettons l'accent sur ma peur du mouvement et explorons l'éventualité que je me punisse peut-être indirectement. Il se pourrait que ma souffrance et ma privation

1. Chatwin et al., « The Effectiveness of cognitive behavioral therapy and emotional freedom techniques in reducing depression and anxiety among adults: a pilot study », *Integr. Med.* (Encinitas), 2016. Nemiro et al., « Efficacy of two evidence-based therapies, emotional freedom techniques (EFT) and cognitive behavioral therapy (CBT), for the treatment of gender violence in the Congo: a randomized controlled trial », *Energy Psychology Journal.*, nov. 2015.

2. Brattberg, « Self-administered EFT (Emotional Freedom Techniques) in individuals with fibromyalgia: a randomized trial », *Integrative Medicine*, 2008.

3. Stapleton et al., « Reexamining the effect of emotional freedom techniques on stress biochemistry: A randomized controlled trial », *Psychology Trauma*, 2020.

de plaisir servent à atténuer la culpabilité que je ressens encore de ne pas avoir été plus résistante face au stress, à la douleur et aux émotions. En continuant de souffrir, j'allège cette culpabilité que je ressens de ne plus être partout et sur tous les fronts.

Au-delà de la sensation étrange de tapoter le dessus de mon crâne tout en répétant les paroles du docteur Gupta, j'ai ressenti toute la gamme des émotions, du rire aux larmes, et j'ai même momentanément oublié la douleur. Mais surtout, j'ai ressenti un déclic : je me sentais maintenant prête à reprendre des activités physiques plus intenses. Est-ce un coup de l'effet placebo ? Peut-être. Est-ce une simple coïncidence ? Je ne peux pas vous répondre. En tout cas, la même semaine, au vu de mes résultats de tests, mon kinésithérapeute me propose de mettre en place un entraînement plus physique, il pense que je suis prête et me prépare un programme qui inclut à nouveau des squats, des pompes et du gainage.

Ce qui est fascinant avec l'Emotional Freedom Technique, c'est qu'elle replace la connexion corps et esprit au cœur du processus de guérison. J'utilise le pouvoir de mon esprit grâce à l'autosuggestion, tout en tapotant sur mon corps physique. Cette technique, qui est facile à apprendre et à mettre en place, arrive à point nommé. Mon cerveau a de moins en moins peur des douleurs psychologiques, mais il a toujours aussi peur des douleurs physiques. Il me revient donc maintenant de lui prouver qu'il a tort ! Dorénavant, j'utilise des « rondes » de tapping à chaque fois que l'intensité de la douleur augmente. Le signal envoyé à mon cerveau par mes doigts et mes paroles vient rompre l'association entre « émotion et danger » ainsi que celle entre

« douleur et danger » pour créer une nouvelle association : « émotion, douleur, sécurité ». Tant que les associations négatives se reforment, je poursuis des rondes de tapping quotidiennes. Je suis acteur de ma guérison. Je vous encourage vivement à garder un esprit ouvert face aux techniques que j'évoque. Le tapping, située à la frontière entre l'expression libre des émotions et la reprogrammation du cerveau, a démontré sa capacité à modifier la réponse conditionnée du cerveau à une émotion négative en y associant une émotion positive d'amour, de compassion et d'acceptation de soi. Ainsi, pourquoi ne pas le tester avant de vous faire votre opinion ?

Ma personnalité a été forgée par de nombreux facteurs. Il y a certes une part d'acquis, mais mes principaux traits de caractère sont le fruit de mon éducation et de mon environnement socio-familial pendant l'enfance. De même, la douleur elle-même s'est si profondément enracinée en moi qu'elle est presque devenue intrinsèque à ma personnalité. La douleur a fait naître chez moi un pessimisme qui me pousse à ne plus voir le verre qu'à moitié vide, ce qui favorise la douleur chronique : *le plus grand obstacle à la vie, c'est l'attente du lendemain.*

Les traumatismes que j'ai vécus ont également contribué à l'émergence de traits de personnalité tels que le manque de confiance en soi, l'hypersensibilité, l'hyperémotivité et une grande hyperactivité pathologique qui alterne avec des périodes de dépression. Néanmoins, je ne vais pas changer tous ces « hyper », car ils font partie intégrante de qui je suis. Et d'après mon chéri, c'est ce qui fait mon charme... Toutefois, je vais observer ces traits, et les pensées automatiques qui leur sont associées, pour en conserver les avantages sans en subir les inconvénients.

En tant que personne perfectionniste, je n'ai envisagé que deux options pour gérer ma douleur : soit me reposer et ne pas accomplir tout ce que j'avais prévu, soit continuer à un rythme effréné en prenant des antidouleurs. Ayant grandi avec une mère souffrant de terribles migraines, il est probable que j'aie ressenti le besoin, en tant que fille unique, de me mettre une pression énorme afin d'être « parfaite » et de ne pas ajouter de stress supplémentaire à la maison. J'ai donc appris très tôt à être autonome et à prendre les choses en main. Malheureusement, à l'âge adulte, je me retrouve souvent à en faire trop et j'en souffre. Je me retrouve ensevelie sous une montagne de tâches à accomplir, ce qui me laisse peu de temps pour moi, et je sens que l'implosion, ou l'explosion, n'est finalement jamais loin. J'ai l'impression de passer mon temps à satisfaire tout le monde, sans jamais me satisfaire moi-même. Vivant dans un état de stress chronique, je me fixe souvent des objectifs qui excèdent mes ressources. Ainsi, j'ai progressivement conditionné mon corps à créer de la douleur et à l'amplifier.

Je tombe également fréquemment dans le piège du jusqu'au-boutisme, car j'ai beaucoup de mal à mettre mon cerveau en pause. Lorsque j'ai commencé à créer ma méthode, mes douleurs se sont intensifiées. Écrire m'obsédait jour et nuit. Mon cerveau était en constante ébullition. Résultat : je me réveillais en pleine nuit avec un énorme mal de dos et d'énormes doutes, ou pleine d'enthousiasme et d'idées pour mes pages du lendemain. Grâce aux ateliers d'ÉE, j'ai exploré ce trait de personnalité et j'ai découvert qu'il était possible de devenir moins perfectionniste tout en restant consciencieuse. C'est une solution gagnant-gagnant : je peux conserver les avantages de ce trait de caractère sans en subir les inconvénients. En effet, j'apprécie d'être reconnue pour mon efficacité et mes compétences : le perfectionnisme n'est pas un défaut en soi, tout est question de dosage ! Par conséquent, j'ai donc pris la décision d'établir des priorités dans ma vie pour ne plus me surinvestir dans des activités de moindre importance. J'ai aussi compris combien il était important de me placer moi-même au centre de ces priorités. Pour favoriser ma guérison, j'ai planifié des plages d'écriture, mais aussi des moments de décompression incluant des activités telles que la méditation, la kinésithérapie et le piano. Ces moments de bien-être sont essentiels, et tant pis si mon salon ne ressemble pas à la page 3 du catalogue Maison parfaite lorsque mon kiné arrive.

J'ai aussi toujours tendance à chercher l'approbation de mon entourage. Cette stratégie de survie était une façon pour moi d'éviter les conflits. Bien que cette approche m'ait aidée à traverser certains moments difficiles, je me rends compte qu'elle n'est pas viable à long terme car je m'impose une énorme pression sociale, ce qui me fait parfois me sentir dépassée, exploitée et peu respectée. Ce stress maintient mon cerveau en état d'alerte maximale et exacerbe tous les types de douleur.

Peut-être êtes-vous comme moi de ceux qui « encaissent » au détriment de leur santé physique et mentale : ceux à qui on demande toujours des services, qu'on appelle dans les coups durs, qui dépannent toujours avec le sourire... D'ailleurs, lorsque les douleurs se sont intensifiées, j'ai même éprouvé une culpabilité grandissante d'être moins efficace dans ma sphère familiale et professionnelle, comme si je trahissais mon entourage en étant moins « productive » qu'à l'accoutumée. C'est ce sentiment qui n'avait d'ailleurs pas échappé au docteur Gupta lors de notre séance d'EFT. En effet, par peur (c'est drôle que ce mot revienne ici !) d'être rejetée ou de décevoir, même si je souffrais, j'ai toujours suivi ma tendance naturelle à dire oui à toutes les tâches ingrates. « Il est une source de stress répandue qu'on a tendance à ignorer et qui, à force, peut faire des ravages : l'incapacité à dire non. Or savoir dire non est essentiel pour votre mental, votre physique et la gestion de vos émotions. Si vous dites oui à tout, quelle est la valeur de votre oui ? Peanuts ! Et votre entourage en abusera[1]. » Ainsi, du jour au lendemain, ne plus pouvoir rendre service à tout le monde ou accomplir de tâches gratifiantes a eu un effet dévastateur sur moi : je suis continuellement assaillie par cette impression de devoir prouver ma valeur.

J'ai la chance d'avoir un chéri qui me cuisine d'excellents petits plats. Cependant, mes réponses quasi automatiques à toute question portant sur les choix du quotidien illustrent parfaitement mon manque d'assertivité. En effet, je laisse souvent les autres décider pour moi : « Lili, je prépare un flan ou une mousse au chocolat pour le dessert ?

— Comme tu veux ! »

« Chérie, tu as faim ?

— Moyen ! » (Je pense que c'est cette réponse invariable qui amuse le plus Camille.)

1. Cymes, *Votre cerveau*, Stock, 2017.

Toutefois, en agissant de la sorte, je m'aperçois que, dans certaines situations, notamment dans ma vie professionnelle, je perds souvent de vue ce que je désire vraiment, au point de ne plus discerner clairement ce qui est véritablement bénéfique pour moi et ce qui ne l'est pas. Pourtant, je suis la personne la plus importante de ma vie, et vous êtes la personne la plus importante de la vôtre. Ce sont nos propres besoins et nos valeurs que nous devons honorer en priorité afin de pouvoir ensuite nous dévouer aux autres. J'aurais dû prêter davantage attention aux conseils prodigués par les hôtesses de l'air : en cas de dépressurisation, il est essentiel de mettre son propre masque à oxygène avant d'aider les autres à enfiler le leur ! J'ai aussi compris que j'avais souvent peur de déranger. En témoigne ma première phrase lorsque je contacte un service clients ou un site pour passer une commande : « Bonjour, excusez-moi de vous déranger… » Une alternative que j'utilise désormais est : « Bonjour, comment allez-vous ? » Les réactions sont d'ailleurs très positives. En réalité, peu de personnes se soucient véritablement de la personne à l'autre bout du fil.

« Je dois vraiment réussir cette présentation devant les collègues ! » « Je devrais perdre un peu de poids avant l'été. » « Il faut que je fasse le ménage avant la venue de mes beaux-parents ce week-end ! » Ces pensées semblent inoffensives sur le papier. Pourtant elles font l'effet d'une bombe dans notre cerveau. Comptez le nombre de « Je dois, je devrais, il faut, il faudrait… » au cours de votre journée… Le chercheur en neurosciences M. Paulus a démontré que lorsque nous entendons une critique négative, notre cerveau la traite exactement de la même manière qu'une attaque physique. Ainsi, s'autocritiquer tout au long de la journée revient à malmener continuellement notre cerveau. L'autocritique est destructrice car elle est binaire : « Je suis nulle ! Je n'écris pas assez bien ! Je ne finirai jamais ce livre de toute façon. » C'est du vécu ! Alors qu'en réalité, rien dans la vie n'est jamais entièrement blanc ou noir. En vérité, aucun trait de personnalité n'est intrinsèquement bon ou mauvais. Se connaître, c'est comprendre le fonctionnement de nos pensées automatiques pour les anticiper et ne plus en subir les conséquences négatives. Mon perfectionnisme et ma persévérance m'ont permis de me relever après l'échec cuisant aux oraux de l'agrégation la première année, mais c'est grâce à la modération et à une autocritique constructive que j'ai réussi à décrocher le concours l'année suivante.

23

« Peux-tu passer chercher les enfants ce soir ? Finalement, je ne peux pas y aller, je finis à 19 h 30… »

« Les notes sont impérativement à rentrer dans le logiciel avant la fin de semaine. Je sais, les délais sont courts mais les conseils de classe arrivent et… »

« Maman, c'est l'anniversaire de Charlotte demain, tu te souviens ? Tu as acheté la Magic Licorne rose qu'on a vue dans je sais plus quel magasin ? »

Que se passe-t-il en nous au moment où nous entendons ces questions du quotidien ? Que ressentons-nous ? Un petit coup de stress ? Un vent de panique ? Un petit shot d'adrénaline ou les prémices d'une migraine carabinée ? Le mot « stress » revêt autant de définitions que de réactions potentielles face aux « coups de bourre » de la vie.

Le stress fait intrinsèquement partie de la vie occidentale, il est une réaction normale et utile aux stimuli de l'environnement. Le docteur Selye[1], un endocrinologue renommé, le considère même comme un facteur motivationnel : « Le stress est la réaction de l'organisme face aux modifications, exigences, contraintes ou menaces de son environnement en vue de s'y adapter. » En d'autres termes, c'est grâce au stress que vous et moi sommes ici. Grâce au stress, nos ancêtres ont échappé aux prédateurs. Cependant, dans notre vie quotidienne, le stress peut aussi être déclenché par

1. Selye, *Stress in Health and Disease*, Butterworths, 1976.

des imprévus ou par des phases de transition importantes comme la rénovation d'une maison, un nouvel emploi ou l'arrivée de bébé. Pour l'homme moderne, tout a tendance à être source de stress. Malheureusement, ce stress crée des déséquilibres dans le corps et peut s'avérer néfaste lorsqu'il dépasse un certain seuil, et devient donc chronique. L'avènement des nouvelles technologies a considérablement augmenté la quantité d'informations que nous recevons quotidiennement : nous recevons probablement en une seule journée plus d'informations que nos grands-parents n'en recevaient durant toute leur vie. Merci, M. Internet, et vos notifications incessantes ☹ !

Tout va vite, tout se sait, à quoi se raccrocher ?
Moyen de communication,
des tas d'amis, de relations.
Messages échangés « à l'arrache »,
mais si vide d'attache.
Des clics « j'aime », des smileys, statut inachevé.

Une chose est sûre, je connais bien le bon stress, celui que je ressens juste avant de monter sur scène. Je me mets à envisager le pire, imaginant que j'oublie mes paroles ou mes accords. Il est alors très difficile pour moi de canaliser le flot de mes pensées et de rester calme. Puis, progressivement, le stress se matérialise dans mon corps, je sens mes battements de cœur et ma respiration s'accélérer, mes muscles se tendre. Très souvent, j'ai les mains moites et des papillons dans le ventre. Lors de certains concerts importants, j'ai même parfois eu des nausées. Et c'est aussi à ce stade que le petit hamster dans ma tête se met à tourner dans sa roue, et que je commence à me remettre en question : « Je n'aurais pas dû accepter ce concert. Quelle idée ! Seule, en acoustique, je ne réussirai jamais à faire chanter le public... » En un mot, j'ai le trac. Et ce sont précisément ces anecdotes qui me font réfléchir à la distinction entre bon et mauvais stress. En réalité, j'ai besoin de cette montée d'adrénaline avant le lever de rideau pour m'insuffler le courage nécessaire afin de monter sur scène, m'empêchant ainsi de fuir à quelques minutes du concert.

Ce fonctionnement est donc parfaitement adapté aux menaces ou défis qui exigent une réponse immédiate de type : action-réaction, et dans mon cas, prestation ! Ce bon stress, également connu sous le nom d'*eustress*, provoque des symptômes psychosomatiques temporaires, mais nous permet aussi de mobiliser toutes nos ressources. Ainsi, nous pouvons exploiter notre plein potentiel physique et intellectuel dans le but de relever le défi qui se présente à nous. Par la suite, il décroît pour que nous puissions retrouver un équilibre physique et mental jusqu'au prochain « coup de feu ». Lorsqu'on le gère correctement, le stress peut se révéler être un véritable atout. Toutefois, alors que le bon stress nous motive, le mauvais nous épuise.

Dans votre vie quotidienne, nous sommes rarement confronté(e)s à des dangers mortels : aucun lion ne rôde dans nos rues... En réalité, les sources de stress auxquelles nous sommes confronté(e)s dans la vie moderne sont plutôt d'ordre psychologique, tels qu'un patron exigeant, les embouteillages ou le coût de la vie. C'est à ce moment-là que le stress peut devenir néfaste. En effet, il s'installe dans la durée pour répondre à une pression quotidienne ininterrompue et la récupération devient alors difficile, voire impossible. En ce qui me concerne, ayant rayé de ma vie mes deux exutoires qu'ont toujours été le sport et la musique, je me suis précipitée vers mon troisième refuge, la nourriture, qui a longtemps été une source de réconfort émotionnel. J'ai donc alterné entre des périodes où je mangeais sans faim pour combler le vide émotionnel que je ressentais et des périodes de restriction pour retrouver un sentiment de contrôle sur ma vie. Étant submergée par les multiples responsabilités auxquelles je dois faire face et par la tension palpable et constante au sein du foyer familial, à un moment, il m'est devenu impossible de m'adapter, ce qui a finalement conduit à un état d'épuisement généralisé. Ce burn-out a déclenché le fameux effet domino tant redouté, caractérisé par un stress chronique, une hypersensibilité nerveuse et, le clou du spectacle, la douleur chronique.

Cher stress chronique, notre aventure ensemble s'arrête ici. Je pense, donc je décide ! Comme je souffre, je suis en déséquilibre, et donc constamment stressée. C'est comme si je recevais en permanence, nuit et jour, des notifications sur mon téléphone portable ! Le stress n'est ni déclencheur, ni stimulus, il n'est qu'interprétation : douleur rime avec déclencheur. Ayant pris conscience que je ne peux plus vivre constamment en état d'alerte, je me lance à la chasse aux déclencheurs.

Mon homme et moi avons rapidement vécu dans un état de stress chronique, l'organisation que nous nous sommes imposée nous usant jusqu'à la corde. Ce stress nous a mis au défi tant sur le plan émotionnel que physique. Notre résilience, notre patience et bien sûr la solidité de notre couple ont été mises à rude épreuve. Pour préserver nos enfants, nous avons choisi de ne pas les déraciner en maintenant deux foyers, tout en sachant malgré tout que les finances ne suivraient pas longtemps… Lorsque les arrêts de travail ont commencé à s'en mêler, il a fallu assumer le coût exorbitant des soins médicaux et des traitements avec un salaire considérablement réduit. Entretenir deux maisons, c'est un gouffre financier, mais c'est aussi ne pas créer un foyer familial recomposé.

Notre organisation a rendu la gestion de la vie quotidienne complexe et chronophage. De même, toutes les activités de loisirs ou les sorties nécessitaient une planification minutieuse pour tenir compte des impératifs de chacun, mais finalement, il était difficile de satisfaire tout le monde. Nous nous sommes épuisés. Notre couple a résisté pendant la tempête, mais à quel prix ! Nous nous croisions, gérions, stressions, et cette vie était bien loin de celle que nous avions imaginée.

Un facteur majeur contribuant au stress chronique est ce que Frederic Luskin désigne comme nos règles inopposables. Selon lui, nous sommes les véritables artisans de notre stress. En effet, lorsque nous ressentons de la frustration face à une situation sur laquelle nous n'avons aucun contrôle, nous nous épuisons en espérant un changement. Par exemple, j'aimerais que ma maison reste aussi bien rangée qu'avant d'avoir des enfants. C'est un noble souhait, toutefois, mon esprit le transforme en exigence. Le « j'aimerais » se transforme dans mon cerveau en « il faudrait ». Bien sûr, je peux essayer de faire évoluer la situation, mais je dois aussi accepter certaines choses comme elles sont. Même Marie Kondō, grande prêtresse du rangement à la japonaise, avoue avoir renoncé à ranger parfaitement sa maison depuis l'arrivée de son troisième enfant. Alors, si même Marie Kondō se permet ce luxe, je dois pouvoir me l'autoriser aussi !

24

Au cours de mes recherches, j'ai aussi découvert que l'utilisation de la Programmation neurolinguistique (PNL) a permis à 76 % des individus de surmonter leur claustrophobie et de passer calmement une IRM, alors que cet examen leur était auparavant impossible[1]. Cette approche permet, en effet, de reprendre le contrôle des situations anxiogènes et d'accroître le sentiment de maîtrise sur sa propre existence. Parfait ! Anxiété et peur sont mes deux ennemies jurées. Alors, en mars 2023, étant toujours très limitée dans mes activités, je saisis l'opportunité de suivre une formation à distance en PNL.

La PNL voit le jour aux États-Unis dans les années 1970. Elle s'appuie sur le système nerveux (neuro) et l'art d'utiliser le langage (linguistique) afin de modifier nos représentations sensorielles internes (programme), dans le but d'atteindre nos objectifs de manière plus efficace. « Le cerveau est l'équivalent d'un ordinateur : il a besoin d'un système de démarrage et de programmes pour fonctionner. Pendant les sept premières années de la vie, il télécharge des comportements en observant ce qui se passe autour. [...] Après l'âge de 7 ans, on commence à utiliser ces programmes, mais [...] malheureusement,

1. Bigley et al., « Neurolinguistic programming used to reduce the need for anaesthesia in claustrophobic patients undergoing MRI », *The British Journal of Radiology*, 2010.

si les programmes que nous avons reçus sont “mauvais”, l’esprit conscient va s’autosaboter sans comprendre pourquoi[1]. »

Notre carte du monde est unique, et la carte n’est pas le territoire. Le langage, qu’il soit verbal ou non verbal, est le reflet de notre « réalité » et ce sont des images uniques qui se créent dans notre esprit. Par exemple, si je vous dis « fleur », à quoi pensez-vous ? J’imagine une rose, mais peut-être que vous visualisiez une tulipe. Ma carte (ma représentation) du territoire (la réalité) est unique et ne correspond pas à une réalité objective. Ainsi, il n’existe qu’un seul territoire, mais une multitude de cartes. En conséquence, nos actions et réactions sont déterminées par notre réalité individuelle, ce qui explique la difficulté que nous avons à comprendre les choix de quelqu’un d’autre, même s’ils sont faits avec sincérité et honnêteté. La PNL offre une promesse fascinante : celle de reprogrammer notre cerveau en modifiant notre carte interne pour en choisir une plus efficace. Si un comportement ne nous permet pas d’atteindre nos objectifs, au lieu de revoir nos ambitions à la baisse, nous avons la possibilité de changer de comportement. Selon la PNL, je ne prends aucun risque, car en réalité, l’échec n’existe pas, il n’y a que des opportunités de développement personnel.

Un exemple concret de l’impact du langage se manifeste à travers le champ lexical de la douleur, que j’utilise tout au long de la journée. Jour après jour, il construit dans mon cerveau des programmes négatifs et renforce les voies neuronales de la peur et de la douleur. Ainsi, prononcer le mot « douleur » ou tous les qualificatifs qui s’y rapportent

1. Gustafson et Lipton, « PhD: The Jump From Cell Culture to Consciousness », *Integr. Med.* (Encinitas), 2017.

est désormais interdit chez moi. Cela ne signifie en aucun cas fuir la douleur ou nier son existence, mais plutôt ne plus la laisser mener la danse. Une expérience frappante confirme l'impact du langage sur le ressenti douloureux : des chercheurs appliquent sur la jambe de volontaires une résistance délivrant une chaleur forte, moyenne ou faible. Lors de la première application, on leur annonce le niveau de chaleur réelle. Lors de la seconde application, on leur indique que la chaleur sera faible. En réalité, la seconde fois, la chaleur est plus intense, et pourtant, la douleur ressentie est réduite de 28 %[1].

Je pense, je crois, donc je suis. Étant donné qu'il est difficile, voire impossible de ne plus du tout évoquer ma douleur au quotidien, j'ai opté pour un mot de secours léger et plutôt drôle, le mot « pélican », qui me permet de l'évoquer sans mettre mon cerveau en état d'alerte. Cette approche s'avère également bénéfique pour mon entourage, car évoquer mes douleurs chroniques jour après jour contribue au climat anxiogène à la maison. En outre, il ne faut pas négliger l'impact profond de ces mots effrayants sur ma pucinette. Les premiers jours, j'avoue que cela semble un peu artificiel, mais c'est une technique éprouvée et cela vaut le coup de lui laisser sa chance pour l'adopter : mon « pélican » a engendré quelques fous rires et, finalement, n'est-ce pas cela le but de la manœuvre ? Ramener de la joie à mon cerveau et le détourner de la douleur. Lorsque j'utilise des mots terrifiants, je valide le ressenti douloureux et j'affole donc mon cerveau. En revanche, grâce à un changement de vocabulaire, j'utilise un mot qui permet

1. Koyama et al., « The subjective experience of pain: where expectations become reality », *PNAS*, 2005.

d'esquisser un sourire, qui le rassure et qui diminue le ressenti douloureux. Ce changement lexical qui peut paraître anodin, voire trivial, revêt en réalité une importance cruciale pour permettre à notre cerveau de sortir de son état d'hypervigilance : « Ce que vous pensez change ce que vous éprouvez [...] la pensée positive peut être un adjuvant important pour contrôler la douleur chronique [...] comparable à celui d'une dose normale d'antalgique morphinique[1]. »

Savez-vous ce qu'est un « parasite émotionnel » ? Grâce à la PNL, j'ai découvert que nous sommes tous « contaminés » ! En effet, nous adoptons inconsciemment des comportements répétitifs et inappropriés, souvent depuis de nombreuses années. L'émotion parasite masque l'émotion que nous ressentons réellement dans l'ici et maintenant. Le mot « parasite » est également utilisé pour décrire les bruits de fond qui perturbent une communication. En effet, ces émotions parasites créent des interférences et rendent nos émotions moins lisibles pour notre entourage. Ces quiproquos émotionnels renforcent ensuite l'impression d'être incompris, sentiment qui est déjà fort lorsque l'on se sent stigmatisé dans son vécu douloureux.

Lors de mes ateliers de PNL, j'ai exploré plusieurs types de parasites émotionnels, parmi lesquels figure l'« élastique », qui représente une émotion déformée par un traumatisme qui ressurgit avec la même intensité lorsqu'elle est réactivée, et le « racket », qui correspond à une émotion de substitution. Cependant, le parasite émotionnel qui m'a le plus marquée est le « timbre », qui

1. *Ibid.*

désigne une émotion explosive qui surgit à partir d'un déclencheur mineur. En réaction à une frustration ou à un sentiment non exprimé, nous ajoutons un « timbre » à notre collection, accumulant jour après jour les charges émotionnelles. Ainsi, certaines personnes « explosent » régulièrement alors que d'autres gardent ces émotions enfouies jusqu'à ce que ce soit le corps, à travers la douleur chronique, qui leur rappelle que leur collection déborde.

« Est-ce que tu pourras à nouveau conduire les enfants samedi car je vais au sport ?

— D'accord ! » (Mais, en réalité, pas d'accord. Je pensais aller faire du shopping.)

Je me considère comme faisant partie de ceux que l'on appelle les *people pleasers*, ceux qui cherchent constamment à plaire et à contenter tout le monde : « par peur de l'affrontement, ces personnes disent oui à tout pour éviter l'embarras que causerait une dispute ou un désaccord[1] ». Cette attitude a contribué à une accumulation de timbres et ma collection est donc longue, très longue, trop longue… C'est pourquoi un seul timbre supplémentaire, une seule goutte d'eau peut faire déborder le verre déjà trop plein. Le cadeau fidélité de ma belle collection ? La douleur chronique ! Elle est la récompense d'années d'accumulation d'émotions négatives.

J'ai donc compris qu'il était essentiel d'apprendre à établir des limites pour réguler mon stress quotidien et mes émotions. Dire oui lorsque j'ai envie de dire non est source de frustration, de ressentiment et de douleurs. D'ailleurs, plus on en fait, plus on nous en

1. Newman, *The Book of No: 250 Ways to Say It – And Mean It and Stop People-pleasing Forever*, McGraw-Hill, 2005.

demande. Certains individus utilisent donc la technique de l'« assiette brisée »… Pour éviter de devoir faire la vaisselle, quand on leur demande, ils cassent délibérément une assiette… La fois suivante, la personne fera la vaisselle elle-même ou demandera à quelqu'un d'autre. Toutefois, comme cela ne correspond pas à mes valeurs, je vais plutôt apprendre à fixer naturellement des limites, à dire non et à me faire respecter. Les techniques de communication non violente (CNV) fournissent des outils précieux à mettre dans ma caisse à outils pour faire sauter les derniers verrous qui entravent encore l'expression immédiate et libre de ce que je ressens. Ce mode de communication n'est pas toujours simple à installer, pourtant, il fait des miracles car il substitue au langage du reproche et du jugement celui de la bienveillance et de la compassion. Grâce à la CNV, je n'ai plus besoin de refouler mes émotions spontanées ou de les remplacer par des émotions parasites, puisque tout peut être exprimé plus efficacement et sans créer de conflit.

« Je vois que ta chambre est en désordre. J'aimerais passer l'aspirateur. Peux-tu mettre toutes tes peluches dans le panier et tous les jouets dans le coffre sous ton lit. Merci Lapin ! » est bien plus efficace que « Lapin, range ta chambre s'il te plaît, je dois passer l'aspirateur. »

De même, au lieu de dire : « J'aimerais faire une demi-heure de yoga, peux-tu t'occuper des enfants, s'il te plaît ? », qui ouvre la porte à un « plus tard » ou à « non » potentiel, je peux plutôt dire : « J'aimerais faire une demi-heure de yoga s'il te plaît, quand es-tu disponible pour t'occuper des enfants ? », qui exige de l'interlocuteur une réponse positive.

Enfin, lorsque l'on travaille souvent dans l'urgence, instaurer un dialogue intérieur s'avère crucial pour relâcher la pression. À cet égard, je me remémore ainsi les innombrables occasions où je me suis mise en situation de « péril nerveux » dans le but de mener un projet à terme pour me rendre compte que personne n'avait respecté les délais et que ce projet avait été reporté. À l'impossible, nul n'est tenu !

Cependant, cela ne signifie en aucun cas adopter une attitude dilettante ou négliger les échéances qui nous sont fixées. C'est simplement une façon de s'autoriser à être « humain(e) ». Ce processus de dialogue introspectif peut sembler caricatural sur le papier, mais, en réalité, il s'agit d'un processus que notre cerveau met en place sans que nous en ayons conscience. Comme, pour l'instant, mon cerveau se trompe dans ses jugements, il est de mon devoir de l'aider à rationaliser les situations.

Après avoir exprimé par l'art mes émotions et reprogrammé mon cerveau par la PNL, il est temps que je calme mon cerveau à long terme en réduisant les pressions que je m'impose. Par le passé, j'avais déjà réalisé l'importance de modifier certaines habitudes pour être plus épanouie et plus efficace. Malheureusement, les années Covid-19 et les tracas familiaux ont eu raison de mes bonnes résolutions. Renoncer à ses rêves, voire les mettre de côté, n'est pas facile. Lorsque j'arrête la musique, ce n'est pas une décision personnelle, mais plutôt une conséquence des aléas de la vie et de l'incertitude inhérente au métier d'artiste. Même si ce n'est pas de gaieté de cœur, je reprends alors des études afin de passer le Capes d'anglais. Petite, je n'avais qu'une idée en tête, devenir chanteuse. Pourtant, officiellement, lorsque l'on me demandait ce que je voulais faire dans la vie, je répondais professeure d'anglais. Je suppose que cela rassurait mes parents, et probablement que cela me rassurait aussi. Après tout, c'est un choix de carrière plus conventionnel et beaucoup moins incertain. Malgré tout, bercée par les chansons des Beatles ou d'Elton John qu'écoutait mon papa, je me suis découvert très tôt une passion pour la langue de Shakespeare. De plus, l'influence de ma maman, institutrice, a dû éveiller en moi le désir de devenir professeure. J'avais été à bonne école ☺. Pas une de ses préparations ne partait à la poubelle, je les archivais avec soin et les utilisais pour ma classe de peluches.

Je suis donc décidée à prendre mon destin en main : je vais devenir professeure d'anglais. Malheureusement, comme souvent, rien n'est simple côté démarches administratives. Je me rends donc directement à Pôle Emploi pour rencontrer un conseiller, convaincue que, compte tenu de la pénurie de professeurs, une demande de formation pour préparer le Capes sera accueillie favorablement.

« Bonjour, je voudrais m'inscrire pour préparer le Capes et devenir professeure d'anglais.

— Ah, eh bien, non Madame, les formations pour préparer le Capes ne sont pas prises en charge. En revanche, vous pouvez préparer l'agrégation si vous le souhaitez. »

Je tombe des nues. Cette réponse me paraît dénuée de toute logique si l'on compare les taux de réussite au Capes et à l'agrégation ! Et moi qui pensais que le but du Pôle Emploi était d'assurer l'employabilité des inscrits ! Quoi qu'il en soit, en septembre, me voilà donc assise parmi les étudiants parfaitement bilingues, les anciens khâgnes et hypokhâgnes, sur les bancs de l'université de Lille. Les mois passent et je m'accroche. J'ai vécu au Canada, je dois pouvoir m'en sortir ! Cependant, me faire convoquer au milieu du premier semestre et m'entendre dire que je n'ai pas le niveau requis pour suivre les cours m'a quand même mis un petit coup au moral. Ce constat s'est avéré d'autant plus difficile à entendre que j'étais déjà bien consciente de mes lacunes. En effet, il y a une grande différence entre « savoir parler anglais » et « connaître Henry James et les années Thatcher sur le bout des doigts ». Une petite clarification s'impose donc : je ne prépare pas l'agrégation, mais le Capes. Toutefois, je suis contrainte de suivre ces cours afin de satisfaire aux exigences de Pôle Emploi. Comme on dit, qui peut le plus peut le moins.

Avec le recul, je remercie les incohérences de Pôle Emploi. Cette année a été véritablement merveilleuse. J'ai rarement acquis autant de connaissances en si peu de temps. J'ai aussi pu apporter quelques moments de détente aux autres étudiants, mes idées peu conventionnelles dans ce monde policé des lettres ayant parfois provoqué quelques fous rires… Par exemple, lorsqu'il était question de caméléon dans un poème, je ne pouvais m'empêcher de mentionner la chanson de Boy Georges. Tu t'en souviens, Arthur ? Vous vous en rappelez, monsieur Austin ? Bien évidemment, ce caméléon-là n'était pas exactement celui attendu dans l'analyse d'un poème d'une future agrégée d'anglais. Quoique…

À l'époque, il est indéniable que la musique me manque énormément, mais je n'ai pas le luxe de m'apitoyer sur mon sort. Je travaille nuit et jour, m'efforçant d'ingurgiter citations et dates au kilomètre jusqu'à l'indigestion. Au fil du temps, des liens se sont tissés avec les professeurs qui me voient me battre, et surtout, me débattre pour ne pas sombrer. Puis sont arrivées les épreuves écrites d'admissibilité à l'agrégation. Contre toute attente, je suis admissible ! Qui aurait pu croire cela possible ? Moi, celle dont on se moquait (amicalement cette fois-ci ☺), je vais aller passer les oraux à Paris. Là-bas, je me présente telle que je suis, mais je me rends vite compte que je ne corresponds pas aux codes établis. Pour se permettre d'être « original », il faut être très bon, ce qui n'est pas mon cas. Je n'ose même pas vous dévoiler mes notes. (Ma note maximum est de 5, mais chut, gardons cela entre nous. Je dois préserver ma réputation auprès de mes futurs étudiants.) Si je tente d'analyser ce cuisant revers, je pense que j'avais tellement travaillé que j'avais perdu tout sens critique et que je n'avais plus la clairvoyance nécessaire pour produire des exposés oraux de qualité.

En revanche, quelle joie d'avoir préparé l'agrégation tout en passant le Capes en parallèle ! L'examen fut *a piece of cake*[1]. Je décroche la première place en France et me voici professeure dans le lycée où j'ai moi-même été élève. Je n'ai pas que de bons souvenirs là-bas, cela m'oblige donc à confronter mes démons et à les exorciser ! Malgré tout, maintenant que je suis passée de l'autre côté de la barrière, je suis heureuse de retrouver les professeurs que j'appréciais à l'époque.

Concilier trois vies en une n'est pas simple. Je prépare mon inspection de validation de Capes en consacrant la

1. « Du gâteau », ou « un jeu d'enfant ».

moitié de ma semaine à ma charge de professeure principale et à mes élèves répartis dans quatre spécialités différentes, ce qui nécessite beaucoup de préparations quand on n'a jamais enseigné en lycée. L'autre moitié, je la consacre à l'école des professeurs où j'ai un travail considérable à faire, notamment la préparation d'un mémoire réflexif. En plus de cela, je me suis inscrite à l'université de Nanterre en tant qu'étudiante à distance pour tenter à nouveau l'agrégation. Quelle drôle d'idée ! Mes résultats désastreux à l'oral auraient dû me ramener à la raison, mais non, je m'entête… Toutefois, cette année, je décide d'aborder l'épreuve de manière complètement différente. En effet, j'ai également deux enfants à la maison et mes journées ne font que vingt-quatre heures. Il va falloir que je m'organise mieux ou, tout du moins, autrement !

L'année précédente, je travaillais vingt-quatre heures sur vingt-quatre, sept jours sur sept, grignotant des barres protéinées au-dessus de mes cours à la bibliothèque universitaire. Malheureusement, mes journées ne me permettaient jamais de mener à bien toutes les tâches prévues, ce qui engendrait constamment stress et frustration. Connaissez-vous aussi ce genre de situation ? Alors, bienvenue au club des « stressés » ! La vie moderne exige de nous une proactivité et une gestion optimale du temps. Ainsi, je m'étais tournée vers le *multitasking*[1], merveilleux concept que l'on m'avait « vendu » en cours de management comme une des clés du bonheur et de la réussite. Cependant, rapidement, le mythe s'est effondré et le burn-out a pointé le bout de son nez : le constat est

1. Le fait de faire plusieurs choses en même temps.

amer, je ne suis pas réellement multitâche. Mon cerveau ne fait que jongler en permanence entre les différentes activités ce qui est épuisant et extrêmement inefficace. Je conduis la petite à l'école tout en envoyant un e-mail, et dans ma tête, je planifie déjà le repas du soir. Résultat : mince, j'ai encore le chèque de cantine en poche, zut, j'ai oublié la pièce jointe, flûte, j'ai laissé la liste de courses sur la table de la cuisine.

Une des stratégies qui m'a été d'une grande aide pour obtenir l'agrégation d'anglais et éviter le burn-out dont j'avais été victime l'année précédente s'appelle la méthode Pomodoro. Si, comme moi, vous n'êtes pas italien LV2, ce terme signifie « tomate ». En effet, à la fin des années 1980, un étudiant du nom de Francesco Cirillo a développé cette méthode, qui tient son nom des minuteurs de cuisine en forme de tomate, pour planifier ses plages de révision. Lorsque j'ai commencé à mettre en pratique cette méthode pour mes révisions, j'ai été bluffée ! J'étais plus concentrée, plus efficace et surtout, plus productive. Je ne ressentais plus non plus cette sensation de ras-le-bol qui m'envahissait à la fin de mes longues journées. Selon moi, essayer cette méthode de planification, c'est l'adopter ! Son efficacité a d'ailleurs été confirmée par les neurosciences et peut être appliquée aussi bien à la vie professionnelle que personnelle. En effet, le stress accumulé et le sentiment de culpabilité lié au travail mal fait sont propices à l'apparition des douleurs chroniques.

Désormais, j'apprends moins, mais mieux. Tout d'abord, je planifie mes tâches et je les hiérarchise en fonction de leur importance. Ensuite, je travaille pendant vingt-cinq minutes sans laisser mon esprit divaguer, puis je m'accorde une pause de cinq minutes. En revanche, j'évite les réseaux sociaux, au risque que les cinq minutes de pause ne se prolongent. Pourquoi vingt-cinq minutes ? C'est la durée moyenne pendant laquelle le cerveau peut se concentrer de façon optimale. J'utilise également des Post-it, de sorte que lorsque quelque chose me vient à l'esprit, je le note rapidement, mais je ne m'y attarde plus. Après quatre cycles de travail, je m'octroie une véritable pause de vingt-cinq minutes. Les pauses sont essentielles ! Elles ne sont pas du temps perdu car elles permettent d'éviter l'épuisement mental. Tout comme une machine, après un certain temps, notre cerveau surchauffe et a besoin de décompresser. Alors, je bouge et je me divertis ! J'ai aussi pris l'habitude de chasser les distractions et de mettre mon téléphone, cet aimant à attention, en mode silencieux. En moyenne, nous gagnons 26 % de productivité lorsque notre téléphone n'est pas dans notre espace de travail. Il faut en moyenne vingt-trois minutes et quinze secondes pour retrouver notre concentration après avoir été interrompu(e)[1]. D'ailleurs, pendant l'écriture de ce livre, j'ai même placé un papier sur ma porte avec la mention « Ne pas sonner. Merci » pour dissuader les agents immobiliers et colporteurs. Jamais je n'aurais travaillé de cette façon-là l'année d'avant, j'aurais considéré ces pauses comme une perte de temps. Pourtant, je constate désormais que je suis plus productive et que, cerise sur le gâteau, je ne déclenche plus de migraines.

---

1. « Kaspersky lab study proves smartphones distract workers and decrease productivity », Kaspersky Lab, 2016.

Ça y est ! Les résultats des écrits tombent... Incroyable ! Je suis à nouveau admissible, ce qui est une petite fierté tout de même. Me lever à 5 heures du matin, étudier avant que les enfants ne se lèvent, et avant d'aller travailler, puis reprendre les révisions à 20 heures pour finir par m'endormir (au sens propre du terme, je l'ai vécu) sur mon cours de civilisation britannique à 2 heures du matin, tout cela n'a pas été facile.

Et c'est à ce moment-là qu'un nouveau coup de pouce du destin intervient... Je m'empresse d'annoncer la bonne nouvelle à mes professeurs de l'université de Lille. Après tout, c'est un peu, et même beaucoup, grâce à eux aussi ! Je reçois alors un message de M. Stevens, mon professeur préféré de littérature, qui me propose son aide en me faisant passer, si je le souhaite, une « colle », comme on dit en jargon étudiant pour désigner un examen oral d'entraînement. Ce n'est pas l'envie qui me manque, mais le temps. Entre son emploi du temps et le mien, pas simple d'organiser cette rencontre. Mais un bon coach peut changer le cours d'un match... En effet, mon coach chéri me somme de me débrouiller pour y aller ! Une opportunité pareille ne se refuse pas. M. Stevens et moi nous retrouvons donc aux 3 Brasseurs, en gare Lille-Flandres. Nous n'avons que deux heures car il a un train à prendre. Je lui présente l'exposé que j'ai préparé sur un des passages du livre *Crossing the River* de Caryl Phillips. Il commente alors avec précision mon travail puisqu'il connaît parfaitement tous les tenants et les aboutissant de ce livre. Ce jour-là, je ne bois pas que ma pression bien fraîche, je bois aussi ses paroles et je prends énormément de notes. Cet extrait du texte commence par *house*, « maison » et se termine par *home*, qui désigne la maison, au sens du foyer familial. Ce n'est pas un hasard, c'est un choix de l'auteur, et nous explorons cette thématique en long, en large et en travers. Le jour tant attendu de l'épreuve reine de la « leçon » arrive et je tire au sort deux papiers, pour finalement n'en ouvrir qu'un. Ma thématique à traiter pendant les sept heures de l'épreuve sera (roulement de tambour) : « *home* » dans *Crossing the River* de Caryl Phillips. J'en reste bouche bée ! J'ai du mal à y croire ! Il y a six livres au programme et les sujets possibles sont innombrables. La chance me sourit. Une fois l'agrégation décrochée, je postule pour enseigner l'anglais et le management en anglais à l'université de Lille.

« L'agrégation d'anglais à ton âge ? Mais tu ne te rends pas compte du niveau qu'il faut. Tu as les enfants et tu travailles, tu perds ton temps… »

Pourtant, sans migraine, libérée de toute pression inutile et grâce à de bonnes méthodes de travail ainsi qu'à une bonne gestion du stress, j'ai accompli ce que beaucoup m'avaient prédit comme impossible à faire. Un bébé en route, un nouveau travail, la vie me sourit. Cam et moi nourrissons de grands projets pour notre bébé à venir et pour l'ensemble de la tribu. Nous nous plaisons à dire que nous nous sommes trouvés sans nous chercher. Un enthousiasme débordant, des projets plein la tête, la vie nous sourit.

C'est cet état d'esprit de 2019 que je veux et que je vais retrouver progressivement grâce au programme de ma méthode MBC.

Quatrième partie

MON ÉTÉ POINTE LE BOUT DE SON NEZ...

Alors, pose ta valise, ici et maintenant,
ne penses-tu que c'est le bon moment ?
Et oublie donc ces questions existentielles,
regarde juste où se trouve l'essentiel.
Alors, le cœur léger, ici et maintenant,
à mes côtés, libre et insouciant.

25

Lorsque je me suis lancée dans la rédaction de ce témoignage, j'étais persuadé que mes années sur la route en tant qu'artiste feraient partie des premiers chapitres. Toutefois, c'est une des parties que j'ai eu le plus de difficultés à rédiger. Je me suis confrontée à la complexité de résumer en quelques lignes tant de souvenirs, de rencontres et de moments privilégiés.

Je commence donc par le commencement. Pourquoi soudainement décider de faire de la scène mon métier, alors que j'y pense depuis toujours sans jamais avoir osé franchir le pas ? Un jour, en octobre 2010, quelques jours après mon anniversaire, je reçois un cadeau inattendu… Un certain Jérôme m'adresse un message sur mon compte Facebook. Il y témoigne de son intérêt pour mes chansons et me propose une collaboration avec Michael Jones, chanteur, compositeur et guitariste de Jean-Jacques Goldman, ce qui constitue pour moi une opportunité exceptionnelle. Il m'invite donc à une soirée qui se tiendra au Réservoir à Paris, où nous pourrons nous rencontrer et où il me présentera Michael. Après les quelques vérifications d'usage, on ne sait jamais, je me rends donc à Paris après ma journée de travail. À la fin du spectacle, Michael m'invite à rejoindre les artistes dans un restaurant voisin. Pendant le repas, il se met à la guitare et improvise sur « Hotel California » des

Eagles. Tout le monde chantonne, comme on le fait en fin de soirée, et je me joins à eux. Toutefois, le silence se fait peu à peu autour de moi. Ce sera notre premier duo. Avant de partir, Michael me donne son adresse e-mail pour que je lui envoie mes chansons car il aimerait les écouter tranquillement chez lui. Naturellement, à cet instant, je pense qu'il ne le fait que par politesse. Toutefois, dès le lendemain, je reçois un message de sa part me disant qu'il attend de pouvoir écouter ce que je fais. Je lui envoie donc alors immédiatement quelques compositions. Le soir même, le téléphone sonne. Il m'invite à venir chanter mes chansons lors d'un gala de charité dans le sud de la France.

Un concert en amenant un autre, tout s'enchaîne rapidement. J'ai démarré seule à la guitare dans les estaminets du nord de la France, puis j'ai commencé à être invitée par de petits festivals, devenant ensuite tête d'affiche, voire marraine de certains événements. Finalement, il va me falloir monter un groupe car on me demande sur des scènes plus importantes où un concert acoustique ne suffira pas. Les revues de presse sont élogieuses, les concerts se succèdent, j'enchaîne les interviews et les *lives* sur les radios locales, et le public est toujours au rendez-vous. J'ai l'impression que ma carrière décolle. Je n'ai jamais été aussi heureuse !

Des anecdotes à vous raconter, j'en ai tellement… Les plus mémorables ? Faire s'arrêter un train car j'ai oublié ma guitare à l'intérieur, chanter *a capella* dans un théâtre de verdure bondé parce qu'un orage a fait disjoncter le compteur électrique, se retrouver en larmes face à un public qui vous chante en chœur « Happy Birthday Lili », passer plus de deux heures en dédicaces et photos à la fin d'un concert, être dans la voiture et entendre Alex dire : « Maman, c'est ta chanson l'orage[1] qui passe à la radio, c'est trop cool ! », écrire et composer des chansons dont Michael Jones me fera l'immense plaisir de faire les arrangements, chanter avec de nombreux artistes tous plus talentueux les uns que les autres, donner un concert à travers les haut-parleurs d'un TGV à la suite d'une panne en pleine voie, animer une émission de radio quotidienne le temps d'un festival, relever le défi de composer en direct une chanson avec les trois mots suivants : « caparaçonner », « chanfrein » et « alezan », ou bien encore donner un concert devant l'Hôtel de ville de Paris...

Les plus affligeantes ? S'entendre dire par une maison de disques : « Si vous ressembliez un peu plus à Dolly Parton pour chanter du folk, enfin vous voyez ce que je veux dire, ça se vendrait mieux... », signer avec un éditeur qui ne fait strictement rien et devoir me battre pour récupérer le droit d'utiliser mes propres chansons, payer un attaché de presse qui est loin d'avoir l'expérience et les relations qu'il m'avait « vendu »... J'avais naïvement pensé prendre mes distances avec le marketing alors que je me suis retrouvée au cœur d'une industrie gouvernée par celui-ci. Malgré tout, ce que je veux garder dans mon cœur, c'est ce public toujours fidèle, voire très fidèle, parcourant des kilomètres pour venir m'applaudir, parfois même plusieurs fois sur le week-end !

En plus de ma carrière d'artiste, je me lance dans la carrière d'art-thérapeute, et notamment auprès des

1. Lili Road, « Quand l'orage éclate », 2015.

enfants atteints d'autisme qui me donneront tellement d'amour et de bonheur. Parallèlement, mon entreprise Music&Motion continue de se diversifier puisque je propose maintenant aussi de l'éveil à l'anglais par la musique dans les écoles et des conférences de développement personnel partout en France sur le thème *Uniqueness is a gift*[1]. Je suis comblée, je vis mes passions pleinement et je goûte à la satisfaction de me sentir utile au quotidien.

Aussi, j'aimerais vous parler de la musicothérapie, car elle a joué un rôle essentiel dans ma guérison. Comme en témoignent des flûtes en os découvertes en Allemagne en 2008, la musique accompagne l'homme depuis au moins 40 000 ans. Cependant, bien avant que l'homme ne crée des instruments de dessin ou de musique, la voix était un outil d'expression et de communication. Des peuples aborigènes d'Australie aux tribus d'Afrique, le chant et la musique ont toujours été utilisés par l'homme pour prier, célébrer et traverser les moments difficiles. La musique est une façon d'élever son âme et de se détacher des préoccupations matérielles. Dans l'Antiquité, Platon, à son tour, évoque le pouvoir du chant à travers le mythe des cigales. Lorsque les muses ont apporté le chant aux hommes, celui-ci leur procura une telle jouissance qu'ils en oublièrent même de se nourrir.

J'ai eu l'immense privilège de me produire sur les planches du prestigieux Théâtre Sébastopol de Lille au sein de la troupe de la comédie musicale *Zaïa*, qui réunit à la fois des artistes ordinaires et extraordinaires issus des Papillons blancs[2]. Ces artistes hors du commun

1. « Être différent est un cadeau. »

2. Association dédiée au soutien des enfants en situation de handicap mental et de leurs parents.

utilisent leur intuition pour s'exprimer à travers la danse et le chant, leur permettant ainsi de (re)construire leur confiance en eux, souvent ébranlée par leur handicap. L'art n'obéit à aucune règle, il échappe à toute logique et pensée rationnelle. De manière instinctive, ces artistes puisent au plus profond de leur être pour exprimer leurs émotions et les transmettre au public et aux autres artistes. Sur scène, nous avons partagé un moment de communion intense. Aucune barrière ne se dressait plus entre eux et nous, car l'art nous unissait dans une expérience collective inoubliable.

C'est pourquoi écrire des chansons et les partager avec le public a été ma meilleure thérapie au cours de ces dernières années. Mon hypersensibilité avait enfin trouvé sa raison d'être et un moyen de s'exprimer. Je me rappelle distinctement le jour où j'ai écrit la chanson « Apologie ». Lors d'une de mes séances, j'avais été profondément émue par une maman atteinte d'un cancer en phase terminale. Elle m'avait confié son souhait de voir son mari retrouver rapidement une nouvelle compagne, qui saurait devenir une mère bienveillante pour leurs deux enfants. Elle éprouvait un amour si profond et si sincère envers cet homme qu'elle souhaitait qu'il se détache rapidement d'elle pour avancer et ne pas vivre éternellement dans le passé. Ces paroles, qui transcendent même le concept d'amour, m'avaient totalement bouleversée.

Vogue sans moi vers d'autres rivages,
tu y découvriras de nouveaux visages.
Je t'en prie ne passe pas à côté de ta vie, sinon à
quoi la mienne aura-t-elle servie ! À rien !

Dès le lendemain, durant un cours de M. Forestier, le directeur du diplôme universitaire d'art-thérapie (j'avoue avoir été particulièrement distraite ce jour-là !), j'ai écrit les paroles de la chanson, puis, pendant la pause déjeuner, j'ai finalisé la musique. Cette chanson fait partie de celles que je n'ai pas l'impression d'avoir moi-même écrites, elle s'est écrit toute seule, comme si mes émotions me dictaient mes mots. Ce jour-là, l'amphithéâtre est bondé, les examens approchent. Des travaux de groupe se mettent en place, mais mes amies ont bien compris que ce serait sans moi. J'ai la tête ailleurs. Toute la nuit, j'ai pensé à cette maman et j'ai eu énormément de mal à trouver le sommeil. Son regard m'avait comme transpercée, et je ne pouvais pas fermer les yeux sans qu'il m'apparaisse.

Petite expérience au cours d'un atelier de musicothérapie… Le patient et le thérapeute portent chacun un casque équipé de capteurs. Cette procédure, connue sous le nom d'hyperscan, permet aux chercheurs d'étudier comment les gens interagissent. Pendant l'atelier, l'activité cérébrale du patient passe soudainement de sentiments profondément négatifs à un pic de sentiments positifs. Quelques instants plus tard, l'hyperscan du thérapeute montre des résultats similaires. En analysant l'activité des lobes frontaux du cerveau où les émotions négatives et positives sont traitées, les scientifiques ont observé une synchronisation cérébrale entre le patient et son thérapeute[1]. J'ai moi-même constaté à maintes reprises cette synchronisation émotionnelle. La musique crée une connexion solide entre l'art-thérapeute et le

1. Aalbers et al., « Music therapy for depression », *CDSR*, 2017.

patient, telles deux cordes qui vibrent en harmonie. C'est ce que l'on appelle en musicothérapie le phénomène de coalescence.

J'ai ressenti très fortement cette connexion dans mon travail auprès d'enfants atteints d'autisme. L'association Écoute ton cœur restera à jamais gravée dans le mien. En effet, ils ont été parmi les premiers à me témoigner leur confiance. Je pense, d'ailleurs, que ce petit moment de détente était tout aussi bénéfique pour les enfants que pour les parents qui avaient le plaisir de décompresser et de se retrouver dans la salle d'à côté pour un café.

Pendant quarante-cinq minutes, je prenais en charge un groupe de quatre à cinq petits loulous. Les premières séances n'ont pas été de tout repos. Certains avaient peur, d'autres n'avaient pas envie de participer... Cependant, au fil des séances, un lien intime s'est progressivement tissé entre eux et moi. Je suis devenue pour eux Lili, qu'ils venaient retrouver avec plaisir le samedi matin. J'en profite pour faire un gros bisou à Joséphine qui va avoir 22 ans et qui, grâce à sa volonté de fer et à un moral d'acier, a désormais un bel avenir devant elle...

Qu'est-ce qui a provoqué ce changement ? La musique tout simplement. J'ai uniquement mis en place des techniques de musicothérapie active afin de favoriser leur créativité de manière dynamique. Ainsi, selon leur âge, ils participent à des ateliers vocaux, rythmiques ou instrumentaux, et composent des musiques ou des chansons. « Dans les salles d'urgences, les activités artistiques (musique, artisanat, interventions de clowns, etc.) permettent de diminuer le niveau d'anxiété, de lutter contre les douleurs chroniques et de faire baisser la tension artérielle, en particulier chez les enfants, mais aussi chez leurs parents[1] ».

Je garde également un souvenir ému de mon passage en tant qu'art-thérapeute au sein du bloc opératoire du CHU de Lille en 2012, car j'y ai découvert que la musique pouvait être une passerelle sensorielle. Même si je ne comprenais pas encore le lien entre le corps et l'esprit comme je le comprends aujourd'hui, j'étais heureuse de voir des sourires sur les visages de mes jeunes patients. Ci-dessous, je partage avec vous un extrait de mes recherches, car j'ai eu l'opportunité d'observer la connexion *mind-body* avec deux perspectives distinctes : au bloc opératoire de chirurgie pédiatrique, en tant que thérapeute-chercheur, mais aussi ces dernières années, en tant que personne souffrant de douleurs chroniques. L'art-thérapie permet « à l'enfant d'appréhender le passage au bloc opératoire d'une manière différente. Elle fait partie des abords thérapeutiques des plus précieux dans la prise en charge de la douleur chez l'enfant et de l'anticipation anxieuse de la douleur. La musique permet de créer un cocon sécurisant. Le plaisir d'agir passe par le plaisir de s'accomplir, permettant de maintenir un statut d'enfant acteur, et le lien social[2] ».

Le métier d'art-thérapeute est véritablement magique car, malgré des moments parfois frustrants, les petites victoires du quotidien sont des instants précieux que je n'échangerais pour rien au monde. Les enfants atteints d'autisme ont souvent des capacités sociales et cognitives altérées, mais ils répondent davantage aux stimuli

1. OMS Europe.

2. Lili Road, *L'Art-thérapie à dominante musicale au sein du bloc opératoire de chirurgie et orthopédie de l'enfant*, *op. cit*.

musicaux qu'à d'autres modes de communication. La musique capte leur attention et les maintient concentrés plus longtemps. La musicothérapie improvisée suscite même chez eux des comportements de « joie », de « synchronicité émotionnelle » et « d'initiation à l'engagement »[1]. J'ai tant d'histoires émouvantes que j'aimerais partager avec vous. J'en ai donc choisi une qui illustre bien les mécanismes de la musicothérapie à l'œuvre.

Le petit Matthéo ne supporte pas d'entendre *A star full of stars,* une des chansons de Coldplay qui, à l'époque, passe en boucle à la radio. Elle provoque chez lui un état d'anxiété extrême, que ses parents ne parviennent pas à comprendre. Lorsque sa maman apprend que cette chanson fait partie du spectacle de fin d'année, elle m'annonce que son fils n'y participera pas. Elle craint qu'il ne déclenche une « crise », similaire à celle survenue récemment dans un magasin, et que cela ne gâche la fête. Mais les photos du spectacle parlent d'elles-mêmes ! Matthéo s'est éclaté sur Coldplay ! Il a dansé, chanté et joué du tambourin sur scène, devant une salle comble et des parents aux anges.

Un miracle ? Pas du tout. Cela est dû aux vertus thérapeutiques de la musicothérapie, dont l'efficacité est scientifiquement prouvée. L'idée fondamentale de cette approche est de reprogrammer le cerveau en associant une réponse positive, plutôt que négative, à des situations stressantes ou douloureuses, ce qui a pour effet d'améliorer notre état émotionnel et notre réaction face à cette situation particulière. Ainsi, au cours des

1. Kim et al., « Emotional, motivational and interpersonal responsiveness of children with autism in improvisational music therapy », *Autism.*, 2009.

séances, l'association mentale ou émotionnelle négative à la chanson de Coldplay a été remplacée par une association positive. Initialement, un ancrage négatif s'était créé, mais au fil des séances, avec l'enfant et à son rythme, nous avons travaillé ensemble pour transformer cette musique en un cocon sensoriel rassurant, une parenthèse musicale où il se sent en sécurité. La musicothérapie lui a offert une alternative, un signe pour un autre : cette chanson devient « chant et danse » (une émotion et un comportement positif) et n'est plus « stress » (une émotion et un comportement indésirable). Résultat ? Le jour du spectacle, Mattéo a réussi à exprimer ses émotions et à s'ouvrir au monde qui l'entoure.

26

En ce matin de juin 2023, je m'assieds à mon bureau, enveloppée par la douce lumière du soleil qui se lève. Aujourd'hui, je me vois contrainte d'assombrir ce bel été qui s'annonce sous les meilleurs auspices en évoquant le sujet des rechutes. En effet, la douleur chronique demeurera toujours comme une épée de Damoclès suspendue au-dessus de ma tête, m'obligeant à ne jamais baisser complètement ma garde.

Lors de mes premières rechutes, en novembre 2022, j'ai l'impression que le cauchemar reprend de plus belle ! Tel Bill Murray et sa marmotte dans le film *Un jour sans fin*, je me retrouve piégée dans une boucle temporelle. Jour après jour, semaine après semaine, je revis les mêmes douleurs.

Compagnon de nos routes, nos si nombreux doutes.

Alors que je pense progresser sur mon chemin de guérison, les symptômes reviennent m'empêcher de dormir, puis, progressivement, ils reviennent aussi perturber mes journées, jusqu'à ce que j'aie l'impression d'avoir plus mal au dos qu'avant l'opération. Je suis terrifiée. Impossible pour moi de sortir de cette spirale négative et de me projeter vers un futur, même proche. Ce fut une période tumultueuse pour notre couple. Mon humeur oscillait entre sursaut de joie de vivre et noirceur la plus profonde. Parfois, nous avions l'impression que la vie reprenait son cours, forte des liens qui nous unissaient, tandis qu'à d'autres moments, le néant s'installait inexorablement.

En tant que professeure, j'ai donc dû me rendre à l'évidence : la courbe de la guérison, c'est-à-dire apprendre à ne plus avoir mal, est la même que celle de tout apprentissage. Elle est donc loin d'être linéaire et ces rechutes sont parfaitement normales. Le processus de guérison passe par un réapprentissage, une reprogrammation de mon cerveau, et suit trois phases.

Les plateaux sont des moments clés pendant lesquels se tissent les connexions zéro douleur. Ils me donnent l'impression de stagner, alors que c'est à ce moment-là que mon cerveau apprend à se défaire de ses peurs et à ne plus déclencher de douleurs intempestives. Je me dois donc de rester motivée et de continuer à travailler avec le même enthousiasme.

Les rechutes sont des phases normales, communes, voire inévitables. Pour réacquérir les bonnes manières, mon cerveau doit d'abord se défaire des mauvaises. Pendant cette phase, il abandonne progressivement ses vieilles habitudes, mais il n'a pas encore suffisamment consolidé les nouvelles connexions, d'où ce grand chaos et ces douleurs qui s'installent dans mon corps. Lors d'une rechute, les symptômes peuvent s'aggraver ou se déplacer. Et, croyez-moi, j'ai subi une belle panoplie de rechutes : je ne savais plus ni bouger, ni m'allonger, ni dormir tant les douleurs étaient insoutenables. Puis, j'ai été confrontée à de grosses douleurs intestinales et à un retour des migraines. C'est lors d'une de ces crises que je décide de me remettre au piano. En cherchant des partitions sur Internet, je tombe par hasard sur cette citation de Kenny Werner, célèbre pianiste américain, qui enseigne les bénéfices émotionnels, spirituels, physiques et psychologiques de la musique et de la scène : « N'abandonnez pas un jour avant que le miracle ne se produise. » Je l'ai immédiatement notée dans mon « carnet de vie » tant elle m'a remotivée. Alors, le piano vingt ans après, *why not* ? Tout est bon pour tenir le coup pendant les phases de rechute, le meilleur reste à venir.

Quand enfin la dernière phase, celle de progression, commence, telle Emily qui découvre avec émerveillement que la petite graine de haricot qu'elle a plantée dans du coton germe enfin, je revis ! Ça y est, mon travail porte ses fruits. J'ai réussi à reprogrammer correctement mon alarme dysfonctionnelle et je vais enfin pouvoir consacrer mon temps et mon énergie à des activités qui ont une vraie valeur à mes yeux. Mon cerveau s'apaise et la vie normale peut reprendre son cours tout doucement...

Mais alors, une rechute, comment ça marche ? Imaginez que vous écoutiez inlassablement la même chanson pendant des mois. Au fil du temps, celle-ci s'ancre dans votre mémoire. C'est l'histoire de la fabrication d'un tube ! Vous est-il déjà arrivé d'entendre une chanson à la radio que vous n'aimiez pas à la première écoute, mais que vous vous êtes mis à aimer, et même à fredonner sous la douche, après qu'on vous l'a diffusée en boucle à la radio pendant des semaines ? À présent, imaginez que cette chanson, c'est la peur. Que se passe-t-il lorsque vous voulez modifier votre playlist et remplacer

« L'Hymne à la peur » par « L'Ode à la sécurité » ? Notre cerveau, cherchant à nous protéger, choisit toujours ce qui est le plus confortable et le plus rassurant. Il va donc continuer à aller vers ce qu'il connaît et écouter le duo tragique peur-douleur. Ainsi, même s'il entend la nouvelle mélodie de la sécurité, il va refuser de l'écouter. Écouter deux musiques simultanément ? C'est une sacrée cacophonie dans notre cerveau, et cette cacophonie, c'est la rechute… Comme nous essayons de changer notre façon de penser et la manière dont nous réagissons aux situations stressantes, nous modifions la chimie de notre cerveau. C'est pourquoi les symptômes peuvent varier, apparaître ou disparaître très rapidement, se modifier ou se déplacer dans le corps. Mon enthousiasme et ma motivation sont alors mis à rude épreuve et deux solutions s'offrent à moi : soit je choisis de continuer à reprogrammer mon cerveau en lui envoyant des messages de sécurité ; soit j'abandonne et je laisse la peur gagner la partie. Dans ce cas, au fil des années, ma voie neuronale de la douleur sera devenue une autoroute à quatre voies, et mon cerveau me jouera la sérénade de la douleur jusqu'à la fin de mes jours : « Aïe, aïe, aïe, aïe, aïe, aïe… ! » Alors, pour guérir, je choisis mon camp ! Je ne retomberai pas dans le cercle vicieux peur-douleur, car la peur n'a comme pouvoir que celui que je lui confère. Je prends donc du recul et je dis à mon cerveau : « Je sais ce que tu es en train de faire ! Ne te fatigue pas ! Je ne céderai plus ni à la peur ni à la panique ! » Les rechutes les plus sévères se sont toujours manifestées quand j'étais réellement sur la bonne « voie neuronale » pour rompre le cercle vicieux de la douleur. Elles étaient bon signe, la preuve que le progrès était en marche. C'est pourquoi j'ai qualifié ces rechutes de « dernier baroud d'honneur de la douleur ».

Burrhus Skinner, psychologue à Harvard, a pour théorie que notre comportement est conditionné par notre environnement. Si quelqu'un ou quelque chose contrôle notre environnement, alors, il nous contrôle aussi. À titre d'anecdote, chapeau bas à un homme qui, en motivant des pigeons par un système de récompense, a réussi à leur apprendre à jouer au ping-pong ! Dans une autre expérience, ce chercheur place un rat dans une boîte transparente. Pour se nourrir, le rat appuie sur un levier quand il a faim. Par la suite, la distribution de nourriture devient aléatoire et très souvent, il ne reçoit plus rien. Plongé dans une incertitude totale, le rat appuie alors frénétiquement et de plus en plus violemment sur le levier jusqu'à ce qu'il renonce ! C'est un peu comme ma fille et ses crises de 2 ans, *The Terrible TWO*, comme disent les Anglo-Saxons. Quand une crise éclate parce que je ne choisis pas la bonne paire de chaussures, ou la bonne couleur de cuillère, elle pleure, elle crie et elle s'énerve... Vous imaginez la scène ! La crise atteint son paroxysme, puis, que se passe-t-il ? Si je ne réagis pas, le soufflé retombe, et j'entends une petite voix dire : « Mommy, je veux un câlin. » Un pic d'excitation et d'énervement survient, car ma fille et le rongeur comprennent que leur comportement ne sert plus à rien : leur besoin de manger ou de mettre des sandalettes roses par moins 1 degré ne sera pas satisfait. C'est exactement ce qui se produit avec mes douleurs. Mon cerveau a été conditionné à produire de la douleur, c'est donc ce qu'il fait. Le comportement persiste tant qu'il est renforcé : aussi longtemps que le rat espère de la nourriture, il s'acharne sur le levier. Tant que ma petite puce pense gagner la bataille, elle pleure. Tant que j'ai peur, j'ai mal.

Lorsque je ne me laisse plus entraîner dans le jeu de mon cerveau et que je ne crains plus la douleur, il tente alors un dernier baroud d'honneur avant de finalement se résigner à me laisser en paix ! La douleur fait partie intégrante de ma vie depuis tellement longtemps que mon cerveau y est presque devenu *addict*. Il n'y renoncera donc pas du jour au lendemain sans quelques maux. À cet instant, la plasticité cérébrale ne joue pas en ma faveur. La douleur s'est enracinée au point de devenir un automatisme, tandis que les voies neuronales zéro douleur se sont affaiblies au fil du temps. Ainsi, pour guérir, je dois accepter les rechutes pour ce qu'elles sont : une étape normale du processus. Si j'essaye de guérir à tout prix, je ne fais que retarder ma guérison.

« Est-ce que j'ai vraiment envie de guérir ? » Cette question choc peut vous laisser perplexe. Pourtant, je me la suis posée ! C'est prouvé scientifiquement : avoir mal offre indéniablement certains avantages dont on n'a pas conscience. En suivant les travaux de F. Skinner, les comportementalistes ont montré que tout comportement peut être modelé, modifié, diminué ou renforcé par une manipulation de l'environnement direct. W. E. Fordyce a été un des premiers à appliquer ce modèle à la douleur en montrant qu'une douleur aiguë peut devenir chronique à cause du comportement de l'entourage (famille, ami, collègue, professionnel de santé…). En effet, on profite consciemment ou inconsciemment de bénéfices secondaires que la douleur nous procure : un mari, ou une femme, plus impliqué(e) dans la gestion des enfants et des tâches ménagères, un aménagement des conditions de travail, des enfants plus attentionnés, la voisine qui propose son aide...

Les bénéfices secondaires désignent tous ces à-côtés positifs de la douleur, et la crainte de les perdre est parfois une cause de rechute. Cesser de souffrir signifie la fin de certains privilèges. Plus de « Tu fais les courses, chéri, s'il te plaît ? J'ai trop mal au dos pour bouger », « Peux-tu t'occuper de la petite ce soir ? J'ai mal partout ! », « J'ai encore une migraine atroce, peux-tu prendre ma place à la réunion, s'il te plaît ? Je te revaudrai ça ! ». Vous en conviendrez, il est toujours agréable de se faire chouchouter et de se sentir exister, même si, malheureusement, c'est en raison de nos douleurs. C'est difficile à admettre, mais c'est pourtant vrai. Lorsqu'ils nous voient souffrir, les autres nous considèrent davantage, nous offrent l'aide qu'ils ne nous ont jamais proposée quand tout allait bien, prennent de nos nouvelles et nous accordent plus d'attention. La douleur devient alors presque identité.

En outre, ne plus avoir mal, c'est ne plus avoir d'excuses. Cela implique de reprendre le rythme effréné d'un travail épuisant et parfois peu gratifiant. C'est retrouver la vie à cent à l'heure de super maman/papa, où c'est uniquement ce que vous ne faites pas qui est pointé du doigt. Enfin, les douleurs chroniques offrent du temps pour soi et du repos, même si c'est contraint et forcé. En un mot, la douleur est une excuse implacable pour alléger son emploi du temps dans tous les domaines. Ce phénomène peut être complètement inconscient et, même si ces bénéfice ne sont pas entièrement la cause des douleurs, ils peuvent venir apporter leur pierre à l'édifice de leur chronicisation. Ainsi, même si, à première vue, je ne me suis pas sentie concernée, j'ai quand même pris le temps d'y réfléchir honnêtement sans rejeter d'emblée cette éventualité. Si en ce moment, vous souffrez ou vous côtoyez quelqu'un qui souffre, pensez-y également sans honte. L'idée n'est pas de se juger ou de se culpabiliser, uniquement de mieux se comprendre pour mieux guérir ou aider un proche à guérir. C'est pourquoi il est important de savoir faire face aux « béquilles » que peuvent être les bénéfices secondaires.

Après avoir cherché toute ma vie le traitement miracle, il ne m'aura fallu que six mois pour vaincre ma lombalgie chronique grâce à la méthode MBC. Certaines personnes, dès lors qu'elles ont saisi les causes de leur douleur, parviennent à s'en affranchir en quelques semaines ; d'autres mettront des années à trouver leur salut. En effet, ne plus avoir mal ou jouer du piano, c'est dans les deux cas une nouvelle partition à apprendre pour notre cerveau.

27

« Si vous êtes rancunier, vous vous envoyez en fait constamment le message que vous avez été blessé. De telles pensées sont perçues par l'organisme comme une énorme source de stress. […] Quel soulagement que de constater que le pardon a d'abord des effets bénéfiques sur nous-même, et que la principale gratification que nous en retirons est la réappropriation du pouvoir que nous avons sur notre propre vie. Que pardonner ne veut certainement pas dire oublier l'offense, excuser le mauvais comportement ou obliger à une réconciliation. Pardonner, c'est surtout nous donner à nous-même la chance de passer du statut de victime à celui de héros de notre propre existence. Tout égoïste que cela puisse sembler, pardonner, c'est nous faire du bien à nous-même, et non à l'autre[1]. » Les recherches en neurosciences ont révélé que le pardon est lié à un mécanisme neuronal très complexe, et il est désormais prouvé que pardonner réduit l'intensité des douleurs chroniques. Ainsi, reprogrammer mon cerveau signifie pardonner pour couper cette corde énergétique qui me retient prisonnière du passé. En effet, riposter n'offre qu'une satisfaction à court terme et ne brise jamais le cercle de la violence.

Le 24 mai 2023, j'entends à la radio la nouvelle du décès de Tina Turner. C'était une grande dame qui m'a

1. Luskin, *Forgive for good, a proven prescription for health and happiness*, Harper One, 2002.

donné envie de devenir artiste et pour qui j'ai énormément d'admiration. En cette triste occasion, je choisis de partager sur Instagram une citation d'elle qui m'avait beaucoup marquée : « Je ne pardonne pas pour excuser les torts que d'autres m'ont causés. Je pardonne aux gens pour qu'ils n'aient plus d'emprise sur moi. »

Les émotions négatives non résolues se stockent dans notre corps et génèrent la production de doses supplémentaires d'hormones du stress. En d'autres termes, au mieux, la rancune et le ressentiment sont source de mal-être général, au pire, ils débouchent sur une colère refoulée et sur des douleurs chroniques. En revanche, le pardon implique de refuser de rester bloqué à long terme dans un état toxique de colère, de haine et de souffrance, tant sur le plan psychologique, que physique. Ainsi, je prends la décision de ne plus gaspiller ma précieuse énergie dans une rancœur toxique qui me consume à petit feu. Je choisis de me libérer du poids du passé et des pensées destructrices qui me rongent intérieurement, afin de goûter au plaisir suprême de me sentir légère, apaisée et enfin en paix dans l'ici et maintenant. Le pardon est une tâche difficile, mais il est aussi salvateur.

L'Ho'oponopono, méthode hawaïenne ancestrale, s'est transmis oralement pendant des générations. (Même si j'ai découvert cette philosophie pendant mes années en école de commerce, je confesse avoir toujours autant de mal à l'orthographier correctement du premier coup ☺.) Le mot « ho'oponopono » signifie « remettre sur la bonne route ». C'est un rituel de pardon et de réconciliation qui servait à pacifier les relations au sein de la communauté. Il apportait la paix grâce à la médiation et au pardon mutuel. À titre d'anecdote, Hawaï a officiellement reconnu cette tradition comme « trésor vivant » dans sa constitution en 1993. En Occident, une version simplifiée de cette technique est souvent utilisée en thérapie familiale pour son côté ludique, et je l'ai enseignée à ma plus jeune fille. C'est une petite astuce qui fonctionne très bien entre nous lorsque les fameuses crises de 2 ans pointent le bout de leur nez.

Le principe est simple : elle et moi répétons en pleine conscience, tel un mantra, quatre mots. Le premier mot « désolé », nous permet de reconnaître nos émotions et leurs répercussions. Ensuite, en nous disant « pardon », nous nous pardonnons mutuellement pour ce qui vient de se passer. Le troisième mot, « je t'aime », et le câlin qui l'accompagne, replace notre amour au centre de notre relation. Enfin, nous exprimons notre gratitude en disant « merci », c'est notre façon de faire la paix.

Cette méthode ne résout pas les problèmes, mais c'est une technique efficace pour remettre les compteurs à zéro. Emily se libère plus facilement de ses émotions négatives, les crises sont donc moins longues et moins intenses. Quant à moi, je vis beaucoup mieux ses colères depuis que nous avons instauré ce petit moment de câlins et de complicité post-crise car je peux aussi me libérer du poids émotionnel que ce moment de tension a engendré. En effet, en tant que maman, c'est difficile de faire face à un enfant que l'on ne peut apaiser. Je me sens impuissante, voire un peu coupable.

Pardonner n'est nullement une façon d'excuser ou d'oublier le mal qui a été fait. Cela ne signifie pas non plus laisser filer les offenses sans rien dire ou les cautionner. Le pardon n'exclut ni la quête de justice, ni la nécessité d'obtenir réparation et il n'impose pas non plus de réconciliation forcée. Pardonner et faire la paix avec mon passé n'est pas un cadeau que j'offre à l'autre, c'est d'abord un cadeau que je m'offre à moi-même. L'offense existe ou a existé, mais « on n'est pas obligé de vivre avec[1] ».

Pardonner, c'est choisir les émotions que je souhaite ressentir et décider de la manière dont je vais permettre à celui ou celle qui m'a blessé de continuer à affecter le reste de ma vie. Je peux décider de ne plus laisser mes rancœurs avoir autant d'emprise sur moi. Pardonner, c'est changer le regard que nous portons sur celui ou sur celle qui nous a causé du tort pour ne plus souffrir indéfiniment. Ainsi, pardonner, c'est donc reconnaître que l'homme compte davantage que ses actes. Le pardon est une décision unilatérale : on peut accorder son pardon à une personne décédée ou à quelqu'un qui ne s'estime pas coupable. L'autre n'entre pas en jeu dans l'équation du pardon. Contrairement à ce que l'on pourrait penser, savoir pardonner n'est pas une faiblesse, mais au contraire, requiert énormément de courage. Cela exige de se libérer de la rancœur que l'on éprouve, ce mélange de colère, de désir de vengeance, de sentiment d'injustice, de ressentiment, de révolte et de tristesse.

Dans ma quête du pardon, j'explore différentes techniques qui peuvent m'aider dans ce processus. L'ancrage au présent et la conscience de ma respiration se révèlent des clés essentielles. Lorsque je ressens de la rancœur ou de la colère monter en moi, je prends une grande inspiration et je rappelle à mon cerveau que « je suis ici et maintenant, je n'ai plus besoin d'être relié à

1. Kolinka, autrice et rescapée des camps de concentration. RTL matin, 27/02/2023.

ce passé douloureux, tout va bien désormais, je peux profiter de ma vie et être heureuse ». Avec du recul, j'analyse avec davantage de bienveillance et d'honnêteté ce qui m'a blessée. Suis-je vierge de toute offense ou m'arrive-t-il aussi parfois d'être désagréable, de mauvaise humeur ? Si je suis honnête envers moi-même, j'ai aussi des choses à me reprocher. Je suis faillible, je suis humaine. Comme dit le proverbe, on voit plus souvent la paille dans l'œil de son voisin que la poutre dans le nôtre. Enfin, je choisis de ne plus nourrir de ressentiment ou de rancœur. L'envie de vengeance et le ressentiment sont des émotions toxiques qui nous hantent et nous gardent enchaîné(e)s au passé. Il s'agit d'un véritable choix, d'une décision que je prends et que personne ne peut prendre à ma place : je décide de vivre enfin au présent.

Pour certains événements passés, j'ai parfois eu besoin d'une étape pour clarifier ce qui s'était passé. En utilisant des techniques d'écriture expressive, et notamment le dialogue, j'ai pu vérifier si ma vision de l'événement correspondait à la réalité objective. Parfois, c'est une étape nécessaire qui remet en perspective l'offense initiale. Une broutille ? Une mauvaise interprétation de notre part ? Malheureusement, par fierté, il arrive que l'on s'accroche parfois à « notre » réalité pour ne pas admettre que nous avons surinterprété ce qui s'est passé, et donc surréagi.

Toutefois, avec le recul des années et un peu de sagesse acquise sur le chemin, il devient plus facile de pardonner. D'expérience, je me rends compte qu'il est facile de trouver des raisons de se sentir offensé(e). Pour vivre heureuse, je choisis de vivre en paix. Je comprends aussi que laisser passer les petites choses ne fait pas de moi une personne faible. Au contraire, c'est uniquement à ce moment-là que je me place au-dessus de mes émotions, en maître, afin qu'elles ne puissent plus m'atteindre. On m'a doublée à la caisse ? Et, alors ? Ces deux minutes volées valent-elles cette dose de stress et de pensées négatives ? Une amie a oublié notre déjeuner prévu de longue date ? Ce rendez-vous manqué mérite-t-il à lui seul de mettre une ombre au tableau de vingt ans d'amitié ?

Enfin, j'arrive à l'étape ultime : être capable de ressentir de la compassion. L'acte d'une personne est soit « une expression d'amour, soit un cri de détresse[1] ». C'est bien connu, les gens heureux n'ont pas d'histoire. S'en souvenir me permet de ressentir de la compassion. C'est reconnaître que l'autre n'est pas fondamentalement malveillant, il est simplement humain, comme moi. Peut-être qu'il est malheureux, peut-être qu'il souffre, peut-être qu'il est dépassé par sa vie… Lorsque l'on inflige de la douleur (mentale ou physique) aux autres, c'est souvent parce que l'on en ressent énormément soi-même. Dans son livre *La Maîtrise de l'amour*, Don Miguel Ruiz explique que si nous pouvions voir le corps émotionnel de l'autre comme nous pouvons voir son corps physique, nous nous rendrions compte qu'il est écorché de la tête aux pieds, couverts de plaies, de blessures et de cicatrices. Comme le nôtre…

Derrière ces portes... Que se passe-t-il vraiment ?
Derrière ces portes... Si ces murs pouvaient parler.
Derrière ces portes... Qu'a-t-on imaginé ?

1. Post de Marianne Williamson, Facebook, 25/10/2011.

J'adore les pointes d'humour de l'acteur Robin Williams : « Celui qui pense qu'on ne peut pas changer le passé n'a pas encore écrit ses mémoires. » Il avait l'art de faire passer des messages très profonds de façon légère et décomplexée. Nous nous mettons beaucoup de pression et sommes durs envers nous-mêmes, parce que nous nous comparons aux exploits passés, présents et futurs des super mamans, des maris extraordinaires et des collègues ultra-performants que nous croisons. Pourtant, nous ne nous mesurons pas à une réalité objective mais à ce que nous voyons, à ce que nous croyons savoir et à ce qu'ils veulent bien nous raconter. Soyons donc un peu indulgents envers nous-mêmes…

En écrivant cette partie, j'ai ressenti le besoin d'avoir des modèles, des exemples à suivre qui m'ouvrent la voie. Des personnes qui me montrent que pardonner est possible et qu'il faut simplement le vouloir. Je voulais pouvoir me dire : « S'ils l'ont fait, alors pourquoi pas moi ? » En faisant des recherches sur ces différentes histoires, je me suis sentie extrêmement reconnaissante d'avoir découvert des personnes si extraordinaires. Je pense souvent à ces histoires lorsque je suis sur le point de me mettre en colère pour des choses qui n'en valent pas la peine. Le nom de Kim Phuc réapparaît d'ailleurs à intervalles réguliers sur mes listes de gratitude dont je vous parlerai bientôt.

La photographie de Nick Ut a fait le tour du monde ! On y voit une petite fille nue en train de courir sur une route du Vietnam. Nous sommes en 1972, et une unité américaine dirigée par le capitaine J. Plummer vient de détruire au napalm le village de Trang Bang « sans viser les habitants ». Effroyablement brûlée, Kim Phuc reste entre la vie et la mort pendant quatorze mois et subit dix-sept opérations. Elle porte encore aujourd'hui les marques de ce drame. En 1996, lors des commémorations marquant la fin de la guerre du Vietnam, elle donne une allocution à Washington en tant qu'ambassadrice de l'ONU. Elle conclut son discours en disant : « Si je pouvais me retrouver face à l'homme qui a donné l'ordre de lancer la bombe, je lui dirais ceci : "On ne peut pas changer l'histoire, mais on peut essayer maintenant de faire de notre mieux pour défendre la paix." » Un homme s'approche alors d'elle et lui dit : « Je suis cet homme. » Cet homme, c'est J. Plummer. Dévasté par le remords, il a quitté l'armée le lendemain du bombardement pour devenir pasteur. Elle le prend alors dans ses bras et dit : « Je te pardonne, je te pardonne. »

Le 13 mai 1983, lors d'une audience sur la place Saint-Pierre, le pape Jean-Paul II est touché de plein fouet par trois balles tirées par Mehmet Ali Agça. Gravement blessé, il lui faut de longs mois pour se rétablir complètement. Pourtant, le pape accorde son pardon à son assaillant le 17 mai 1983. Le 27 décembre 1983, le pape se rend à la prison de Rebibbia, à 15 kilomètres du Vatican, pour apporter un message de paix et d'espoir aux 700 détenus et rendre visite à son agresseur. Les deux hommes se parlent en tête-à-tête du secret de Fatima et de la survie miraculeuse du pape qui dira : « Aujourd'hui, j'ai pu rencontrer mon agresseur et lui réitérer mon pardon, comme je l'avais aussitôt fait, dès que j'ai pu. Nous nous sommes rencontrés en hommes et en frères. »

Le 28 janvier 2018, la vie de Christine, une adolescente de 16 ans, bascule. Ce jour-là, en compagnie de ses amies, elle traverse la place Bab Touma à Damas, quand soudain, des obus commencent à pleuvoir par centaines. Gravement blessée, Christine perd une jambe et se retrouve à l'hôpital. « Je n'ai pas pu m'empêcher de sourire malgré tout le mal ressenti et de commencer à prier Dieu pour que je sois la dernière victime de ces mortiers et qu'il leur pardonne leurs actes […] Si on ne pardonne pas, on ne peut pas vivre avec autrui. »

Arrêtée par la Gestapo à l'âge de 21 ans en raison d'actes de Résistance, Maïti Girtanner va vivre un véritable calvaire. Elle est confiée à un jeune médecin nazi qui la torture en lui infligeant des séances de coups méthodiques au bas de la colonne vertébrale pour détruire tous les centres nerveux, ce qui lui cause d'atroces douleurs. Beaucoup de prisonniers succombent à ce traitement. En février 1944, Maïti est sauvée *in extremis*. Malheureusement, son corps est à jamais meurtri par cette barbarie. Elle est vivante, mais incapable de marcher. Son corps n'est plus qu'ecchymoses et souffrances ! Et le reste des épreuves ne fait que commencer. Après la guerre, elle est contrainte de renoncer à la carrière de pianiste dont elle avait tant rêvé depuis toute petite. Cependant, tout cela ne l'empêche pas d'éprouver le désir de pardonner à son tortionnaire. « Très vite j'ai eu le désir fou de vouloir pardonner à cet homme », raconte-t-elle. En 1984, l'ancienne résistante rencontre son bourreau et lui accorde son pardon avec une grandeur d'âme que je trouve héroïque. « En regardant mon existence, dit-elle, je compris qu'une vie ne se mesurait pas aux projets que l'on se fixe ou aux idées que l'on se fait de soi-même, mais à la manière avec laquelle on fait face aux circonstances qui nous sont imposées. »

Sans pardon, pas de bonheur possible, et comme la paix commence avec soi-même…

70 % des individus qui souffrent de douleurs chroniques disent qu'ils ressentent de la colère envers eux-mêmes[1]. C'est un chiffre considérable ! Et cette colère envers moi-même, je la ressens aussi. Pourtant, je ne suis pas responsable de ce qui m'arrive. Je vais donc faire la paix avec ce qui a été et avec ce qui est. Je mérite ce que la vie a de mieux à offrir. La honte et la culpabilité sont des émotions paralysantes qui entravent ma vie et ma guérison. Alors, je choisis aujourd'hui de me libérer de toutes ces émotions négatives que je ressens. La paix commence avec moi.

Lorsque ma carrière a commencé à décoller, j'ai eu l'opportunité de me venger de celles qui m'avaient fait tant souffrir adolescente. En effet, elles se sont empressées de m'inviter sur Facebook pour que je devienne leur « amie ». Quelle ironie du sort, et quel retournement de situation inattendu ! C'était maintenant moi qui avais le choix de les accepter ou non dans mon cercle. Elles, qui n'avaient jamais cherché à me connaître au collège, voulaient maintenant pouvoir afficher notre amitié sur les réseaux sociaux. Je ne vais pas prétendre que j'ai hésité longtemps, cela n'a pas été le cas. Je n'avais pas envie de me venger, pas envie de continuer à nourrir cette rancœur. En allant plus loin dans ma réflexion, je me suis rendu compte que c'était en partie grâce à ces blessures que certaines de mes chansons avaient vu le jour. Alors, j'ai accepté leurs invitations, mais nous n'avons jamais reparlé de ce qui s'est passé. Aujourd'hui, vingt-cinq ans après, je déclare enfin l'affaire définitivement classée.

1. Okifuji et al., « Anger in chronic pain: investigations of anger targets and intensity », *Journal of psychosomatic research*, 1999.

28

Libéré d'un poids, je vais maintenant calmer mon cerveau en recréant de bonnes habitudes de vie quotidienne. Mes deux chantiers principaux : le sommeil et la nourriture.

Pendant la période la plus sombre de ma vie, je rêve juste d'une nuit paisible : sans insomnie, sans douleur, sans rumination, sans me réveiller en pleine nuit pour prendre des cachets… La douleur, c'est pire la nuit, car un sentiment de solitude intense vient tout magnifier. Le souvenir de cette nuit précédant mon admission d'urgence en clinique restera à jamais gravé dans ma mémoire. Je suis en crise, allongée au milieu du salon, je pleure, je gémis. Je veux que tout s'arrête. Cette nuit-là, la maison est hors du temps, plongée dans un état de sidération. À l'étage, Cam essaye malgré tout de dormir un peu. Le lendemain, la puce et son travail l'attendent. Cependant, inquiet et perdu, il redescend plusieurs fois. La petite est maintenant réveillée aussi et me réclame… Mais, c'est plus fort que moi, je ne peux m'empêcher de crier. J'ai trop mal, je ne sais même plus rester allongée. Au comble du désespoir, j'appelle le 15. Je suis maintenant en pleurs avec un médecin au bout du fil : « Je ne peux plus rien faire pour vous Madame. Il va falloir patienter, cela ne sert à rien d'aller aux urgences, il y a trop de monde ! Vous avez le plus haut niveau de morphine et d'antidouleurs combinés… Je ne peux rien faire. Appelez demain votre chirurgien. »

J'ai vraiment cru que le matin n'arriverait jamais…

Le sommeil n'est pas une ligne droite. Il est constitué de cycles successifs, et d'après l'Inserm, une bonne nuit, ce sont trois à cinq cycles de quatre-vingt-dix minutes en moyenne. Pour se sentir en forme le matin, il faut pouvoir atteindre ces phases de sommeil profond, car c'est à ce moment du cycle que l'on récupère le plus de la fatigue physique accumulée au cours de la journée. Pendant cette phase, tout l'organisme est au repos tandis que le cerveau stocke l'énergie pour le lendemain. Les rêves, quant à eux, ont lieu pendant le sommeil paradoxal, une phase de sommeil pendant laquelle les muscles restent inertes, mais où le cerveau est en ébullition.

Les scientifiques pensent que les rêves ont deux fonctions : digérer les événements vécus pour les convertir en expérience utile pour l'avenir, et anticiper les épreuves à venir pour s'y préparer. Ainsi, comme mes cycles sont très fragmentés, mon sommeil est de mauvaise qualité et il ne permet pas à mon corps de récupérer correctement. Bien évidemment, le lendemain, l'extrême fatigue que je ressens abaisse mon seuil de tolérance à la douleur et surtout en amplifie la dimension émotionnelle. De plus, ce sommeil perturbé joue moins bien son rôle dans le processus restauratif qui devrait normalement favoriser ma guérison.

Mais la spirale infernale ne s'arrête pas là. Pour tenir la journée, je m'accorde une sieste, mais comme celle-ci se prolonge, je n'arrive plus à m'endormir le soir venu. D'ailleurs, même sans faire de sieste et bien qu'épuisée, je souffre de difficultés d'endormissement puisqu'il m'est impossible de trouver une position confortable et propice au sommeil. J'avoue que c'est souvent à ce moment précis que je cède à la tentation de prendre un somnifère pour m'endormir. De toute façon, si je résiste aux somnifères, la douleur joue les réveille-matin. À 5 heures, c'est encore les infos de la nuit à la radio, même le coq n'a pas encore chanté, et pourtant ma journée de douleur a déjà commencé par un « petit café corsé aux cachets » ! Épuisée, je me sens handicapée dans mon quotidien : je suis moins active, et surtout moins efficace dans la gestion de ma douleur. Je bouge moins et je me tourne vers la « nourriture émotionnelle » pour me réconforter. C'est une immense toile d'araignée dans laquelle je suis piégée.

Cependant, comme la qualité du sommeil exerce une influence rapide et positive sur la douleur chronique, l'améliorer doit donc faire partie intégrante de mon autotraitement. Le docteur Hanscom, chirurgien orthopédiste américain, associe au moins 25 % à 30 % des guérisons de ses patients à la récupération d'un sommeil de meilleure qualité. J'ai donc une carte toute simple à jouer pour mon bien-être physique et mental, et pour ma guérison.

Les milliards de cellules de notre cerveau communiquent continuellement entre elles et génèrent de légers courants électriques, les ondes cérébrales, dont la fréquence varie en fonction de nos activités. Au moment du coucher, toujours en éveil, notre cerveau produit des ondes bêta, celles produites pendant les activités courantes. Pour s'endormir, il faut atteindre les ondes alpha qui sont émises lorsque nous sommes dans un état de relative quiétude, en position allongée, avec les yeux fermés. Elles correspondent à un état de bien-être, de détente, de calme et de sérénité de nature à chasser stress, angoisses et autres excitations néfastes au moment du coucher.

C'est pourquoi plus les pensées tournent en boucle dans ma tête, plus le comptage de moutons est inefficace, et plus la nuit est courte. En effet, mon cerveau reste bloqué au niveau bêta, ce qui l'empêche d'amorcer la transition vers le sommeil. Malheureusement, il est très difficile pour moi de faire taire mon cerveau lorsque celui-ci se met à refaire l'hier et à anticiper le lendemain. Et il est tout aussi incontrôlable lorsqu'il est envahi par des pensées négatives : « La maman parfaite assise à côté de moi à la réunion de parents avait l'air zen, organisée. Elle a même pris des notes pour rédiger un compte rendu de la réunion. Je suis vraiment nulle… » La clé pour contrer ces pensées envahissantes ? Je vais remettre en place de bonnes habitudes pour me lover dans les bras de Morphée. D'abord, je vais modifier mon hygiène de vie grâce à de petits gestes simples, mais efficaces, puis, je vais reprendre le contrôle des stimuli « somnivores ». En effet, acquérir de bonnes habitudes de sommeil, faire de la relaxation et adopter des pensées positives favorisent l'endormissement et un sommeil de meilleure qualité.

Home sweet home. Aujourd'hui est un grand jour, je retrouve enfin ma chambre. En effet, après avoir enduré des mois de souffrance sur un matelas médicalisé, par terre, au milieu du salon, puis des mois de convalescence dans un lit médicalisé dans une chambre à l'étage, je décide de regagner mon grand lit douillet aux côtés de mon chéri. Ras le bol de ces matelas durs comme de la brique. J'ai aussi hâte de pouvoir à nouveau rêver de plages ensoleillées, tandis que les ombres colorées de ma lampe de chevet dansent sur ma magnifique planche de surf qui est accrochée au mur face à mon lit. J'ai aussi envie que ma petite puce puisse à nouveau venir se lover entre son Daddy et moi pour le petit câlin du matin.

De même, je vais remédier à mes insomnies créatrices et organisationnelles. Si, comme moi, vous notez vos *to-do lists* pour organiser votre lendemain, je vous conseille d'arrêter de le faire dans votre lit. En ce qui me concerne, je les ferai désormais avant le repas du soir. De cette manière, mon cerveau aura le loisir de continuer à y réfléchir quelque temps avant que je n'aille me coucher. Sur ma table de nuit, j'ai quand même préparé un joli « carnet de vie » rose et un crayon, mais j'y rédigerai des gratitudes. Et si quelque chose tourne dans ma tête, je l'écris, puis je l'oublie. Je verrai bien ce qu'il en est demain.

Je vais également accorder davantage d'attention à mon rythme biologique tout en m'adaptant à celui de ma petite lève-tôt. En effet, depuis sa naissance, elle se réveille souvent autour de 5 h 45. Se lever aux aurores, c'est pratique pour faire l'ouverture de la boulangerie et ramener des pains au chocolat (ou des chocolatines, comme vous voulez !) tout chauds, mais cela l'est beaucoup moins pour être en forme le lendemain. Ainsi, dès que je ressens les premiers signes de fatigue, qu'importe ce que je suis en train de faire, car il y aura toujours quelque chose à finir, je vais me coucher. De toute façon, avoir une heure de coucher régulière est primordiale pour installer de bonnes habitudes de sommeil à long terme. Désormais, je fais même à nouveau l'effort de mettre un réveil et de me lever un peu avant ma fille, ce qui me permet parfois de faire une méditation avant qu'elle ne se lève.

Avec l'intensification des séances de kiné, fatiguée physiquement, je m'endors plus rapidement. Cependant, si je commence à ruminer, à tourner et à me retourner dans mon lit, au bout d'une demi-heure, je vais boire un verre d'eau ou une boisson chaude, je fais une méditation ou je lis un bon livre, tout en résistant à l'attrait des réseaux ☺. Afin de donner toutes ses chances au marchand de sable, je ne regagne mon lit que lorsque j'ai ralenti mon métabolisme. Enfin, j'abandonne les siestes. Je préfère récupérer grâce à des techniques de relaxation et de détente dont je vous parlerai bientôt.

Par ailleurs, j'ai avancé l'heure de mon repas du soir deux à trois heures avant le coucher et j'ai instauré un « rituel du soir » pour indiquer à mon corps que l'heure du coucher approche. Ce rituel revêt une importance cruciale pour les petits, mais il est tout aussi essentiel pour les grands. En effet, j'ai toujours eu une routine du matin bien établie, mais j'ai toujours négligé celle du soir. Le piège ? Mettre le nez dans les réseaux sociaux. Pourquoi ? Tout ce que l'on a vu ou entendu dans l'heure précédant le coucher est davantage susceptible d'apparaître dans nos rêves et cauchemars. J'ai donc remplacé cette activité réflexe de scrolling par un atelier de gratitude.

Le fait de regagner mon lit a également permis de resserrer les liens avec mon chéri, liens distendus par la douleur, laquelle avait pris une place prépondérante dans notre vie. En effet, celui ou celle qui voit l'être aimé souffrir sans pouvoir agir ressent également une profonde détresse, celle de se sentir impuissant et même parfois rejeté. Pourtant, rien que se tenir la main permet de synchroniser sa respiration, son rythme cardiaque et ses ondes cérébrales avec ceux de son homme ou de sa femme[1]. Ce toucher empathique permet de se sentir mieux compris et soutenu, et il active des mécanismes antidouleurs dans le cerveau. Une autre astuce scientifiquement prouvée pour atténuer la douleur ? Un massage relaxant avant de se coucher… Cela permet de réduire temporairement les douleurs et favorise l'endormissement. Il s'agit d'un moyen de se sentir mieux et de renforcer les liens au sein du couple. Une relation sécurisante, c'est un cerveau en confiance, sécurisé et apaisé.

Notre intimité a trop souvent été obscurcie par l'omniprésence de la douleur. Nous faisions ménage à trois : Cam, ma douleur et moi. Aujourd'hui, notre humeur est à l'image de l'atmosphère : musique, bougie et sensualité. Désormais, entre mon chéri et moi, il n'y a plus de place pour cette « intruse », seulement la promesse de sensations retrouvées, fidèles à la complicité fusionnelle qui nous unit depuis les débuts. Tout en moi aspire à me sentir mieux, et mon chéri, complice en cette quête, met tout en œuvre pour que cela se réalise.

Une méditation de pleine conscience, une autohypnose, un exercice de *prāṇāyāma* (« respiration » en sanskrit), du yoga *nidrā*, un peu de musique ? Grâce aux avancées des neurosciences, je vais mettre dans ma caisse à outils de nouvelles techniques pour me relaxer, calmer mon système nerveux et éloigner mes pensées de

1. Goldstein et al., « Brain-to-brain coupling during handholding is associated with pain reduction », *PNAS*, 2018.

la douleur. Il ne me restera plus qu'à choisir ma préférée pour atteindre les ondes alpha. Je m'installe donc confortablement et parfois, c'est un exercice de visualisation que je choisis pour créer une image mentale apaisante. Je vois et j'entends le grondement des vagues de l'océan. Elles me bercent.

Symphonie de l'eau qui murmure ce qu'elle veut.

Je sens le sable chaud sous mes pieds, et la fraîcheur de la brise du soir sur mon visage. Lorsqu'une pensée s'invite, je l'accueille, j'en prends conscience et je reviens à mes sensations corporelles. Je me recentre sur ma respiration pour éviter que mon esprit ne vagabonde, que les pensées ne m'envahissent et que l'anxiété d'une insomnie potentielle ne monte en moi. Je sens progressivement mon pouls se ralentir, ma température corporelle baisser, et je m'ancre dans l'ici et maintenant. Bonne nuit !

29

Lorsque je souffre ou que je suis confrontée à un stress, j'ai souvent recours à la nourriture pour trouver du réconfort. Par conséquent, mes choix alimentaires deviennent moins judicieux, puisque je ne mange pas des aliments, je « mange mes émotions ».

Imaginez maintenant, la scène se passe dans nos viscères. À chaque fois que nous mangeons, nous fournissons du carburant à nos cellules, mais nous ingérons aussi des microbes. Il existe des milliers de microbes, et les scientifiques en découvrent de nouveaux tous les jours. Notre système digestif est l'usine à énergie de notre corps. Afin que cette usine fonctionne correctement et offre un carburant de qualité aux cellules, nous devons nourrir les bons ouvriers, à savoir les microbes favorables, alliés de notre organisme, en améliorant notre alimentation. Par exemple, dès lors que je consomme des légumes, riches en fibres naturelles, je nourris les microbes favorables et je contribue à me protéger des douleurs chroniques, des maladies cardiaques et des inflammations. En revanche, les microbes défavorables ont plutôt tendance à apprécier le sucre et ils se réjouissent lorsque je cède à une pulsion en m'attaquant à un paquet de cookies industriels. Rassasiés, ils favorisent l'inflammation et ralentissent les mécanismes naturels de guérison du corps humain. Accorder de l'importance à ce que je mange, c'est transmettre un signal positif à mon cerveau : j'ai de la valeur, je prends soin de moi, mon corps a de la valeur, je prends soin de lui.

Nous devons manger un arc-en-ciel ! En effet, les phytonutriments présents dans les fruits et légumes donnent à ces derniers leurs jolies couleurs. Ces composés naturels sont utilisés par les plantes pour se protéger contre des germes, les insectes et les effets du soleil. Bien qu'ils ne soient pas indispensables à notre survie comme le sont les vitamines ou les minéraux, ils aident à prévenir certaines maladies et favorisent le bon fonctionnement de l'organisme. Malheureusement, le régime alimentaire occidental traditionnel est déséquilibré. On le qualifie parfois de « beige » en raison de la prédominance de plats dont la couleur est peu variée, résultant d'une faible incorporation de fruits, de légumes frais et d'antioxydants naturels dans les assiettes. Quand un groupe de souris est nourri avec un régime occidental, elles montrent un plus grand niveau d'inflammation, une hypersensibilité nerveuse et une réponse accrue de leur système immunitaire. Elles guérissent moins vite et certaines douleurs persistent. Elles ont aussi pris du poids et augmenté leur masse grasse[1].

Le tiercé gagnant dans le désordre ? Légumes, fruits, céréales complètes… L'idéal est d'adopter un régime coloré qui nourrit les bons microbes présents dans nos intestins et qui joue un rôle important dans la stabilité et la diversité de notre flore intestinale. De nombreuses études prouvent également que ce régime réduit l'inflammation et les douleurs chez les patients atteints de

1. Christ et al., « Western diet and the immune system: an inflammatory connection », cell.com, 2019.

fibromyalgie, de migraines, d'arthrite rhumatoïde, d'ostéoarthrite ou de douleurs musculosquelettiques.

Ainsi, pour favoriser ma guérison, il est essentiel que j'adopte des aliments frais et variés. Toutefois, une alimentation saine et équilibrée n'est pas une pilule miracle, et les changements doivent être durables pour avoir un réel impact sur notre santé. La moitié de notre assiette doit être composée de grains entiers riches en fibres naturelles et en antioxydants, tels que le pain complet, les pâtes complètes et le riz brun. En outre, nous devons inclure des sources de protéines saines comme le poisson, la volaille, les œufs, les légumineuses et les noix. L'autre moitié de notre assiette doit principalement être constituée de légumes et de fruits colorés de saison, qui sont riches en antioxydants aux propriétés anti-inflammatoires. Il est également important de privilégier l'utilisation d'huiles saines telles que l'huile d'olive, de noix, de lin ou de chia plutôt que du beurre ou de la crème. De plus, il est recommandé de cuire les aliments à basse température afin de préserver au maximum leurs nutriments. Il convient aussi de réduire notre consommation de viande rouge, de produits laitiers, de sucre ajouté et d'aliments industriels, qui sont associés à des niveaux plus élevés d'inflammation.

Et avec modération, pour remplacer le sucre, j'utilise de la stevia, du sirop d'érable (clin d'œil au Canada !), du sirop d'agave, de la sève de kitul et du miel pour faire de bons gâteaux maison avec Emily et Emma. J'ai aussi un autre petit secret pour remplacer le sucre blanc dans les yaourts et pour saupoudrer mes salades : la levure de bière ! Celle-ci renforce le système immunitaire, favorise la croissance et la brillance des cheveux et des ongles, lutte contre les ballonnements, régénère la flore intestinale et est riche en protéines. C'était aussi l'allié santé de mes grossesses grâce à sa richesse en vitamine B9, essentielle au bon développement du fœtus. Enfin, la vitamine D est également un allié bien-être. 58 % des Français souffrent d'une carence en vitamine D, alors que s'exposer prudemment au soleil, pratiquer une activité physique et maintenir un poids stable et normal permet de faire le plein de ce nutriment essentiel pour la santé[1].

Maintenant que je peux enfin à nouveau manger à table en famille, cuisiner ensemble redevient un plaisir à partager. Pour notre ligne, notre santé et nos papilles gustatives, nous avons changé nos choix alimentaires et réduit drastiquement notre consommation de viande rouge. Désormais, je retrouve aux fourneaux mon gentleman-cuistot désireux de nous concocter de bons petits plats autour du poulet, du poisson et des légumes du jardin. Même si notre potager de ville est bien plus modeste que celui qu'il avait à la campagne, le jardinage nous réunit. Emily est la reine de l'arrosoir rose et veille sur ses salades, ses tomates et ses épinards. Cependant, ce qu'elle préfère par-dessus tout, c'est dévorer les framboises bien mûres directement à la source.

Pour obtenir un joli teint hâlé et préparer l'été, je peux prendre des compléments alimentaires, mais je peux aussi faire une cure de jus de carottes avant la belle saison. (Un petit truc que j'ai hérité de ma mère et de ma grand-mère ☺.) Se nourrir avec des aliments frais et riches en nutriments, c'est un magnifique cadeau que l'on offre à son corps. Il s'agit d'un médicament naturel, dépourvu d'effet secondaire, qui permet de croquer la vie à pleines

1. Inserm.

dents. Ainsi, il n'est pas surprenant de constater que les personnes qui souffrent de douleurs chroniques ont aussi souvent des difficultés avec l'alimentation. Le manque de temps, la fatigue, les choses à faire... La pause déjeuner ? Très souvent je la repousse jusqu'à me rendre compte qu'il est l'heure du goûter. Pourtant, les repas doivent être un rituel, une opportunité de prendre soin de soi et de créer des souvenirs avec nos amis ou nos collègues. Ils représentent aussi un moment de socialisation essentiel pour toute la famille, des plus grands aux plus petits.

Pour nous aider dans nos choix nutritionnels, lors des courses, nous avons pris l'habitude récente de consulter le Nutri-Score apposé sur les produits alimentaires. Cette échelle va de A à E : un Nutri-Score A, en vert foncé, correspond aux produits les plus favorables sur le plan nutritionnel, alors qu'un Nutri-Score E, en rouge, indique les produits les moins favorables. Toutefois, il est important de noter qu'un Nutri-Score D ou E ne signifie pas qu'un produit est mauvais pour la santé. Par exemple, l'huile d'olive est classée C. En effet, le Nutri-Score est calculé sur une base de 100 g d'aliment et non par portion. Ainsi, si 100 g de pâtes lors d'un repas est envisageable, 100 g d'huile est beaucoup moins probable. Par conséquent, le Nutri-Score doit plutôt être utilisé dans le cadre d'une alimentation équilibrée pour comparer des produits de marques différentes (pour le dîner, à prix égal, lasagnes de marque X avec un score C ou de marque Y avec un score E ?), ou de même fonction (crème caramel ou fromage blanc ? Un des grands dilemmes d'Emily, ce sont ses deux desserts préférés...).

Quand on a soif, c'est déjà trop tard ! Une étude vient apporter de l'eau au moulin des bienfaits de l'hydratation.

Que l'on soit en bonne santé ou que l'on souffre de douleurs chroniques, ne pas boire suffisamment d'eau a des conséquences directes sur la douleur. Des hommes en bonne santé, âgés de 22 à 32 ans ont été invités à boire leur quantité habituelle de liquides pendant une journée. Puis, on leur demande de s'abstenir de boire pendant vingt-quatre heures. À l'issue de ces deux journées, ils sont soumis au même test de résistance à la douleur au cours duquel on leur immerge les pieds quatre minutes dans une bassine d'eau glacée. Les conclusions sont sans équivoque : moins on s'hydrate, plus on souffre. En effet, les participants déshydratés ne parviennent pas à garder aussi longtemps leurs pieds dans l'eau froide et présentent d'autres symptômes tels qu'une hyperventilation, une accélération du rythme respiratoire et une réduction de l'apport sanguin au cerveau[1]. Ainsi, il est essentiel de bien se nourrir, mais boire (de l'eau ☺) l'est tout autant.

Dans nos sociétés, alimentation rime souvent avec émotions, et donc avec convivialité. Ne célèbre-t-on pas certains événements en « se faisant une bonne bouffe » ? Cependant, lorsque j'utilise la nourriture pour apaiser mes émotions, je ne fais que les anesthésier grâce à des aliments réconfortants, les fameux aliments « doudous ». C'est bien dommage mais je ne cherche jamais à combler mon mal-être avec un fruit. L'alimentation émotionnelle se compose principalement d'aliments riches en mauvais sucres et en graisses saturées qui activent immédiatement la libération de dopamine. Je finis un pot de glace, un paquet de gâteaux et je me remplis sans conscience. Je recherche un petit « shoot » de plaisir immédiat, souvent accompagné

---

1. Université de Massey (Nouvelle-Zélande).

d'un sentiment de culpabilité tout aussi immédiat. Mais, au fait, pourquoi se sent-on coupable ? Simplement parce que ces aliments ne viennent pas répondre à un besoin physiologique, mais uniquement à un besoin psychologique lié à une souffrance physique ou morale. Je mange sans fin, puisque je mange sans faim : je m'apaise ou je me défoule. Je projette un manque affectif sur un cookie, un sentiment de colère sur un paquet de chips et ma culpabilité sur un paquet de bonbons.

Une clé pour vaincre les douleurs chroniques et résister aux pulsions de la nourriture émotionnelle ? La pleine conscience. Tout d'abord, je vais observer et accepter mes sensations corporelles afin de mieux les comprendre. Est-ce que je ressens de la faim (tiraillements, ventre qui gargouille) ou ai-je juste une envie pulsionnelle de grignoter sans réelle sensation physiologique de faim ? Si c'est plutôt une pulsion, je vais chercher à découvrir le conditionnement qui se cache derrière. De nombreuses séries, notamment *Friends* dont j'étais une fan inconditionnelle, nous ont conditionnés à noyer nos frustrations et nos chagrins dans des pots de crème glacée. Alors, suis-je fatiguée ? Ai-je mal ? Est-ce que je me sens seule ou bien submergée par une émotion ou par un stress ? Ensuite, je prends du recul et je me concentre sur ma respiration. Lorsqu'une crise approche, je m'ancre dans le présent et je m'interroge à voix haute : « Vais-je réellement manger ce paquet de gâteau ? En ai-je réellement besoin ? » Désormais, lorsque j'ai envie de me précipiter vers l'armoire à biscuits, je ne lutte plus contre mes émotions. Je les laisse venir à moi, je les accepte et je les accueille avec bienveillance, sans ressentir de culpabilité. Ensuite, au lieu de passer à l'acte, je propose à mon cerveau un réconfort différent : je médite, je bois un thé, je mange un chewing-gum sans sucre ou j'utilise le joker « l'appel à un ami ». Ainsi, je lui offre une autre « madeleine de Proust » pour l'apaiser.

Quête de tout, bonheur de rien,
tu l'as, tu passes ton chemin.
Quand tu as acquis l'objet voulu,
il ne te plaît déjà plus.

Ne jamais être cent pour cent connecté à ce que nous faisons et mangeons contribue aussi à une perte de repères physiologiques. Lorsque nous effectuons deux activités simultanément, notre cerveau a du mal à analyser ce qu'il est en train de faire : mange-t-il ou regarde-t-il une vidéo ? Alors, comme moi, essayez de ne plus manger devant votre ordinateur, votre télévision, et encore moins devant votre téléphone portable. Désormais, je choisis de profiter de ce moment pour discuter, me détendre, écouter des podcasts, une émission de radio ou de la musique. Je prends également le temps de poser mes couverts entre chaque bouchée et de m'accorder des pauses repas d'au moins vingt minutes. Enfin, Cam et moi retrouvons nos routines quotidiennes et reprenons nos bonnes habitudes. Nous adorons préparer des plats arcs-en-ciel que l'on puisse déjà dévorer des yeux, et dans lesquels nous utilisons des épices pour titiller tous nos sens. On ralentit le rythme. On observe et on apprécie le goût de chaque aliment. Plus précisément, j'aime observer le contact entre la nourriture et ma langue. J'écoute mes sensations. Intérieurement je décris la couleur, les saveurs et l'odeur de ce que je déguste. Je prends exemple sur la méditation de la tasse de vie et je crée l'assiette de vie. Une table colorée, une bonne odeur qui arrive jusqu'à nos narines et le plaisir d'une explosion de saveurs en bouche, mes sens et mon cerveau sont comblés !

30

Avec plus de trois cents concerts par an dans mon agenda, je passais de longues heures dans les trains. Portée par de la musique, je me laissais bercer par le ballet des paysages qui défilaient devant mes yeux. J'ai d'ailleurs partagé sur Facebook d'innombrables photos de ces moments où mes pensées virevoltaient. J'étais comme dans un état second, où je perdais la notion du temps. J'adorais ces moments qui me permettaient de me recentrer avant de « tout donner » sur scène. Vous est-il aussi arrivé de faire un énorme détour pour rentrer chez vous parce que vous aviez raté la sortie d'autoroute ? Bien que nous ne nous soyons pas endormi(e)s au volant, notre esprit était ailleurs. Ces deux exemples illustrent bien ce qu'est l'état d'hypnose ou de transe hypnotique. D'ailleurs, chacun de nous expérimente cet état de conscience modifiée plusieurs fois par jour, car il est vital et contribue au maintien de notre équilibre mental.

Le terme « hypnose » est relativement récent, mais les mécanismes hypnotiques utilisés existent quant à eux depuis la nuit des temps. Aujourd'hui, ils retrouvent peu à peu la place qu'ils occupaient jadis dans le monde des soins. « L'hypnose médicale, ce n'est pas ce que l'on peut voir à la télévision où, d'un claquement de doigts, une personne est entièrement placée sous le contrôle de l'hypnotiseur. Cela n'a rien à voir. C'est un état physiologique normal dans lequel se met le cerveau environ toutes les quatre-vingts minutes au cours de la journée chez les adultes, sans que l'on s'en rende compte le plus souvent. L'idée de l'hypnose, c'est d'utiliser cette capacité[1]. »

Que ce soit pour gérer mes douleurs chroniques, améliorer mon sommeil ou reprendre le contrôle de mon alimentation, l'hypnose m'a permis de mobiliser des ressources jusqu'alors inexploitées. En effet, notre inconscient gère 85 % de notre fonctionnement global. Il prend en charge de façon automatique, et simultanée, un large éventail de tâches complexes comme lire, conduire ou bien encore jouer au tennis. Notre inconscient est aussi responsable de notre mémoire, ainsi, il archive toutes nos expériences, qu'elles soient positives ou négatives. Le conscient et l'inconscient ne communiquent pas directement. Ainsi, même si je me répète en conscience « la nourriture n'est pas une solution à mes pics de stress », si mon inconscient a un programme de type « stress = armoire à gâteaux », c'est ce programme qu'il utilisera par défaut. D'ailleurs, tant que mon inconscient n'est pas convaincu que les changements suggérés sont bénéfiques pour moi, il va y faire barrage. Ainsi, en état de transe hypnotique, les inductions saturent la partie consciente de notre cerveau pour permettre à l'inconscient d'accueillir des suggestions positives en remplacement des comportements ou des images mentales qui posent problème.

L'autohypnose permet de se plonger soi-même dans cet état de transe, propice à réorganiser nos croyances et à reprogrammer notre inconscient. Il ne faut pas attendre

1. Dr Lorenzi-Pernot, sep-ensemble.fr/traitements-parcours-de-soin/auto-hypnose-douleurs, 2014.

d'avoir pleinement confiance en soi pour agir. L'autohypnose s'apprend, et c'est agir qui m'a donné confiance en mes capacités. En effet, l'autohypnose peut sembler complexe à mettre en place et susciter des appréhensions, pourtant ces craintes ne sont pas fondées. Le jour où j'ai eu ce déclic, ce fut un moment « waouh ». Et vous, avez-vous eu l'occasion de tester si vous étiez réceptif à l'hypnose ? Depuis que je la pratique, j'ai drastiquement réduit et presque fait disparaître mes épisodes de compulsion alimentaire, et je ne souffre plus d'insomnie. Bien que cela ne relève pas du miracle, une fois que les bases sont posées, c'est rapidement très efficace. « Faites confiance à votre inconscient. C'est une façon formidable de vivre, une charmante façon d'accomplir les choses […] N'essayez pas d'utiliser la technique de quelqu'un d'autre. […] Découvrez seulement la vôtre[1]. »

Toi seul sait où se trace ta route…

Par exemple, pour m'endormir, je n'ai même plus besoin d'avoir recours à une séance d'hypnose complète, car avec l'habitude, mon cerveau connaît les scripts que j'ai créés : un simple décompte suivi d'une suggestion suffit. Je vous assure que j'atteins rarement le chiffre 20 encore éveillée : « Tu as sommeil, tu bailles. Dans 30 minutes, tu t'endors. Tu es fatigué(e), tu as envie de dormir. Dans 29 minutes, tu t'endors. Tu es fatigué(e) de ta journée, tu te sens épuisé(e). Dans 28 minutes… » Faites de beaux rêves !

1. Erickson et Courtis, « Le sens vibratoire et les acouphènes, musique et hypnose », *Revue française de musicothérapie*, 2017.

31

60 000 ! Nous avons en moyenne 60 000 pensées par jour, ce qui fait de notre cerveau une véritable fourmilière. Toutefois, il est crucial de faire attention à cette invasion de fourmis ! 80 % de ce fourmillement sont des « ANT[1] » : des ***a**utomatic **n**egative **t**houghts* (pensées négatives automatiques). Ce sont elles qui ruinent nos journées et h**ANT**ent nos nuits. Nous ne sommes conscients que de 10 % à 15 % de nos pensées, et plus de 95 % d'entre elles sont identiques à celles de la veille. Alors, comme notre cerveau ne fait pas la distinction entre ce qui nous est bénéfique et ce qui nous est préjudiciable, à force de ressasser des pensées négatives, nous finissons par les croire et en faire notre réalité. Par conséquent, je me dois d'être la première « gardienne » de mes pensées[2] !

Milliers de choses à gérer
m'ont quasiment submergée,
et elles ont pris une telle place,
aiguise ta lame pour cette chasse.

Le Bouddha explique que les événements douloureux sont comparables au fait d'être touché par une flèche,

1. « Fourmi » en anglais.

2. Robins cite ici son mentor Jim Rohn, *The Jim Rohn Guide to personal development*, Success, 2014.

et pose la question suivante : « Si vous êtes frappé par une flèche, allez-vous tirer une autre flèche sur vous-même ? » Pour illustrer son enseignement, il raconte l'histoire d'un homme qui, après avoir été touché par une flèche, se met en colère et rumine, rajoutant ainsi une douleur psychologique à sa douleur physique. Par cette métaphore, il souligne que c'est la façon dont nous interprétons et réagissons aux événements qui détermine notre bonheur et notre malheur, et non les événements eux-mêmes. Ainsi, la douleur est inévitable, mais la souffrance est facultative. Les travaux dans la maison s'enlisent (il aurait été judicieux de faire appel à des professionnels !), les embouteillages (quelle idée ce nouveau sens de circulation dans l'avenue Becquart !), la crise des 2 ans de la petite dernière s'éternise (c'est 7 ans, l'âge de raison, c'est ça ?!)… La première flèche est inévitable : cela s'appelle la vie ! Mais nous ne sommes pas obligés d'en décocher une deuxième en blâmant les autres pour ce qui nous arrive – « C'était sûr, on me refile toujours les dossiers dont personne ne veut ! » –, en nous lamentant sur notre pauvre sort – « Pourquoi cela n'arrive qu'à moi ? » – ou en adoptant des stratégies inadaptées – « Chocolat… fraises Tagada ? » Décocher la deuxième flèche ne fait que maintenir la plaie à vif au lieu de laisser cette expérience isolée devenir une de nos cicatrices de vie ! Pour laisser cette flèche dans son carquois, je vais accepter ce qui m'arrive, tout ce qui m'arrive ! Mais, attention, « acceptation » ne signifie pas « passivité », au contraire cela veut dire « action ».

Notre cerveau fonctionne comme un ordinateur qui compile et archive toutes les informations reçues. Si je le programme de façon négative, j'en obtiens du négatif. Cela explique pourquoi ma réponse immédiate à un déclencheur n'est pas une réponse consciente, mais plutôt un réflexe conditionné. Les mécanismes de pensées automatiques liés à nos traits de personnalité jouent un rôle déterminant dans la façon dont notre système nerveux réagit au stress quotidien. Il est donc essentiel que je trouve un équilibre afin de tirer parti de mes traits de personnalité sans en subir les effets pervers. Bien que j'aie souvent eu l'impression que les pressions que je subissais étaient majoritairement externes, il est en réalité prouvé que les personnes qui analysent objectivement leur burn-out avouent s'être mis énormément de pression elles-mêmes ! Douleurs chroniques et burn-out présentent d'ailleurs un dénominateur commun : l'hyper-exigence des victimes envers elles-mêmes.

Il est difficile de concevoir une vie sans stress. Ni vous ni moi ne pouvons cesser de travailler ou d'accomplir nos tâches quotidiennes. Cependant, il est possible d'envisager une vie où le stress ne serait plus le déclencheur de souffrances mentales et physiques, mais où nous pourrions gérer sereinement les tâches du quotidien. Dès lors, je vous invite à vous engager avec moi dans le *thought challenge*, le « défi des pensées », pour défier nos fameuses pensées automatiques.

Vous êtes prêt ? C'est parti ! À partir d'aujourd'hui, nous allons remplacer l'autocritique par des pensées résilientes, constructives et tournées vers l'avenir afin de trouver des solutions plutôt que de nous enliser dans des ruminations quand la vie nous met à l'épreuve. En pleine conscience, je vous suggère de prendre l'habitude d'observer vos situations-problèmes, avec bienveillance, sans jugement et sans filtre, pour apprendre à reconstruire des pensées plus nuancées. En effet, je refuse désormais de rester prisonnière d'un tourbillon intérieur de pensées négatives qui sont non seulement inutiles, mais également préjudiciables pour ma santé mentale et physique. Lorsque je me surprends à avoir des pensées négatives, je clame haut et fort : « STOP ! » Je prends une grande inspiration et je me concentre sur le positif ! Accepter nécessite d'appréhender avec calme l'ensemble de la situation stressante pour envisager une solution rationnelle. Enfin, je fais le choix de faire face à mes émotions dès qu'elles se manifestent, plutôt que de les éviter et de les stocker dans mon inconscient sous forme de parasite émotionnel. Faites-moi confiance, votre vie va se métamorphoser le jour où vous prendrez conscience des deuxièmes flèches que vous vous envoyez. Ce fut, pour ma part, un travail de développement personnel de longue haleine, mais lorsque votre philosophie de vie change, tout change !

32

Il est possible que vous soyez convaincu(e), tout comme je l'étais il y a quelques années, que respirer est un processus automatique et que notre corps respire correctement, naturellement. Pourtant, l'apprentissage du chant et la découverte du prāṇāyāma, ou « maîtrise du souffle », m'ont prouvé le contraire. Comme toute jeune maman inquiète, il m'est souvent arrivé de m'introduire à pas feutrés dans la chambre de mes tout-petits pour être sûre qu'ils dormaient bien. Chez les bébés, c'est facile… Je restais silencieuse et j'observais leur petit ventre se gonfler et se dégonfler. Ouf ! Tout va bien ! En réalité, les bébés pratiquent instinctivement « la respiration sacrée », une respiration abdominale complète, enseignée dans la tradition yogique. Malheureusement, à l'âge adulte, nous avons adopté de mauvaises habitudes qui entraînent des tensions et de l'anxiété. En accumulant du stress et en refoulant nos émotions, nous passons d'une respiration abdominale complète et régulière à une respiration thoracique irrégulière, incomplète et forcée, qui n'engage plus l'abdomen. Observez un instant votre respiration. Est-ce que vos épaules se soulèvent ? Oui ? Est-ce que votre ventre se gonfle ? Non ? Alors, vous pratiquez une respiration thoracique et vos poumons ne sont remplis qu'à 30 % de leur capacité.

Grâce au chant, j'avais déjà une certaine expérience dans la pratique de la respiration abdominale, pourtant, cette technique de respiration complète n'est toujours pas automatique pour moi. Et plus récemment, c'est grâce au yoga que j'ai découvert de nouvelles techniques. En effet, respiration et bien-être sont étroitement liés : à état d'esprit agité, respiration chaotique, et, à état d'esprit calme, respiration paisible. En outre, bien respirer permet d'améliorer notre état physiologique, psychologique et énergétique. C'est pourquoi, chaque fois que je me concentre sur ma respiration, je ressens un mieux-être immédiat.

Le terme *prāṇāyāma*, formé des mots *prāṇā* (« souffle ») et *yāma* (« maîtrise »), fait référence à « l'arrêt des perturbations de la respiration », ou l'art de faire circuler l'énergie vitale universelle, le *prāna*, dans notre corps. Le concept de *prāṇāyāma* dépasse largement la dimension biologique de la respiration. Il englobe un « mouvement de vie » qui a des effets positifs sur la santé, l'état d'esprit et la conscience de soi. D'ailleurs, les fondamentaux de la méditation, du yoga, de la relaxation, et même du sport en général, sont basés sur cette respiration profonde et complète. On considère aussi souvent à tort que l'inspiration est la partie la plus importante dans un cycle respiratoire, or, « on doit toujours expirer plus que l'on n'inspire : on expulse ainsi plus de gaz carbonique et de déchets que l'on apporte d'oxygène à l'organisme[1] ».

Ainsi, je me suis mise à pratiquer différents types de respiration. Je suis fascinée par les sensations que

1. Dr Rougier, actinutrition.fr/themes/douleurs.

je peux ressentir simplement en modifiant ma manière de respirer. Mes ateliers de *prāṇāyāma* ont ainsi deux objectifs principaux : mieux contrôler ma respiration et limiter l'impact physique et psychologique du stress et de mes douleurs. Le *mahat prāṇāyāma*[1] est la respiration complète en trois étapes. Tout d'abord, lors de la respiration abdominale, le ventre se gonfle sous l'effet des poumons qui se remplissent et poussent le diaphragme vers le nombril. Ensuite, une fois le ventre gonflé, lors de la respiration thoracique ou intercostale, le diaphragme se contracte davantage, ce qui entraîne l'expansion des côtes inférieures vers les flancs et l'avant du corps. Enfin, lors de la respiration claviculaire, les épaules se soulèvent tandis que le diaphragme atteint sa contraction maximale. Pour expirer, on suit exactement le processus inverse en commençant par expulser l'air de la zone claviculaire, puis du thorax et enfin, de l'abdomen. Lorsque j'ai commencé à pratiquer ce *prāṇāyāma*, je préférais m'asseoir bien droite sur une chaise afin d'imaginer le *prāṇā* qui montait en moi à l'inspiration et qui redescendait à l'expiration. Grâce à une pratique régulière, j'ai maintenant l'impression de ressentir cette énergie monter et descendre en moi. Si vous avez envie de tenter l'expérience, ne pensez qu'à deux aspects essentiels : gonfler votre ventre à l'inspiration et allonger votre expiration. Grâce à cette respiration complète, nous remplissons nos poumons à leur capacité maximale ce qui permet d'oxygéner nos cellules de manière plus efficace et d'éliminer un plus grand nombre de toxines responsable du stress et

1. *Mahat* veut dire « grand » en sanskrit.

de l'anxiété. Lorsque notre souffle est agité, inégal ou saccadé, tout l'organisme bascule dans l'anxiété, alors que, lorsqu'il est posé et régulier, il apporte paix et repos à l'esprit. On retrouve déjà ce lien indissociable dans un ancien texte taoïste qui affirme : « Le souffle est guidé par la pensée, et la pensée est guidée par le souffle.[1] »

La rétention du souffle peut être pratiquée de deux manières différentes, et chacune d'elles a des effets bien distincts. Les rétentions avec les poumons pleins ont le pouvoir de réduire les tensions, tant physiques, psychologiques qu'énergétiques. Les rétentions avec les poumons vides invitent, quant à elles, à l'introspection. En allongeant l'expiration, j'offre à mon corps une détox en dioxyde de carbone, qui se traduit par une meilleure oxygénation du système nerveux. Au début, la concentration est essentielle car le manque d'air nous met face au sentiment d'asphyxie et, donc, à la peur de la mort. Entre les deux techniques, il y a peu de différences en termes de quantité d'oxygène en jeu, ce qui signifie que tout se passe essentiellement dans la tête. C'est une fois de plus mon inconscient qui se joue de moi. Les poumons pleins symbolisent la vie et notre cri originel, tandis que les poumons vides évoquent la mort. Parfois, la peur existentielle de la mort contamine nos comportements et génère toutes sortes d'autres peurs sans que nous en soyons conscients. Ainsi, la seule solution pour démystifier cette peur est d'aller à sa rencontre. Les rétentions avec poumons vides ont suscité chez moi un certain malaise jusqu'au jour où j'ai réellement accepté de lâcher

1. Tsou Lu, *Le Secret de la fleur d'or*, ancien texte taoïste introduit en Occident en 1929 par Wilhelm et Jung.

prise. La vie et la mort ne sont que les deux facettes de l'expérience « être humain ». Lorsque j'ai accepté l'idée de m'abandonner au vide, la peur a disparu.

Avez-vous déjà entendu parler de la méthode 365 ? Né aux États-Unis il y a une quinzaine d'années, le concept de cohérence cardiaque, ou méthode 365, est issu de l'essor des recherches en neurosciences et en neuro-cardiologie. Bien que l'on puisse penser que le cœur bat comme un métronome, il n'en est rien. Même chez un individu en bonne santé, au repos, on observe des variations du rythme cardiaque, nommées variabilités de fréquence cardiaque (VFC). Ces fluctuations augmentent dans les situations anxiogènes et diminuent lors des moments de détente. La cohérence cardiaque permet d'acquérir la capacité à réguler sa respiration pour réguler ces variations et envoyer un signal apaisant au cerveau. Dans la pratique, la méthode 365 consiste à faire **3** séances par jour, comprenant **6** respirations par minute (inspiration durant cinq secondes, puis expiration durant cinq secondes), et cela pendant **5** minutes.

Peut-être en est-il de même pour vous, mais malgré tout le bien que j'en entendais, j'ai toujours remis à plus tard ce genre d'exercice, et ce pour la bonne et simple raison (ou plutôt excuse) que je n'avais pas le temps. Pourtant, je consacre bien trois minutes à chaque brossage de dents. Alors, la santé de nos dents est-elle plus importante que celle de notre cerveau ?

33

Tout au long de ma carrière artistique, j'ai eu l'immense bonheur d'être marraine de plusieurs associations et de consacrer du temps à l'organisation d'événements visant à collecter des fonds pour l'achat de matériel médical, le financement de soin à l'étranger ou la recherche de thérapies nouvelles. J'ai côtoyé des parents d'enfants porteurs de handicaps lourds ou de maladies graves, et ils m'ont enseigné de précieuses leçons de résilience.

Ce qui me touche toujours profondément c'est l'ampleur du stress, de l'anxiété et de la fatigue physique qu'ils endurent au quotidien sans jamais se laisser abattre. À cette pression s'ajoute souvent une dose de honte et de culpabilité, car ils estiment ne jamais en faire assez pour leur enfant. Ainsi, certains souffrent à la fois dans leur tête et dans leur corps. Le plus triste, c'est que ces parents se sentent même coupables lorsqu'ils s'accordent une semaine de vacances, pour souffler et se reposer un peu, en plaçant leur enfant dans une institution où l'on s'occupera très bien de lui. Ils se jugent très sévèrement pour cette semaine de repos. Ils ont l'impression d'abandonner leur enfant, alors que, pourtant, ils se dévouent corps et âme pour son bien-être les 358 autres jours de l'année. Tout n'est que combat : trouver une place à l'école, financer les thérapies innovantes ou bien encore préparer son « avenir sans eux ». En outre, l'aidant n'est qu'un figurant, il dépend entièrement des capacités physiques et mentales de la personne aidée, et des circonstances au jour le jour.

Trop petit pour comprendre on lui dit,
oui mais trop petit pour souffrir aussi.
Mais nous sentant si impuissant,
il sourit, innocemment.

« Aujourd'hui, Léo est dans un bon jour. Il essaye de communiquer avec sa petite sœur et moi. Il a aussi accepté de s'habiller sans râler. Et puis, pour une fois, il n'a pas fait de fausse route à table. »

« C'est tellement difficile. Aujourd'hui, Léo ne veut ni se laver, ni s'habiller, ni manger. Il est prostré dans son fauteuil et ne répond à aucune de mes sollicitations. Et quand je veux l'approcher, il essaye de me taper. »

L'anxiété des parents se conjugue au présent mais aussi au futur… Qu'adviendra-t-il de leur enfant une fois qu'ils ne seront plus là ? Qui assumera ce statut d'aidant ? Les frères et sœurs ? S'occuper d'un parent, d'un enfant, d'un conjoint ou d'un ami, âgé ou malade, est une responsabilité dont le corps et l'esprit peuvent avoir du mal à absorber l'impact émotionnel.

Au grand bonheur les grandes douleurs. Devenir parent est un défi de tous les jours. Et parfois, une tâche bien plus ardue qu'on ne l'avait imaginé. « Petit d'homme », mais très grand changement ! Adieu, détente sous la douche, grasses mat', lecture tranquille aux WC et sorties imprévues… Bonjour, cheveux gras (j'envisageais justement une cure de sébum), levers aux aurores (l'avenir appartient à ceux qui se lèvent tôt), passage éclair aux toilettes (tant pis pour la pause lecture) et envie suprême d'être sous la couette à 21 heures (au secours, dans deux heures, c'est déjà le premier bib'). Être parent est une source de bonheur immense, mais cela implique également un changement de style de vie. Le niveau de stress psychologique et émotionnel augmente, et le temps pour prendre soin de soi diminue.

Être parent, c'est être H24 sur le qui-vive. Ce n'est pas un hasard si la campagne du gouvernement intitulée « 1000 premiers jours, jeunes parents » de 2011 met en scène un couple et un bébé qui pleure, longtemps, très longtemps : « Tu crois que c'est normal qu'il pleure autant ? » Puis, quelques minutes plus tard, on les entend dire : « C'est normal qu'il dorme autant ? Tu crois qu'on devrait le réveiller ? »

Cette scène illustre parfaitement l'angoisse ressentie par tous les jeunes parents. Quand bébé dort trop, on s'inquiète. Quand il ne dort pas assez, on s'inquiète aussi. D'ailleurs, cette préoccupation pour le bien-être de son enfant ne s'arrêtera plus jamais. Lorsque l'enfant grandit, trop de bruit dans sa chambre nous alarme, mais plus aucun bruit du tout nous alarme encore davantage. Puis, vient l'adolescence, le départ de la maison, le statut de grand-parent… Être parent est épuisant sur le plan psychologique, puisque nous avons désormais toujours une bonne raison de nous inquiéter. En outre, être parent est un challenge qui peut engendrer beaucoup de frustration, car ce n'est jamais facile de concilier sereinement « enfant » et « carrière ». C'est pourquoi la naissance d'un enfant est souvent un catalyseur pour le déclenchement des douleurs chroniques.

L'amour d'un père pour son enfant,
qu'il n'a pas porté pourtant.

Quand un homme entre 25 et 50 ans consulte à cause d'une douleur « venue de nulle part », il vient « souvent de changer de statut marital ou de devenir papa[1] ». Néanmoins, il s'agit d'un sujet délicat à aborder. Il est plus aisé d'admettre que nous faisons un burn-out professionnel qu'un burn-out parental. En effet, il est très difficile de reconnaître en société que nous avons, ne serait-ce qu'un instant, regretté notre rôle de parents. Pourtant, je suis d'avis de nous affranchir d'une telle culpabilité. Que le parent qui n'a jamais eu cette pensée me jette la première pierre ! Être parent signifie jouer le rôle d'aidant et cela signifie placer le bien-être de l'aidé avant le sien, quelles que soient les circonstances.

Paradoxalement, 35 % des parents, et le plus souvent des mères, souffrent du « syndrome du nid vide[2] ». Dans mon cas, j'ai vécu une période très difficile marquée par la confluence de deux *baby blues*. Tout d'abord, je souffre d'une profonde mélancolie liée à un sentiment d'abandon et de vacuité à la suite du départ de mes aînés de la maison. On n'est jamais vraiment prête à voir partir ses « petits », surtout lorsque c'est si soudain. Et quoique les gens en disent, cette tristesse n'est absolument pas compensée par le bonheur lié au temps retrouvé pour s'occuper davantage de soi. Les émotions positives

1. Dr Stracks, www.johnstracksmd.com.

2. Copper-Royer, *Le Jour où les enfants s'en vont*, Paris, Albin Michel, 2014.

agissent comme un carburant pour nous booster. J'ai donc pris la décision de ne plus être une victime passive de ce qui m'arrive. Et petit à petit, je suis parvenue à me raccrocher aux petites choses, aux petits textos et aux petits moments de bonheur avec mes enfants, même brefs, que la vie m'offrait. Même si je passe moins de temps avec eux, lorsque nous nous retrouvons, nous en profitons pleinement.

Ensuite, je souffre encore d'une dépression post-partum qui se prolonge en raison des circonstances familiales. En effet, je dois également gérer une petite puce, « bébé Covid-19 », qui en présente toutes les caractéristiques. Elle est très anxieuse, a du mal à gérer ses émotions et elle est en proie à de fréquentes terreurs nocturnes. En effet, les chercheurs ont constaté que le niveau de stress et de cortisol de la mère pendant la grossesse influence le développement des capacités de l'enfant à réguler ses émotions[1]. De plus, comme tous les enfants nés pendant cette période, elle a connu des premiers mois de vie très atypiques : peu de sorties, pas de visites, pas de rassemblements familiaux et une cruelle absence de toutes les activités favorisant la socialisation. Même à la crèche, des assistantes maternelles expérimentées, dont l'une s'occupait déjà de mon fils Alex âgé aujourd'hui de 17 ans, confirment que les enfants dont elles s'occupent depuis la fin du confinement sont plus difficiles à gérer car ils pleurent davantage et ont une moins bonne maîtrise de leurs émotions.

Par ailleurs, j'ai pris conscience que mes réactions modèlent les croyances et les peurs de ma plus jeune fille

1. Rash, et al. « Maternal cortisol during pregnancy is related to infant cardiac vagal control », *Psychoneuroendocrinology*, 2015.

vis-à-vis de la douleur ainsi que sa capacité à les inhiber. Si j'adopte une attitude d'acceptation, je deviens un exemple pour elle en matière de résilience et de gestion émotionnelle efficace. Cela implique donc de rétablir une atmosphère plus chaleureuse au sein de notre foyer. En effet, mes douleurs chroniques ont eu un impact sur la cohésion familiale. Il est difficile d'organiser des événements familiaux lorsqu'un matelas médicalisé et une personne en souffrance « trônent » au milieu du salon. De plus, l'ambiance au sein du foyer est pesante, ce qui favorise les conflits de toutes sortes. Cette prise de conscience m'a fait l'effet d'un électrochoc... C'est pourquoi nous allons organiser un petit goûter d'anniversaire avec les copains et copines d'Emily pour célébrer ses 3 ans. Il est essentiel que le foyer familial retrouve son rôle de havre sécurisant et rassurant pour ma fille.

Je m'aperçois aujourd'hui que, lors des épisodes de migraine de ma maman, je ressentais souvent, inconsciemment, de la tristesse et, parfois, même, une certaine culpabilité à l'égard de ce qui lui arrivait. On se sent démuni(e) lorsque l'on voit une personne qui nous est si chère souffrir sans pouvoir alléger sa peine.

Si vous avez vu le film *Bohemian Rhapsody*, vous avez sans doute appris comme moi que ces mots, « bonnes pensées, bonnes paroles, bonnes actions », sont les piliers de la religion zoroastrienne. Farrokh Bulsara, qui deviendra Freddie Mercury, a inlassablement cherché tout au long de sa vie à obtenir la reconnaissance de son père qui a toujours eu du mal à accepter que son fils ne suive pas le chemin qui était tracé pour lui. Être parent n'est pas chose aisée. Cela implique d'éduquer tout en respectant la personnalité de son enfant et en lui apportant un soutien indéfectible, quels que soient ses décisions ou ses choix de vie. Aucun de nous n'a des parents parfaits, aucun de nous n'est un parent parfait et nos enfants ne seront pas non plus des parents parfaits. Ainsi, aujourd'hui, si, comme moi, vous êtes parent, je vous propose que nous regardions ensemble tout ce que nous faisons de bien pour nos enfants : les petites choses comme les grandes. Nous effectuons un travail remarquable au quotidien. Pourtant, lorsque nos enfants sont petits, ils font des « colères », et lorsqu'ils sont adolescents, ils peuvent parfois se montrer ingrats. Paradoxalement, nous nous remémorons toujours avec tendresse et nostalgie les pleurs nocturnes du bébé quand nous attendons l'ado de 16 ans qui a maintenant plus d'une heure de retard. Il finira d'ailleurs par arriver avec un grand sourire et un : « Ben quoi ? Tu m'as attendu ? » On ne comprend l'angoisse d'être parent que lorsqu'on le devient soi-même.

34

Nous réalisons des dizaines de petits exploits au quotidien, en tant que parents, collègues ou amis ; mais nous en considérons très peu comme de véritables réussites. Nous attribuons, souvent par modestie, nos victoires à la chance, aux circonstances, à l'alignement des planètes, alors que nous avons tout à fait le droit de clamer haut et fort que nous sommes fiers de nous. Pour développer notre estime de soi, nous devons oser nous attribuer du mérite. En effet, année après année, la somme de tous ces petits succès vient renforcer notre image mentale et notre confiance en nous. Nous ne devons absolument pas nous en priver.

J'ai toujours eu le sentiment que prendre soin de moi était improductif et que cela empiétait sur toutes les autres tâches de mes listes de choses à faire. Pourtant, prendre soin de soi doit être numéro 1 sur cette liste ! La science le confirme : je ne peux pas servir à partir d'une cruche vide. Désormais, avant de m'inquiéter du bien-être d'autrui, je vais accorder un peu d'attention au mien. Ce n'est pas de l'égoïsme, c'est une question de survie. Je dois devenir ma première source d'inspiration et d'enthousiasme. Si je ne m'aime pas et ne me respecte pas, comment les autres peuvent-ils m'aimer et me respecter ? Mettre en place un rituel bien-être n'est pas superflu, ce n'est pas du temps perdu, c'est essentiel ! Tout ce qui apporte relaxation, joie de vivre et bonheur doit occuper une place de choix dans mes listes de tâches.

Toutefois, lorsque j'évoque le mot « bien-être », je ne pense pas forcément à un bain à bulles et à des bougies parfumées. Bien que cela soit un moment extrêmement agréable, c'est une vision réductrice. En réalité, pour être heureux, il est essentiel que je crée une véritable bulle de Bien-Être, qui soit ancré en moi, une bulle « BE ». Au sein de cette bulle introspective, je peux m'enraciner dans le présent lorsqu'un défi du quotidien se présente.

Prendre soin de soi est extrêmement difficile dans les périodes douloureuses. Pourquoi prendre soin d'un corps qui nous lâche, qui nous entrave dans notre vie, dans nos mouvements et dans nos relations avec les autres ? Pourquoi prendre soin de cette carcasse qui nous fait souffrir ? Pourtant, parfois, c'est parce que notre cerveau nous aime qu'il nous fait souffrir, et la prise de conscience est violente, mais efficace. Je vais écouter plus attentivement mes besoins et mes envies sous peine de courir tout droit à ma perte physique et psychologique. Créer cette bulle de confiance en moi et en l'avenir passe par un sentiment de gratitude. Malgré les difficultés que je traverse actuellement et les douleurs neuropathiques avec lesquelles je dois apprendre à vivre, je suis en vie. Je respire ! Je ne suis pas restée paralysée ! Je vois mes enfants grandir et s'épanouir, et je suis très fière d'eux. Beaucoup me diraient : « Quelle chance vous avez ! »

Cocorico ! Dans les années 1920, c'est le pharmacien français Émile Coué qui fait connaître l'immense pouvoir de l'autosuggestion. En répétant des pensées positives, je génère davantage de pensées positives et je crée un effet boule de neige. Vous souvenez-vous de l'assiduité et de l'amour avec lesquels le Petit Prince prenait soin de sa rose ? Désormais, j'en prends l'engagement et la responsabilité, je vais arroser quotidiennement la fleur de l'enthousiasme dans ma vie, malgré les douleurs. Je suis telle une chenille dans son cocon et je vais ressortir transformée de ma chrysalide. Je connaîtrai mes limites et j'accepterai mes imperfections, car nul n'est parfait. De plus, je me préserverai des empêcheurs de tourner en rond et je me protégerai des personnes toxiques en refusant d'en absorber le négatif, car nul n'est invulnérable. L'herbe paraît toujours plus verte dans le pré du voisin. Malheureusement, cette quête du mieux ne mène qu'à de l'insatisfaction et à de la frustration.

Le mieux est parfois l'ennemi du bien.

La gratitude, longtemps associée à des pratiques spirituelles ou religieuses, remet en perspective ce dont nous avons réellement besoin pour vivre. Comme le dit très justement Eli Whipp, un Amérindien issu du peuple Pawnee, à Cornelia Locke dans la série *The English* : « Ce que tu veux et ce dont tu as besoin » sont deux choses différentes, tout ce dont tu as besoin « tient sur un cheval ». La gratitude n'est d'ailleurs pas qu'une construction sociale, car l'entraide est présente chez de nombreux animaux, qui comprennent d'instinct que l'autre peut leur rendre la pareille. La gratitude est donc probablement un trait adaptatif acquis au fil du temps pour favoriser la survie de l'espèce. Selon les dires du

Roi des animaux de M. de La Fontaine, « on a toujours besoin d'un plus petit que soi ».

Alors, bienvenue chez les Bisounours ? Le concept de gratitude peut paraître un peu naïf alors qu'il est vital à notre équilibre psychologique. Il englobe un sentiment de reconnaissance et une sensation d'émerveillement qui nous incitent à profiter de la vie. Cependant, la gratitude ne se réduit pas à nos « mercis ». Elle consiste à prendre conscience des éléments positifs que nous recevons et à reconnaître qu'ils proviennent d'une source externe : qu'il s'agisse de personnes (famille, amis, ou même un parfait inconnu), d'animaux, de plantes, d'objets ou encore d'expériences, d'opportunités et d'événements.

Gratitude et résilience sont intimement liées, car la résilience trouve son essence dans la capacité à ressentir de la compassion et de l'amour envers soi-même et envers les autres, et à apprécier les petits plaisirs de la vie. C'est la faculté à entrevoir du positif dans le négatif, et à sublimer les souffrances en apprentissages, en ressources ou en motivation pour évoluer. La gratitude est à la fois émotion, état d'esprit et trait de personnalité. C'est une philosophie de vie qui doit faire partie intégrante de notre quotidien. Elle offre une opportunité de célébrer le moment présent et d'être acteur de sa vie. Elle donne du sens au passé, apporte la paix au présent et crée une vision pour le futur. En valorisant et en appréciant les moments à leur juste valeur, on focalise notre esprit sur ce que l'on a, et non sur ce dont on aurait éventuellement besoin : « C'est impossible de se sentir à la fois envieux et reconnaissant[1]. »

1. Emmons et Shelton, « Gratitude and the science of positive psychology », in Snyder et Lopez, *Handbook of positive psychology*, Oxford University Press, 2002.

Je suis quelqu'un qui a toujours cultivé la « gratitude attitude » ! Et une fois de plus, la musique était souvent mon moyen d'expression. C'est l'avion d'une adolescente pleine d'espoir qui atterrit sur le tarmac de l'aéroport Pearson à Toronto, et la réalité dépassera largement ses espérances. Je vais vivre un rêve éveillé, une histoire digne d'un conte de fées.

L'accueil dans le hall d'arrivée ressemble à une scène de film : des étudiants d'échange des quatre coins du monde, des membres du Rotary Club, ballons, fleurs, pancartes, il ne manque rien. On me dépose dans ma première famille d'accueil. J'en aurai plusieurs au cours du séjour : toutes différentes, et toutes plus merveilleuses les unes que les autres. Je suis accueillie comme l'enfant prodigue, cela en est presque déstabilisant. Mes frères et sœurs d'accueil ou moi, aucune différence aux yeux de mes parents canadiens. Qui aurait pu imaginer que je fêterais mes 18 ans à Toronto et que je vivrais le passage au nouveau millénaire en terre inconnue ? Vous vous dites sûrement que je ne vous parle plus de mon anorexie. C'est normal, je ne l'ai pas emmenée dans mes bagages. Cela en est même sidérant de brutalité. En quelques mois, je suis passée d'un profond mal-être, avec parfois l'envie d'en finir, à une folle envie de profiter pleinement de la vie. Ici, tout semble possible.

Je me souviendrai toujours de mon premier jour à la Iona Catholic Secondary School. J'en avais rêvé, le Rotary Club l'a fait. Je suis très fière de porter mon uniforme aux couleurs de l'école : kilt écossais vert et bleu, collants vert bouteille, petite blouse blanche amidonnée et gilet vert sans manches brodé avec le logo du lycée. J'adore !

Le débat sur l'uniforme revient régulièrement en France, mais je dois avouer que, pour l'avoir porté, je n'y ai vu que des avantages. Tout d'abord, je ressentais un véritable sentiment d'appartenance, et puis, pour mon grand bonheur, je n'étais enfin plus jugée sur mes vêtements. C'était un gros stress en moins. Quant au besoin de se différencier et d'exister, cela était quand même possible lors des nombreuses activités extrascolaires et des jours festifs sans uniforme, les *casual days*[1].

Bien qu'inscrite en lycée, j'en profite également pour fréquenter un peu l'université. L'ambiance est tout autre quand on est la *Frenchie* et non plus l'intello de service ! De plus, comme cette année ne sera pas prise en compte dans mon cursus français, je me fais plaisir : cours de chant, de danse, de théâtre, de littérature anglaise, de guitare, de géographie et d'économie canadienne. J'ai envie de m'épanouir dans ce que j'aime le plus, la musique, et de découvrir ce pays qui me fait rêver depuis toujours, notamment grâce à mon idole de l'époque, Bryan Adams, que j'aurai même le plaisir de rencontrer lors de mon séjour là-bas.

King Lear à la main, je vais enfin comprendre toutes les subtilités de ce livre. J'avais bien commencé à lire des pièces de Shakespeare à la maison, mais à l'époque, sans Internet, il m'était absolument impossible d'en saisir toutes les nuances. Mon premier cours de littérature est un véritable choc culturel. Le professeur n'a pas besoin de supplier les élèves de se porter volontaires pour aller au tableau ou faire une présentation orale. Ici, on se bouscule presque. Je suis bien évidemment dans

1. « Journées décontractées ».

un bon lycée, mais tous les élèves ne viennent pas de milieux favorisés, loin de là. « Faire le show » semble simplement faire partie de leur ADN. Ainsi, ici, je peux enfin être « moi ». L'entreprenariat est également une des activités favorites au lycée, comme en témoignent les nombreux clubs gérés par les élèves eux-mêmes. Je rejoins donc le club de musique avec lequel nous allons organiser, tout au long de l'année, des concerts et des comédies musicales pour récolter des fonds au profit d'associations caritatives, leur esprit entrepreneurial n'empêchant pas l'esprit communautaire. Et je suis bluffée par la qualité des événements qu'ils organisent. Chez nous, à l'époque, c'est plutôt dans le supérieur que l'on s'attaque à ce genre d'initiative. Autre choc culturel, mes amis conduisent et travaillent en parallèle de leurs études. J'irai d'ailleurs faire un petit stage chez une fleuriste avec Wendy, l'une de mes meilleures amies. À la fois sur scène et en coulisses, je me sens utile, je prends du plaisir, je m'épanouis et j'apprends énormément. Chaque jour, lorsque je monte dans le bus jaune qui m'emmène à l'école – vous savez, celui que l'on voit dans *Forrest Gump* –, je me sens tellement reconnaissante ! Les sièges sont inconfortables, le bus grince, mais c'est mon moment de gratitude quotidien, je chéris tout ce qui m'arrive en admirant au loin le lever du soleil derrière la CN Tower.

J'veux écrire mon histoire, j'veux chanter mon histoire, car rien dans la vie n'arrive au hasard.

Mon emploi du temps est digne de celui d'un ministre, chaque semaine amenant son lot de surprises. Les souvenirs se bousculent dans ma tête à l'heure où j'écris ces lignes. Je ressens à nouveau l'émotion intense d'entonner l'hymne national canadien, le « O Canada », lors d'événements nationaux, et de me glisser dans la peau de Mme de Pompadour pour chanter « La Marseillaise » avec un orchestre philarmonique. Je revis l'excitation d'Halloween où, déguisée en Minnie Mouse, je vais *trick or treating*, frappant aux portes pour « une farce ou une friandise » dans les rues de Mississauga, ainsi que la magie de Noël et de ses traditions que je partage avec des familles de différentes confessions religieuses.

Comme un traîneau dans le ciel,
suspendu aux étoiles dans la nuit noire.
Dans la longue nuit de Noël,
c'est trop beau pour y croire.

Je me souviens aussi d'expériences marquantes telles les maraudes dans Toronto avec la Scott Mission et l'organisation d'événements caritatifs avec le Rotary Club. Enfin, je n'oublierai jamais que j'ai eu le privilège unique de contempler les majestueuses chutes du Niagara au gré des quatre saisons ou bien encore celui de dormir dans un minuscule *quinzhee*, cet abri de neige d'origine amérindienne qui ressemble à un igloo, mais qui est fabriqué à partir d'un amoncellement de neige durcie… J'ai vécu tant de choses, certaines que j'avais même oubliées, et que j'ai redécouvertes lorsque mes parents sont venus me déposer les cartons qui étaient encore entreposés dans ma chambre chez eux.

Un jour, lors de mon cours d'économie canadienne, j'entends parler du Forum pour jeunes Canadiens. Il s'agit d'une semaine au parlement d'Ottawa pour comprendre les processus gouvernementaux canadiens. Puisqu'il faut avoir la nationalité canadienne, ma candidature pour ce forum n'a, *a priori*, aucune raison d'aboutir, pourtant, je tente quand même ma chance. À ma grande surprise, quelques jours plus tard, je reçois un appel des organisateurs. Ils envisagent depuis plusieurs années d'inviter des étudiants étrangers pour favoriser les échanges culturels. J'arrive donc à point nommé, je serai la première ! Ils sont d'autant plus ravis que je suis française, et que je parle donc les deux langues officielles du Canada. Être dans les coulisses du Parlement a été une expérience extraordinairement enrichissante. Cela me donna aussi l'opportunité de comparer avec l'organisation de l'Assemblée nationale en France puisqu'en primaire, j'avais remporté un concours qui m'en avait ouvert les portes. Je trouve rapidement ma place en tant que traductrice, ce qui me plaît beaucoup, et je m'investis pleinement dans mon rôle. De plus, on me sollicite aussi fréquemment pour interpréter l'hymne canadien dans sa version bilingue afin d'inaugurer des soirées ou des réunions. Le séjour se clôture par une remise de prix où j'ai l'honneur de recevoir des mains du ministre de l'Industrie la médaille du Tissu social canadien, une distinction décernée par le gouvernement pour la promotion du bilinguisme. Des années après, lorsque je porte cette « épinglette », comme ils disent là-bas, c'est toujours avec fierté et plaisir. Elle m'a d'ailleurs porté chance pour l'agrégation.

Je participe également à un séminaire d'affaires et de diplomatie internationale à Chicago. Déjà à cette époque, nous réfléchissons à l'avenir de la planète et au réchauffement climatique. Enfin, je participe à un jeu de rôles grandeur nature à Montréal organisé par l'ONU. Pendant une semaine, nous sommes coupés du monde extérieur, en autarcie, et investis pleinement dans nos rôles de diplomates. Jour et nuit, nous recevons des dépêches, la diplomatie n'attend pas ! Je me demande même finalement si faire de la politique ne serait pas une carrière pour moi.

Enfin, comment ne pas évoquer mon merveilleux voyage à travers le Canada ? Je vais le traverser d'un océan à l'autre. Deux bus, une centaine d'étudiants et d'étudiantes, plus de cent nationalités représentées. Nous avons roulé pendant des kilomètres. Rien à droite, rien à gauche. Pourtant, nous étions toujours émerveillés par les paysages qui défilaient sous nos yeux, et les ourses et leurs petits qui traversaient la route devant nous. Se battre avec les moustiques à Winnipeg, contempler les fleurs de Victoria Island ou chanter aux Stampede[1] de Calgary, que nous dormions le soir dans nos sacs de couchage ou dans des familles d'accueil, ces moments m'ont laissé tellement de souvenirs impérissables ! Qu'importe la nationalité ou la religion, nous sommes unis par un idéalisme de vie et nous portons tous le même message de tolérance. À l'époque, personne n'est absorbé par son téléphone portable, nous profitons donc du moment présent sans nous soucier de faire le parfait « reel » pour notre compte Instagram. À chaque stop, nous mettons en scène des spectacles de chant, de danse et de théâtre pour remercier nos hôtes. L'essence même de ce voyage

1. Festival et rodéo de grande envergure.

était la « gratitude attitude ». Nous avions tous vécu une année inouïe et nous voulions remercier ceux à qui nous le devions. En écrivant ce témoignage, je m'aperçois avec émotion de tout ce que j'ai vécu en l'espace d'une année qui a changé le cours de ma vie.

Lorsque les premiers symptômes se sont manifestés, il m'est devenu difficile de cultiver cette « gratitude attitude » qui me caractérisait pourtant, la douleur ayant envahi chaque parcelle de mon être, corps et esprit. Je me sentais étrangère à ce corps meurtri et à cette vie sans saveur. J'attendais désespérément la disparition des symptômes pour être heureuse. Ainsi, ironiquement, c'est précisément au moment où je m'éloigne le plus de la gratitude que j'en aurais eu le plus besoin. En effet, les études sont formelles : la pratique de la gratitude active la pharmacie interne du corps et peut aider à réduire les douleurs chroniques. En outre, elle joue un rôle crucial dans la reprogrammation du cerveau, l'incitant à adopter une pensée positive et à stimuler la production d'hormones du bonheur, telle que la sérotonine et la dopamine, qui apporte un réel mieux-être physique, émotionnel, psychologique et social.

La pratique de la gratitude booste aussi notre résilience. En plus de jouer un rôle de ciment social, la gratitude a des effets réels sur le plan physiologique : elle augmente le bon cholestérol, fait baisser le mauvais et régule la pression sanguine. En outre, elle favorise l'harmonie du système nerveux en améliorant la cohérence cardiaque et en réduisant les inflammations. Enfin, elle diminue les risques de dépression, d'anxiété et d'addiction. Par exemple, c'est un facteur clé dans la prévention du suicide : écrire des lettres de gratitude réduit le sentiment d'impuissance chez 88 % des personnes suicidaires et augmente le niveau d'optimisme chez 94 % d'entre elles[1].

La spiritualité transcende la dimension religieuse et va bien au-delà. Elle se caractérise par une quête personnelle de sens à notre existence. En d'autres termes, elle représente un désir intime de comprendre la vie que nous menons, indépendamment de toute croyance ou attache religieuse. Cette quête de spiritualité et de sagesse est bien trop philosophique, et surtout trop vaste, pour que je m'essaye à la développer ici. Toutefois, il y a des clés universelles simples pour l'atteindre :

- pratiquer la gratitude tous les jours ;
- faire de la méditation de pleine conscience ;
- pardonner aux autres, mais aussi à soi-même ;
- pratiquer des activités qui amènent joie et paix ;
- écouter plus, parler moins ;
- s'éloigner des faiseurs d'histoires ;
- observer avec bienveillance la nature et le monde.

Adopter la gratitude, c'est se tourner vers un tout nouvel état d'esprit. Je ne prétends pas que cette habitude a été facile à mettre en place, ce serait vous mentir. Vivant vingt-quatre heures sur vingt-quatre avec des douleurs chroniques, la « gratitude attitude » ne s'est pas naturellement imposée à moi. Toutefois, j'ai commencé par de petites choses qui apportent du bonheur... « Tous nos tourments sur ce qui nous manque me semblent procéder du défaut de gratitude pour ce que nous avons[2]. »

---

1. Emmons, *ibid.*
2. Defoe, *Robinson Crusoé*, 1719.

Ainsi, j'ai réappris à dire merci. Je ne parle pas du simple merci automatique de politesse que nous utilisons tous dans notre quotidien. Je parle d'un merci sincère, celui qui vient du cœur. Je suis davantage présente dans mes mercis et je les accompagne d'un geste, d'un sourire ou d'un regard. Je récolte d'ailleurs bien plus que je ne sème. Puis, je me suis demandé : de quoi suis-je reconnaissante aujourd'hui ? La présence d'un être cher, un moment partagé, une réalisation personnelle, un cadeau offert ou reçu, une découverte, un sourire, un service, un moment d'écoute ou de partage, un délicieux repas, un nouveau pull, une bonne nouvelle, un coup de fil de mes enfants, une petite soirée avec mon homme… Rien de tout cela n'est anodin. J'ai aussi testé de nombreux ateliers de gratitude, et je vous propose de mettre en place vous aussi une « gratitude habitude ». Vous constaterez que les résultats sont vraiment spectaculaires ! Il s'agit de voir, tous les jours, le verre à moitié plein plutôt qu'à moitié vide.

1, 2, 3 gratitudes. À trois moments de la journée, STOP ! Faites le vide dans votre tête et choisissez une raison pour laquelle vous êtes heureux aujourd'hui. Imaginez votre vie sans certaines personnes ou choses que vous considérez comme acquises. Traquez les petites choses : le café du matin, un rayon de soleil…

L'ABC des gratitudes. Trouvez quelque chose ou quelqu'un qui commence par A et pour lequel vous êtes reconnaissant aujourd'hui. Ajoutez la lettre B le lendemain, puis C, et ainsi de suite… Lorsque vous avez énoncé les vingt-six lettres de l'alphabet, recommencez !

« Je m'aime ! » Choisissez une qualité, une compétence ou une action pour laquelle vous êtes fier(ère) de vous. De vos qualités de chanteur(se) à la couleur de vos yeux, vous avez le droit de vous aimer ! J'adore tout particulièrement lire un des livres de ma fille. En effet, à chaque page, l'héroïne se métamorphose, parfois en créature étrange, pourtant, elle clame toujours haut et fort du haut de ses trois pommes : « Je m'aime, je suis heureuse d'être moi[1] ! » Quel précieux message à transmettre à nos enfants !

Bien que nous ne soyons pas le 21 septembre, Journée mondiale de la gratitude depuis 1965, le moment est parfait pour la célébrer ensemble. Je profite donc de ce paragraphe pour vous exprimer toute ma reconnaissance, car c'est à vous, lecteur, lectrice, que j'ai pensé en écrivant ce livre. J'espère de tout cœur que ce livre vous procurera autant d'émotions, d'espoir et de bonheur à sa lecture que j'en ai éprouvé en l'écrivant. Alors, je vous dis de tout cœur : merci ! Écrire ce livre dans l'espoir que vous le lisiez un jour m'a permis de me transcender et m'a donné une bonne raison de me lever chaque matin... Une raison de me battre... Une raison de ne pas baisser les bras...

Tout est encore possible,
il suffit juste d'y croire un peu.
Le courage de toujours continuer, de ne jamais,
jamais renoncer. Reprends les armes !

1. Beaumont, *I like myself!*, HMH Books for Young Readers, 2004.

35

J'arrive au bout du tunnel et « je suis le maître de mon destin, je suis le capitaine de mon âme ». Ce très court extrait de ce poème de William Ernest Henley, écrit alors qu'il se trouvait sur un lit d'hôpital après une amputation du pied, résonne aujourd'hui en moi comme un cri de résilience. C'est aussi dans ce poème, *Invictus*, que Nelson Mandela puisa sa force pendant les vingt-sept ans qu'il passa en prison à cause de son combat pour l'égalité des droits civils. En effet, même si je dois désormais composer avec des douleurs neuropathiques au pied, je n'ai presque plus mal au dos dans la vie quotidienne, et c'est peu de le dire. Il est donc grand temps que je redonne toute sa grandeur à ma vie pour que les douleurs y deviennent insignifiantes. Ma vie a basculé du jour au lendemain lorsque les douleurs chroniques sont apparues. Tout est devenu difficile, physiquement et mentalement. Je pense que je dois me ménager, alors je m'en tiens au strict minimum. Le paradoxe ? Je ne voyage plus, mais je passe une heure dans les bouchons pour aller travailler. Je ne sors plus avec mes amis, mais je m'inflige la sortie « grand magasin » du samedi avec le chariot qui déborde. Je ne fais plus de sport, mais je fais exactement les mêmes mouvements lors des corvées « lessive et ménage ». Et pendant les plages de repos qu'il me reste, je souffre, je rumine et je pleure sur ma vie et sur mon corps brisé. Le bonheur a disparu des radars. La décision de me ménager, au demeurant très sensée sur le papier et soutenue par le plus grand nombre, m'a conduite tout droit à la catastrophe. Supprimer les soupapes de décompression a empêché mon cerveau d'extérioriser le trop-plein d'émotions au quotidien. J'étais alors incapable de me vider la tête. Ainsi, tout ce que je n'évacuais pas, je le gardais et je renforçais le cercle vicieux de la peur et de la douleur.

En écrivant cette partie, je me suis rendu compte que la douleur chronique m'avait dérobé un des aspects les plus caractéristiques de ma personnalité : mon sourire à toute épreuve ☺. Il était d'ailleurs souvent mentionné dans les articles de presse lorsque j'étais artiste : « Ses compositions personnelles ont autant plu que son sourire et sa gentillesse », « avec un grand sourire et l'humilité en bandoulière », « Lili Road irradie son énergie et son sourire »[1]. Mon chéri avait aussi pour habitude de m'appeler « Yeux-qui-Rient », clin d'œil à ma spécialisation sur les Amérindiens. Pourtant, avec la douleur, ma vie est devenue « sérieuse » et je ne souris plus que très rarement. J'ai perdu cette part d'insouciance et ce côté « fleur bleue » qui me caractérisaient tant. Ainsi, pour me reconnaître à nouveau dans ce surnom, il n'y a qu'une seule solution : je dois me mettre en quête d'émotions « 100 % positives » et redoubler de « gratitude attitude ». Sourire pour revivre !

Just a smile can go a long way.[2]

1. *Le Dauphiné libéré, La Voix du Nord, La Dépêche du Midi.*

2. « Un simple sourire peut faire beaucoup de chemin. »

Lorsque nous sourions pour exprimer notre bonheur, notre organisme sécrète des substances telles que les endorphines et la sérotonine, dont l'impact positif sur notre humeur et notre bien-être est scientifiquement prouvé. De plus, ces substances réduisent le niveau de stress et l'intensité de la douleur ressentie. Il a même été prouvé que maintenir des expressions faciales positives permet de résister aux situations stressantes[1]. Je me souviens alors avec tendresse du coach du club d'athlétisme de Marquette qui avait coutume de répéter durant nos séances de fractionné : « Mais souriez bon sang ! Vous irez plus vite et vous aurez moins mal ! » Sacré Raymond ! Derrière cette petite phrase provoc' se cachait en réalité un véritable précepte de neurosciences. Le simple fait de sourire ne va pas entraîner une guérison immédiate et miraculeuse, mais sourire peut y contribuer. Il est évident que sourire n'est pas la première chose que j'ai envie de faire lorsque je souffre. Pourtant, malgré les douleurs, je continue bien à solliciter d'autres muscles de mon corps, alors, pourquoi pas ceux de mon visage ? Désormais, à chaque fois que la douleur me gâche la vie, même si c'est contre-intuitif, je souris pour que mes neurotransmetteurs se chargent de dire à mon cerveau que tout va bien et que celui-ci aille puiser dans sa pharmacie interne pour réduire l'intensité de la douleur que je ressens.

Lors d'une étude à Berkeley, les chercheurs ont constaté que ceux qui sourient de façon authentique ressentent un sentiment de joie et de bonheur réel qu'ils communiquent aux personnes qu'ils côtoient. Donc, sourire est

1. Marmolejo-Ramos et al., « Your face and moves seem happier when I smile. Facial action influences the perception of emotional faces and biological motion stimuli », *Experimental Psychology*, 2020.

la méthode la plus efficace pour s'entourer de personnes positives au quotidien. « L'optimisme est un aimant à bonheur. Si vous restez positif, de belles choses et de belles personnes seront attirées vers vous[1]. » Êtes-vous en train de sourire ? Pas encore ? Alors, prenez une grande inspiration avec moi et arborons ensemble un large sourire. Cela vous paraît ridicule ? Souriez encore quelques instants et observez vos sensations… « Grâce à votre sourire, vous rendez la vie plus belle[2]. »

Dès les années 1970, le docteur Norman Cousins avance que rire pendant dix minutes lui permet de bénéficier de deux heures sans douleur chronique, déclarant avec humour : « Rire de bon cœur est un bon moyen de faire un jogging à l'intérieur sans avoir à sortir de chez soi ![3] » Mais, contre toute attente, le rire n'est pas un outil thérapeutique nouveau. Déjà au XIVe siècle, le chirurgien français Henri de Mondeville utilise l'humour pour distraire ses patients de la douleur pendant la chirurgie et tout au long de leur convalescence. Du système cardiovasculaire au système immunitaire, les vertus thérapeutiques du rire sont nombreuses. Rire fait sécréter des endorphines qui diminuent la production d'adrénaline, hormone du « combat ou fuite », et stimule aussi la production de dopamine, favorisant un état de bien-être général. De plus, rire diminue aussi le taux de notre fameuse hormone du stress, le cortisol, et favorise la synthèse de la sérotonine, dont les taux sont souvent bas en cas de dépression. « Bien que cela ne

1. Retton, *Mary Lou Retton's Gateways to happiness: 7 ways to a more peaceful, more prosperous, more satisfying life*, WaterBrook Press, 2000.

2. Hanh, *Being Peace*, Readhowyouwant.com, 2008.

3. Cousins, *Anatomy of an illness as perceived by the patient*, Norton & Company, 2005.

guérisse rien, sourire et rire davantage changera la biologie du corps de façon très positive. Ce n'est pas juste une distraction : c'est un moyen efficace de trouver un peu de répit face à la douleur ! Il n'y a aucune contre-indication à s'amuser quand on a mal. Sourire et rire est un peu plus difficile mais c'est autorisé et possible. Essayez[1] ! »

Alitée, à une période où mon moral était en berne, j'ai redécouvert un des sketchs les plus emblématiques de Florence Foresti intitulé « Les Mamans Calmes ». Son humour incisif et cette peinture si authentique de la parentalité ont réussi, l'espace de quelques minutes, à me sortir de ma léthargie. « Mais moi, mes deux grands piliers d'éducation sont : crier, courir. » Cette satire de la maman parfaite m'a instantanément fait sourire, puis éclater de rire. Et ces quelques minutes sont précieuses lorsque l'on a mal…

Selon la Fédération française de cardiologie, un enfant peut rire jusqu'à quatre cents fois par jour, tandis qu'un adulte ne rit qu'une dizaine de fois dans sa journée. Quel gâchis au vu des vertus thérapeutiques du rire ! Maintenant que je vais mieux, je peux, en effet, rire à nouveau (et pourquoi pas participer) aux petites « bêtises » de ma puce. Si l'on rit dix à quinze minutes par jour, on provoque un relâchement musculaire et articulaire qui peut se prolonger jusqu'à une heure. Rire à gorge déployée est donc idéal pour relâcher la ceinture abdominale nouée par le stress et pour soulager les douleurs lombaires. De plus, rire stimule la production d'anticorps présents dans notre organisme, en particulier au niveau du nez et des voies respiratoires, ce qui renforce

1. Dr Pearson, Upside Health.

notre résistance aux migraines, à la dépression et aux insomnies.

Une autre clé pour retrouver le sourire est d'être bienveillant et généreux. Je comprends que tout acte de générosité me rend heureuse. Maintenant que je vais mieux, je vais donc pouvoir à nouveau prendre plaisir à faire plaisir. Bien que fidèle des dons du sang, je n'y ai plus participé depuis ma dernière grossesse et c'est quelque chose que j'ai hâte de faire à nouveau maintenant que je ne prends plus de médicaments. Et curieusement, autant je déteste les prises de sang, autant ce prélèvement ne me dérange pas du tout. Quand je vous disais que l'environnement influence grandement l'anxiété et la douleur ! Enfin, je veillerai à ne pas retomber dans mes travers, je vais être également bienveillante et généreuse envers moi-même ! Quand un de mes enfants, mon conjoint ou un(e) ami(e) a une bonne nouvelle, les félicitations ou le petit cadeau sont toujours de mise. Alors, je vais maintenant en faire autant pour moi. Je m'offrirai, sans aucune culpabilité, un petit café en terrasse, une virée en ville, un moment « BE » ou un carré (pas dix !) de chocolat noir (le plus noir, le mieux pour limiter l'apport en sucre et en additifs ☺) ! Plus une voie neuronale est sollicitée, plus elle se renforce. En souriant, nous renforçons nos voies neuronales du bonheur, de la joie, de la gratitude et du plaisir. Alors, pourquoi s'en priver ?

« Pendant de nombreuses vies, j'avais travaillé sur moi-même, lutté, fait tout ce qui pouvait être fait et rien ne se passait. Maintenant je comprends pourquoi rien ne se passait. L'effort même était la barrière, l'envie même de chercher était l'obstacle. Non qu'on puisse atteindre sans chercher. La recherche est nécessaire, mais vient ensuite un moment où la recherche doit être abandonnée. Le bateau est nécessaire pour traverser la rivière, mais vient un moment où vous devez sortir du bateau et le laisser derrière vous. L'effort est nécessaire, sans effort rien n'est possible. Mais seulement avec l'effort, rien n'est possible non plus. Juste avant le 21 mars 1953, sept jours avant, j'ai cessé de travailler sur moi-même. Un moment vient où vous voyez toute la futilité de l'effort. Vous avez fait tout ce que vous pouviez faire et rien ne se passe. Vous avez fait tout ce qui est humainement possible. Alors, que pouvez-vous faire d'autre ? Et face à cette impuissance, j'ai abandonné toute recherche. Et le jour où la recherche s'est arrêtée, le jour où je ne cherchais pas quelque chose, le jour où je ne m'attendais pas à ce que quelque chose se produise, cela a commencé à se produire. Une nouvelle énergie a surgi de nulle part. Cela ne venait d'aucune source. Cela venait de nulle part et de partout. C'était dans les arbres, dans les rochers, dans le ciel, le soleil et l'air, c'était partout. J'ai cherché si fort pendant si longtemps, et je pensais que j'étais tellement loin. Alors qu'en réalité, j'étais si proche. »[1]

Dans son autobiographie, Osho, un grand enseignant spirituel, partage l'histoire de son illumination. Il y décrit comment il a atteint le *samādhi*, cet état de félicité, étape ultime du yoga où l'individu réalise son véritable soi en établissant une connexion profonde avec l'univers. En lisant ce récit pour la première fois, j'ai été profondément bouleversée. Lorsque j'ai compris ce qu'étaient les douleurs neuroplastiques, je me suis astreinte à un

1. Osho, *Autobiographie d'un mystique spirituellement incorrect*, Albouraq éditions, 2019.

programme strict d'écriture, de marche, de méditation plusieurs heures par jour... J'essayais de manger mieux, de dormir plus... Finalement, je m'épuisais à chercher comment me libérer de l'emprise de mes douleurs. Puis, un jour, j'ai eu MA révélation. Je cherchais à guérir à tout prix. Or, comme Osho, c'est lorsque j'ai arrêté de chercher que j'ai trouvé. C'est précisément cette épiphanie qui m'a poussée à rédiger et à formaliser la méthode MBC. J'avais besoin de ce cadre pour ne plus me disperser. C'est alors que j'ai connu une amélioration fulgurante. Mes symptômes ont commencé à être moins douloureux et plus épars, et les rechutes se sont espacées. Enfin, j'ai eu l'impression de revivre, même si la douleur neuropathique au niveau du pied faisait désormais partie intégrante de ma vie. J'ai désormais toutes les cartes en main. Je vais donc pouvoir réinvestir complètement ma vie tout en sachant que ma douleur chronique n'y jouera plus un rôle central. Grâce à ma méthode, j'ai un couteau suisse antidouleur sous la main si la peur et les douleurs me rattrapent.

36

Et sur les routes d'une ère nouvelle...

J'ai guéri, tout comme des milliers de personnes dans le monde lorsqu'elles découvrent la vraie nature de leurs souffrances. Loin de moi l'idée dans ce livre d'asséner des leçons, j'ai seulement essayé, avec l'aide des neurosciences, de vous démontrer qu'un monde meilleur et sans douleur était possible. Les épreuves et accidents de vie, telles que l'apparition de douleurs chroniques, constituent une opportunité de développement personnel. Chaque crise nous impose des changements et une remise en question. Elles représentent un véritable outil transitionnel vers une nouvelle homéostasie, la crise n'étant qu'un tunnel conduisant à un nouvel équilibre. C'est dans les moments difficiles que nous développons notre résilience, que nous découvrons nos valeurs fondamentales et notre véritable identité. C'est dans ces moments-là que nous grandissons le plus.

Au cours de mes voyages en Asie, j'ai eu l'occasion d'explorer la Chine. Là-bas, le mot « crise », ou *weiji*, est un oxymore composé de *wei* qui signifie « danger » et de *ji*, qui signifie « occasion ou opportunité ». La pensée chinoise puise son inspiration dans le principe du yin et du yang. Le monde est en constante transformation selon le processus alternatif de deux forces opposées, complémentaires et combinatoires. Elles alternent continuellement : une phase haute est suivie d'une phase basse, le mouvement est suivi du repos, etc. Une crise représente à la fois un moment critique à gérer, mais aussi et surtout, une opportunité qu'il est essentiel de saisir : « L'échec est le fondement de la réussite », dit un proverbe taoïste. Henry Ford n'a pas connu un succès immédiat ! Sa première entreprise l'a même conduit tout droit à la ruine ! Pourtant, il persévéra, créa la Ford Motors Company et dira : « Échouer, c'est avoir la possibilité de recommencer de manière plus intelligente. »

J'ai toujours cherché à vivre selon le précepte latin du *carpe diem*, « Saisis le jour présent », devenu célèbre grâce au film *Le Cercle des poètes disparus*. Cependant, mes bonnes résolutions et mes beaux principes se sont effondrés lorsque la douleur a fait irruption dans ma vie. Je dois donc retrouver cet état d'esprit et cesser de voir mes crises douloureuses uniquement à travers le prisme du danger et de la peur. Elles sont en réalité une véritable opportunité de développement personnel.

Mon baptême en tant qu'acheteuse me conduisit, pour la première fois, de la Chine à l'Inde, en passant par le Bangladesh, me laissant un souvenir impérissable. Bien évidemment, il m'arrive toujours quelque chose d'improbable. Me voici donc arrivée avec plus de quatre heures de retard à l'aéroport de Dhaka, au Bangladesh. Nous avions pris du retard au décollage et avions essuyé de fortes turbulences pendant tout le vol. Comme l'avion n'était pas non plus de première jeunesse – certaines trappes n'étaient fermées que par des scotchs – je me trouve donc déjà dans un état de stress certain. Ce vol, durant lequel je comptais dormir pour récupérer de la fatigue accumulée, s'est finalement révélé mentalement et émotionnellement éprouvant, mettant mes nerfs à rude épreuve. Devant le tapis roulant, j'attends encore, et j'attends toujours ma valise, mais plus aucun bagage n'arrive. L'aéroport se vide, c'était le dernier vol de la journée. Passé minuit, dans l'aéroport, je commence à errer dans les couloirs, sans valise et avec un téléphone portable qui ne trouve pas le réseau local. Plus aucune boutique n'est ouverte dans le hall. Je vous avoue que quelques doutes m'envahissent. Je me ressaisis et, tant pis pour ma valise, je verrai cela demain ; un taxi de l'hôtel, réservé par mon assistante, devrait normalement m'attendre devant l'aéroport. Malgré le retard, j'ai confiance, ils ont dû se renseigner sur mon vol et revenir à l'heure prévue. Je sors de l'aéroport, mais il n'y a personne dehors, à part des hommes en armes. La baroudeuse que je suis à l'époque garde le sourire. La chaleur est suffocante, la poussière est omniprésente dans l'atmosphère, et je suis littéralement dévorée par les moustiques et les insectes en tout genre. Je commence aussi à avoir très soif.

Un soldat m'interpelle en anglais :

« Miss, vous ne devriez pas rester ici, c'est trop dangereux pour vous !

— Merci, je le sais bien, mais pouvez-vous m'aider à rejoindre mon hôtel, s'il vous plaît ?

Sans même me répondre, l'homme s'en va en haussant les épaules. À part dormir dans le hall de l'aéroport – il est maintenant 3 heures du matin –, je ne sais plus trop quoi faire.

— Miss, avez-vous besoin d'aide ? »

Un homme en costume vient de m'interpeller depuis une passerelle. Mon sauveur ! Il se présente comme le directeur de l'aéroport et, après avoir vérifié sa carte, j'accepte de le suivre dans son bureau. En ce qui concerne ma valise, les nouvelles ne sont pas bonnes, il n'arrive pas à la localiser. Pour le reste, il s'occupe de contacter mon hôtel et d'attendre le taxi avec moi. L'hôtel Radisson est magnifique, avec un hall central rond de type cathédrale d'où l'on peut voir tous les étages. Le personnel me chouchoute, ils ont rassemblé quelques vêtements superbes et tout ce dont j'ai besoin pour me rafraîchir. Une collation m'attend même déjà dans ma chambre. Malgré tout, quand, deux heures plus tard, le taxi de mon fournisseur arrive, je ne suis pas très fraîche. Tout est bien qui finit bien ? Presque ! Je reprends l'avion pour l'Inde, toujours sans valise. Heureusement, à mon arrivée, mon agent sur place a préparé un petit colis mélangeant des prototypes et des vêtements traditionnels. Grâce à cette valise perdue, j'ai eu le plaisir de porter quelques jours de magnifiques vêtements indiens que l'on m'avait prêtés. Si Instagram avait existé à l'époque, j'aurais fait fureur !

En Inde, les inégalités sociales au sein de la population sont extrêmement prononcées. Lorsque j'étais invitée chez certains fournisseurs, je découvrais à quel point ils vivaient avec peu. Pourtant, leur unique souhait était que je me sente à l'aise et que je ne manque de rien. Je me souviens avoir été invitée dans une famille qui n'avait même pas accès à l'eau courante. Malgré cela, ils arboraient un sourire radieux et semblaient profondément heureux. En discutant avec eux, j'ai découvert que leur philosophie de vie y était pour beaucoup. Ils avaient depuis longtemps appris, sans l'aide de livres de développement personnel, ce que l'on appelle la résilience. La pratique de la méditation était très présente, tant chez les adultes que chez les enfants, y compris à l'école. J'ai trouvé les enfants que j'ai croisés d'une positivité inébranlable et d'une débrouillardise sans faille. Cela m'a rappelé le film *Slumdog Millionaire*, qui rendait très bien cette réalité.

Selon moi, le *kintsugi*, ancienne technique ancestrale japonaise, incarne métaphoriquement cet art de la résilience. Cela consiste à réparer un objet en céramique brisé en soulignant ses lignes de failles avec de la poudre d'or, au lieu de chercher à les dissimuler. On sublime donc les imperfections au lieu de les masquer. Les douleurs chroniques ont mis en évidence mes fêlures. Elles m'ont malmenée et fragilisée, puis, elles ont profité de ma vulnérabilité pour me briser. Toutefois, cette période est révolue. J'ai réparé une par une mes failles avec de l'or, et je les ai sublimées. Grâce à elles, je suis devenue une meilleure version de moi-même : plus forte et plus confiante en l'avenir, prête à affronter de nouveaux défis. Alors, même si j'ai encore parfois quelques petites douleurs résiduelles au niveau du dos et que j'apprends à vivre avec mes douleurs neuropathiques au pied, je recommence à retrouver ma véritable essence. Désormais, je compte pleinement exploiter mes nuances dorées. Mais que vais-je faire de ce nouvel éclat ?

Les statistiques suivantes, lorsqu'elles sont lues en parallèle avec la place qu'occupe le travail dans la vie des Français et en pleine réforme sur l'âge légal de la retraite, suscitent une certaine inquiétude. En effet, 52 % des actifs se disent très insatisfaits ou insatisfaits de leur travail, et selon une enquête très récente, plus de 2,5 millions de salariés seraient en burn-out sévère[1]. Durant le confinement, et grâce au travail à distance (ou à cause de lui), nous avons tous *de facto* pris du recul avec notre carrière professionnelle. Cependant, trouver un métier qui nous passionne n'est pas chose aisée. La douleur m'a contrainte à un arrêt de travail de longue durée, et maintenant, j'envisage la reprise. Ne pas être heureux au travail est une cause d'apparition de troubles chroniques. Ainsi, comme cela s'est déjà produit dans ma vie, je considère que c'est un moment opportun pour me poser les bonnes questions : mon travail fait-il sens pour moi ? Suis-je à ma place ? Attention, je ne me laisse pas duper par les injonctions du type : « Vous devez faire ce qui vous plaît vraiment dans la vie ! » qui sont magnifiques sur le papier. Toutefois, je suis bien placée pour savoir que la vie nous impose parfois des décisions que nous prenons à contrecœur : ne plus exercer le métier d'artiste n'était pas un choix délibéré.

J'avoue que j'ai adoré le métier d'acheteuse. J'aime voyager et j'adore le contact humain, cela me paraissait donc être le métier idéal. Toutefois, chaque voyage me laissait un sentiment d'amertume. J'ai eu le privilège de voyager en première classe et de séjourner dans des suites réservées aux célébrités. Cependant, j'ai également imposé des prix drastiquement bas à mes fournisseurs, ce qui faisait naître en moi un lourd sentiment de culpabilité. Affect et business ne font pas bon ménage.

1. Étude sur le bonheur au travail des Français, Institut Think, 2017.

Si facile de refermer ces portes derrière soi,
mais laissez l'émotion là-bas, plus difficile parfois.

Je me suis liée d'amitié avec ces personnes et j'aurais aimé pouvoir contribuer à améliorer leur qualité de vie. Chaque médaille a son revers : d'un côté, je me disais que je les exploitais, de l'autre, j'essayais de me convaincre que je les aidais à développer leur économie. Les entreprises textiles pour lesquelles j'ai travaillé sont des entreprises sérieuses, intraitables sur les conditions de travail et qui luttaient contre le travail des enfants… Toutefois, à demi-mot, mes fournisseurs m'avouaient qu'ils externalisaient une partie du travail et qu'ils n'étaient pas toujours au courant de ce qui se passait chez leurs sous-traitants car « un audit, de toute façon, cela se prépare ». Chacun préfère donc à son niveau fermer les yeux sur certaines réalités. Ainsi, à mon retour de congé maternité, j'ai saisi l'opportunité d'un plan de restructuration pour solliciter une rupture conventionnelle de contrat ainsi que le financement d'un bilan de compétences pour amorcer un brainstorming sur mon avenir professionnel. Ce fut un point d'étape particulièrement enrichissant dont l'objectif était de comprendre ma véritable raison d'être afin d'harmoniser mes aspirations personnelles et professionnelles. J'étais prête à tout envisager, y compris l'éventualité de gagner moins ou de gérer mon emploi du temps différemment. C'est pourquoi, après avoir décroché un diplôme d'école de commerce et occupé un poste de cadre, réfléchir à mon *ikigaï* me poussera à entamer un DU d'art-thérapie à la Faculté libre de médecine de Lille.

Pour découvrir ce qu'est ce fameux *ikigaï*, poursuivons ensemble notre voyage au pays du Soleil-Levant en direction de l'île Okinawa, également connue sous le nom de « l'île des centenaires », car elle compte 50 centenaires pour 100 000 habitants. En 2020, parmi les 3 000 villageois d'Ogimi, 15 étaient centenaires et 171 d'entre eux avaient plus de 90 ans. Comme moi, vous vous interrogez sûrement sur le secret de cette longévité exceptionnelle. Il est en réalité très simple : adopter une alimentation équilibrée (riche en légumes verts, algues et poissons, et plus faible en riz que dans le reste du Japon), s'engager dans une activité physique quotidienne et surtout, toujours avoir une bonne raison de se lever le matin. Voilà ce qui semble être leurs « baguettes » magiques. De plus, ils affirment suivre une philosophie de vie qui s'appelle l'*ikigaï*. En japonais, *ikiru* signifie « vivre » mais cela peut aussi se traduire par « résultat, effet, récompense ». Nous pourrions donc assimiler l'*ikigaï* à notre raison d'être ou à notre joie de vivre. C'est à la fois ce qui nous pousse à nous lever chaque matin, nous motive, nous permet de profiter de l'instant présent et de considérer que la vie mérite d'être vécue. C'est un épanouissement d'ordre spirituel que l'on peut placer sur le dernier étage de la pyramide de Maslow que j'ai déjà évoquée précédemment. L'*ikigaï* n'est jamais acquis, ce n'est pas un état fixe, c'est plutôt un processus de vie en perpétuelle évolution. D'ailleurs, des recherches ont confirmé que ceux qui ne trouvent jamais leur *ikigaï* ont un risque accru de mortalité précoce. Ainsi, comme notre *ikigaï* évolue constamment, c'est le moment opportun pour que je réfléchisse à nouveau au mien.

Tout d'abord, je commence par une phase d'introspection sur tout ce que j'aime faire et sur les activités pour lesquelles je suis douée. Puis, j'observe mon environnement et mes besoins en me concentrant sur les activités pour lesquelles je peux être rémunérée financièrement, ou pour lesquelles je peux être valorisée socialement. Enfin, je réfléchis aux activités qui peuvent apporter une contribution positive au monde actuel. Au carrefour de ces réflexions, le cœur de l'*ikigaï* représente ce qui donne du sens à ma vie, ce qui me rend heureuse et ce pour quoi je suis faite. En Occident, le concept de l'*ikigaï* a été détourné de sa philosophie originelle incluant tous les domaines de la vie et il est majoritairement appliqué par les coachs au domaine professionnel. Il sert alors à trouver des métiers qui correspondent à nos envies profondes et qui sont en accord avec nos valeurs. Pourtant, l'*ikigaï* originel fait partie intégrante de nous. Ce n'est pas juste une activité que l'on aime faire. Quand nous suivons notre *ikigaï*, nous oublions la notion du temps, nous pouvons déplacer des montagnes, et tous les domaines de notre vie sont parfaitement en harmonie. De plus, il nous nourrit et nous permet de développer notre plein potentiel. Ainsi, on peut trouver son *ikigaï* hors de la sphère du travail en s'occupant de sa famille ou dans le cadre de ses loisirs par exemple. Bien évidemment, il ne suffit pas de répondre à quatre questions pour trouver son *ikigaï*, et cela ne se fait pas sur un coin de table. Cela demande un vrai investissement et cela exige de faire tomber les barrières, les peurs et les doutes.

D'ailleurs, en écrivant ce livre, j'ai l'intime conviction que le métier que j'exerce actuellement ne sera pas le dernier dans ma carrière professionnelle. Reprendre la musique ? Me tourner à nouveau vers l'art-thérapie ? Ou aider à plein temps ceux qui souffrent de douleur chronique ?

Mes envies ne manquent pas, et je vais m'atteler à choisir en conscience ce qui constitue mon *ikigaï* actuel...

À toute bonne philosophie, bon mode de vie. Dans leur livre, Hector García et Francesc Miralles[1] font une étude très intéressante sur le mode de vie des centenaires de l'île d'Okinawa. Ils en retirent dix règles de sagesse à suivre pour améliorer notre santé et notre bien-être en espérant vivre aussi longtemps et aussi heureux que ceux qui vivent selon leur *ikigaï* :

- sois toujours actif et ne cesse jamais d'apprendre ;
- prends le temps de vivre et aborde les défis calmement ;
- ne mange qu'à 80 % de ta satiété ;
- entoure-toi de bons amis ;
- pratique une activité physique au quotidien ;
- souris et prends en considération les gens qui t'entourent ;
- reconnecte-toi avec la nature ;
- pratique la gratitude et remercie la vie pour tout ;
- vis le moment présent ;
- suis ton *ikigaï*.

Alors, avez-vous pensé à faire un bilan de compétences ? Avez-vous envie d'en faire un ? Il peut vraiment être une étape déterminante dans votre carrière professionnelle, dans votre vie personnelle et sur votre chemin de guérison. Je vous le donne en mille : qui a été licencié parce qu'il « manquait d'imagination et n'avait pas de bonnes idées » ? Que se serait-il passé si Walt Disney s'était mis à ruminer qu'il était « nul dans son domaine de prédilection » ? Que se serait-il passé s'il avait renoncé à recréer une entreprise après chacune

1. García et Miralles, *Ikigaï*, Pocket, 2018.

de ses faillites ? Je ne chanterais probablement pas la berceuse d'Ahtohallan[1] à ma fille le soir pour qu'elle s'endorme… Avoir du succès, ce n'est pas espérer que les choses arrivent. C'est mettre tout son enthousiasme à les faire arriver.

Ma vie professionnelle va donc pour l'instant reprendre son cours à l'université de Lille en attendant de savoir quelle forme revêtira mon nouveau projet. J'ai d'ailleurs été reçue il y a quelques semaines par le médecin du travail. La reprise en mi-temps thérapeutique qui m'avait été accordée en septembre 2022 vient d'être renouvelée pour septembre 2023. Espérons donc que, cette fois-ci, cette rentrée se passe dans un amphi, et non dans un bloc opératoire.

À présent que mon esprit va mieux, mon corps va mieux, et en famille, nous sommes en mesure de renouer avec nos petites habitudes de vie. Elle m'a tellement manqué, la balade du dimanche matin à vélo dans le charmant quartier historique du vieux Lille ! Ma puce s'amuse un peu à l'aire de jeux de l'abbaye Notre-Dame de Loos, puis, parfois nous allons déguster un Perrier-citron en terrasse pour finalement passer acheter de délicieux éclairs au chocolat pour le repas de midi à la pâtisserie du coin. En somme, des petits bonheurs, mais qui m'ont pourtant cruellement manqué, et dont je n'avais jamais vraiment apprécié la valeur jusqu'à ce qu'ils me soient brutalement enlevés.

Chaque jour désormais, je marche presque une heure pour m'échauffer, puis je poursuis avec un programme de kinésithérapie de trente minutes. Mais aujourd'hui, il est temps de ne plus remettre à plus tard ce qui me fait

1. *La Reine des neiges* 2

à la fois le plus envie, et le plus peur : le yoga. Vous connaissez désormais ma détermination lorsque j'ai un objectif en tête. Alors, pendant le week-end, avec l'aide de mon chéri, je réaménage notre chambre pour en faire un véritable cocon propice à la pratique du yoga. Décoration, lumière, ambiance, tout est parfait ! On peut accomplir des miracles avec quelques objets décoratifs, un peu de peinture et quatre miroirs achetés sur Le Bon Coin.

Depuis des siècles, les vertus du yoga sont prônées par les maîtres yogi et, depuis peu, elles le sont aussi par les neurosciences. J'envisage ma reprise du yoga comme une source de bienfaits tant sur le plan physique (relâchement des tensions musculaires, gainage, étirements, souplesse, renforcement musculaire...) que sur les plans psychologique et spirituel (réduction du stress, ancrage, créativité, optimisme, apaisement...). Ce sont là quelques-unes des promesses du yoga, et je suis convaincue que la philosophie même de cette pratique peut contribuer à soulager mes deux types de douleurs. Mon dos est désormais cicatrisé, je dois donc surmonter l'appréhension liée à ma peur du mouvement qui est le dernier verrou qui empêche un rétablissement complet. Quant à mes douleurs neuropathiques dans le pied gauche, elles jouent, et joueront toujours désormais, les montages russes. Je dois apprendre à composer avec les sensations de picotements, de brûlure, de froid, d'engourdissement, l'hypersensibilité et les paralysies temporaires.

Lorsque je le replace au centre de mon quotidien, je m'aperçois que le « chemin des huit membres du yoga » de Patañjali, que je vais vous présenter, et celui de la guérison se rejoignent. À chaque étape, à chaque « membre », je grandis, j'apprends à me connaître et je me libère.

Le yoga va bien au-delà de la pratique posturale. Malheureusement, son occidentalisation a parfois dénaturé son essence en transformant cette discipline holistique, qui prend en compte harmonieusement la globalité de l'individu, en une démonstration de souplesse (et souvent aussi de beauté physique) sur les réseaux sociaux. Or, le yoga n'est ni un sport, ni une gymnastique, ni une religion. C'est une philosophie de vie.

Sur le plan psychologique tout d'abord, j'ai suivi sans les nommer les deux premiers membres du yoga. Les *yamas* incarnent le contrôle de soi et le devoir moral. Pour guérir, changer ma perception du monde a été primordial. Je ne suis plus constamment en lutte contre le stress, les conflits ou les éléments. Ainsi, j'ai pu accueillir ce qui m'arrive comme une opportunité de développement du soi. Ensuite, les *niyamas* prônent l'observance morale et la discipline. Ils me replacent au cœur de ma vie, je m'offre donc le temps et la bienveillance envers moi-même nécessaires pour guérir.

Selon Patañjali[1], il est essentiel de vivre en accord avec les *yamas* et les *niyamas* afin de préparer l'esprit et le corps à la pratique physique du troisième membre : les *āsanas*, ou postures. Paradoxalement, c'est la première fois de ma vie, depuis que je pratique le yoga, que je suis réellement dans le bon état d'esprit pour poursuivre mon cheminement yogique. Les postures visent à harmoniser le physique, le cognitif, l'émotionnel, le mental et le spirituel. Grâce à elles, je vais poursuivre ma rééducation, renouer avec mes sensations corporelles et reprendre confiance en les capacités motrices de mon

1. Patañjali est un personnage essentiel dans la fondation du yoga. Il a écrit, il y a plusieurs millénaires, le *Yoga Sūtra*.

corps. Il y a plus de soixante nuances de yoga. Toutefois, quel que soit le yoga choisit, il se vit dans le corps, mais surtout dans la tête, car il permet de rétablir la connexion esprit-corps endommagée et de réduire la douleur à court et à long terme[1].

Mais le yoga, c'est aussi le quatrième membre, le *prāṇāyāma* ou « respiration », qui m'aide désormais à me détacher de la douleur, le cinquième, le *pratyāhāra* ou « retrait des sens », qui me permet d'apprendre à canaliser mes sens pour éviter qu'ils ne s'éparpillent, et le sixième, le *dhāraṇā* ou « concentration », qui amène les cinq sens à se focaliser sur un point autre que la douleur. Le septième, le *dhyāna*, ou « méditation », permet de se concentrer sur son vrai soi en laissant le flot incessant de pensées couler sans que l'esprit s'y attache. Je me détache des émotions et de la peur. Et sans peur, pas de douleur. Le dernier membre est la « contemplation » ou *samādhi* dont je vous ai déjà parlé par l'entremise du récit d'Osho dans lequel il raconte son « illumination ».

Mais étant encore très loin de rechercher l'illumination, je me remets tout d'abord au yoga *nidrā* ou « sommeil yogique ». « C'est un état dans lequel vous n'êtes ni endormi ni éveillé. Si vous vous endormez, ce n'est pas du yoga *nidrā*. Si vous restez éveillé, ce n'est pas non plus le yoga *nidrā*. C'est une thérapie parfaite. Il vous aide à devenir votre moi normal et naturel[2]. » C'est une technique ancienne qui nous guide dans des états profonds de relaxation consciente en déplaçant notre conscience du monde extérieur vers notre monde intérieur. C'est une relaxation complète du corps, tandis que

1. *PLOS One*, septembre 2020.

2. Satyananda, *Yoga nidra*, Yoga Publications trust, 2002

l'esprit reste éveillé. Elle se pratique en *śavāsana* (*śava*, « cadavre »). Allongée sur le dos, j'ai les yeux fermés, le corps physique, silencieux et immobile, l'esprit, au repos, et la respiration, douce et sans effort. Je calme mon esprit, mon souffle et mes sens. Cela peut sembler facile, et pourtant, je fais face à un problème majeur : j'ai extrêmement mal au dos. Peu importent les coussins que je cale sous ma nuque ou mes genoux, je ne profite jamais du moment. Je dois même parfois demander de l'aide pour me relever. Les choses commencent plutôt mal. En réalité, il n'est pas si simple de lâcher prise et de « débrancher » son cerveau. Je suis tellement stressée que ma peur déclenche des douleurs atroces. Il me faudra plusieurs semaines de concentration et de lâcher prise pour parvenir à réaliser une séance complète de yoga *nidrā* d'une heure. Au quotidien, j'utilise désormais ce sommeil yogique pour atténuer mes douleurs au pied et pour pallier le manque de sommeil, lié aux terreurs nocturnes de ma puce. En effet, selon les études, une heure de yoga *nidrā* apporte les mêmes bénéfices que quatre heures de sommeil. Une étude montre qu'après six mois de pratique, 81 % des pratiquants ont constaté une diminution de leurs maux de tête, de leurs troubles gastro-intestinaux et de leurs douleurs vertébrales, leur permettant ainsi de réduire leur consommation d'analgésiques[1]. Même si vous n'êtes pas attiré(e) par le yoga traditionnel, le yoga *nidrā* peut être un allié bien-être et sommeil au quotidien.

Me sentant toujours incapable de dérouler mon tapis de yoga, j'ai d'abord opté pour la pratique du yoga sur chaise

1. Presbyterian University College Hospital, Pittsburgh.

auquel je m'étais aussi formé. Bien que moins exotique, il s'est révélé être un excellent compromis pour commencer. Cette forme de yoga travaille la mobilité et dissipe les tensions. Complétée par des techniques de respiration et de visualisation, une séance de yoga sur chaise a été mon atout remise en mouvement. Je m'assieds au bord de ma chaise, les deux pieds bien ancrés dans le sol, droite, stable et disponible. J'utilise la respiration complète et je gaine la sangle abdominale. Je médite, et j'étire en douceur nuque, cervicales, épaules, dos, poitrine, hanches et jambes. Durant les postures qui sont des variations des *āsanas* du yoga traditionnel, je souris, profitant de ce moment d'assouplissement des muscles et de détente de l'esprit. D'ailleurs, je prévois de maintenir une séance quotidienne de yoga sur chaise lorsque je reprendrai le travail afin de réduire les tensions provoquées par les positions assises prolongées face aux écrans ou aux paquets de copies à corriger. Quelques minutes suffisent vraiment pour ressentir un apaisement. À la fin de chaque séance, je consigne dans mon carnet toutes mes sensations, agréables ou non, à la manière des cahiers d'entraînement utilisés par les athlètes. Ainsi, je suis mes progrès et je prévois les modifications nécessaires pour accommoder mon niveau de flexibilité et de force actuel. J'en ai donc fait plusieurs semaines avant de reprendre enfin le chemin de mon tapis. Par la suite, je m'oriente vers le yoga Iyengar. Cette discipline, créée par B. K. S. Iyengar, est rigoureuse et s'avère particulièrement adaptée à la rééducation. Les postures pratiquées sont douces et mettent l'accent sur le détail, la précision et l'alignement, ce qui exige une grande concentration. Les postures sont maintenues pendant de longues périodes et j'utilise divers accessoires, tel que des blocs, des sangles et des couvertures pour mon confort. Je renforce progressivement mes muscles, j'améliore ma flexibilité et j'augmente mon endurance. Au fur et à mesure que mon corps s'adapte, je modifie la durée et l'intensité des séances. En parallèle, j'utilise également la technique de la visualisation pour me préparer à la reprise d'un yoga plus dynamique.

Quel est le point commun entre Serena Williams, Michael Jordan et Tiger Woods ? Ils gagnent « dans leur tête » avant de le faire « dans la réalité » sur les courts, les parquets ou les greens du monde entier. Ces athlètes renommés sont programmés pour être les meilleurs quelles que soient les circonstances. Ils ont déjà virtuellement vécu le coup droit croisé, le jump shot sur le buzzer ou le swing décisif. Mais l'imagerie mentale n'est pas uniquement utilisée dans le domaine sportif. Arnold Schwarzenegger, ancien M. Univers, explique qu'il a utilisé les mêmes méthodes pour réussir en tant que bodybuilder, acteur et politicien : « Ce que tu dois faire, c'est créer une image de qui tu veux être et ensuite la visualiser comme si c'était déjà la réalité.[1] »

Un autre exemple est celui de James Nesmith, un golfeur de niveau moyen qui souhaite progresser, mais la guerre du Vietnam vient le couper dans cet élan. En tant que prisonnier, il passe sept longues années dans une minuscule cellule de 1,5 mètre sur 1,8. Il ne voit personne, ne parle à personne et n'a aucune activité physique. Au cours des premiers mois, il attend sa libération. Mais rapidement, il se rend compte que s'il ne trouve pas un moyen de s'occuper l'esprit, il va devenir fou. James

1. Schwarzenegger, *Total Recall*, Simon & Schuster UK, 2013.

Nesmith décide alors de jouer au golf tous les jours... dans sa tête ! Il s'imagine se mettre en tenue, prendre sa voiture jusqu'au Country Club, s'échauffer et faire son dix-huit trous préféré. Il visualise la scène avec le plus de détails possibles : la sensation de ses vêtements sur sa peau, l'odeur de l'herbe fraîchement coupée, la caresse du soleil et la légère brise qui souffle sur son visage. Rien ne manque ! Les sapins se dressent devant lui, les oiseaux chantent, les écureuils sautent de branche en branche. Tout y est ! Il saisit son club et sent la rugosité du grip sous ses doigts. Il frappe la balle et marche jusqu'au putter. Il reprend son club, effectue quelques swings et frappe à nouveau. Il imagine sa position et sent le poids du club entre ses mains. Il visualise l'arc de la balle dans les airs... Et comme tout est virtuel, il joue bien et rate peu de coups. Dans une cellule au Vietnam ou chez lui ? Aucune différence pour le cerveau de notre golfeur. Il s'arrête pour s'hydrater et profiter du moment. Il suit le parcours en jouant chaque trou jusqu'au dernier, et ce pendant sept ans à raison de quatre heures par jour. Mais, c'est à son retour aux États-Unis que son histoire prend une tournure surprenante. Même s'il est physiquement très diminué, il décide de retourner sur le green. Et là, il réalise un score de soixante-quatorze coups sur son parcours, soit près de vingt coups de mieux que sa moyenne avant la guerre. Conclusion : sans avoir touché un club pendant sept ans, il est devenu bon golfeur !

Vous êtes encore sceptique quant au pouvoir de la visualisation ? Laissez-moi vous présenter cet autre exemple qui saura sûrement vous convaincre. Natan Sharansky, accusé d'espionnage, endure une peine de neuf ans dans une prison soviétique. À l'isolement, il joue aux échecs mentalement afin de survivre. En 1996, lors d'une exhibition, il rencontre le champion du monde d'échecs Gary Kasparov qui joue simultanément contre cinq adversaires. Sans surprise, Kasparov gagne quatre parties, mais, à la stupéfaction générale, perd contre Sharansky : « Vous savez, je l'ai battu 12 fois 365 jours dans ma tête. Donc, j'étais programmé. Le battre a été la chose la plus naturelle du monde pour moi. »

La réalité n'est qu'une perception. Que j'imagine un événement ou que je le vive réellement déclenche les mêmes réactions chimiques et fonctionnelles dans mon cerveau. Les batailles de la vie se gagnent ou se perdent dans notre cerveau avant même que nous les ayons véritablement entamées. Ainsi, maintenant que mon dos est cicatrisé, grâce à la visualisation, je peux répéter mes séances de yoga pendant plusieurs jours consécutifs, allongée sur mon tapis, sans bouger, et donc sans douleur ou limitation physique. Lorsque je plonge dans la visualisation, je m'engage corps et âme dans l'activité, et le ressenti est analogue à celui que j'éprouverai en situation réelle. Ce qui demeure étrange et particulièrement déstabilisant, c'est cette impression de déjà-vu que j'ai ressentie lorsque j'ai commencé les séances physiques quelques semaines plus tard. En effet, mon corps et mon esprit avaient déjà tout vu et tout vécu par la pensée…

Un jour où mes douleurs sont supportables, je me tourne vers le *hatha* yoga. Cette forme de yoga implique un enchaînement d'*āsanas* et est souvent connue grâce à sa célèbre « salutation au soleil ». La respiration y joue un rôle fondamental et certains maîtres affirment que « si l'on sait respirer, on sait faire du yoga ». Les séances incluent des moments d'introspection et de méditation de pleine conscience pour agir à la fois sur le corps et sur l'esprit. J'utilise parfois la récitation de mantras, ces phrases que l'on répète, le chant le plus célèbre étant le *Om shanti om*, mantra de la paix universelle, ou des *mudrās*, qui sont des positions symboliques des mains représentant des conceptions spirituelles ou des divinités. Naturellement, j'aspire à retrouver mon ancien « moi ». Cependant, je me confronte à une tout autre image dans le miroir. Oups… Deux années de déconditionnement physique et une intervention chirurgicale ont laissé des traces, et il m'est impossible d'être satisfaite de ce que je fais. Je me sens frustrée et amoindrie. Des émotions contradictoires et paradoxales se livrent une bataille acharnée dans mon esprit ! Je suis tiraillée entre l'envie d'en faire davantage, de progresser, et la peur panique de bouger, de souffrir à nouveau ou de subir une rechute. Cependant, lorsque l'on a traversé l'enfer, chaque expérience prend une saveur nouvelle. En course à pied, je me devais d'être toujours plus rapide, plus mince, mieux entraînée, mieux préparée… Certains coachs nous martelaient même que l'on gagnait « trois à six secondes au kilomètre par kilo perdu » pour nous encourager à suivre des régimes draconiens. C'est pourquoi je relève le défi que m'offre cette reprise du yoga. J'y vois une opportunité de repenser ma vie et mes priorités, libérée du poids du résultat à atteindre. Cette fois-ci, j'ai dû me rendre à l'évidence, mon corps n'est pas une machine. Ainsi, je ne chercherai pas à être « plus » ou « mieux », je chercherai simplement à « être ».

Et c'est comme une évidence…

Malgré les douleurs résiduelles, je suis désormais consciente que mon corps est en sécurité. Je m'ancre dans le présent, je sens mon souffle et mon corps bouger, ici et maintenant, en parfaite harmonie. Ainsi, ma perception des mouvements se métamorphose. Au départ, mes séances sont courtes, mais progressivement, je reprends confiance en mes capacités. En me concentrant sur mon souffle et sur mes sensations, j'apprends à connaître mes limites et à les explorer, sans jamais forcer. Avec bienveillance, j'adapte ma pratique et je vais un peu plus loin chaque jour. J'envoie un message positif à mon cerveau : tout va bien, il peut cesser de m'envoyer des signaux douloureux. Même si je ne prépare pas (encore) un marathon, je me mets dans le même état d'esprit : je suis heureuse, motivée et enthousiaste. Au fur et à mesure que mes symptômes diminuent, j'augmente l'amplitude de mes mouvements. Je retrouve enfin de la souplesse et des gestes plus fluides. Quelques raideurs dans le bas du dos subsistent, mais j'ai confiance, le temps fera son œuvre…

« Y'a que les routes qui sont belles et peu importe où elles nous mènent[1]… » Ainsi, au fil des semaines, j'accepte de donner un nouveau sens au mot « réussir ». Réussir signifie se reconnecter à son corps, respirer en pleine conscience, ressentir la fluidité des mouvements, savourer des émotions et des sensations positives, et profiter du moment présent. J'abandonne l'idée d'atteindre des postures stéréotypées et je privilégie des postures qui conviennent à mon corps, ici et maintenant. J'apprécie le chemin, et non la destination. Après chaque séance, je consigne mes sensations dans

1. Jean-Jacques Goldman, « On ira », 1997.

un carnet, ce qui me permet de suivre mes progrès et de préparer la séance suivante. En adoptant cette approche, je touche du doigt la philosophie originelle du yoga et je ne laisse plus les rechutes me miner. Les *āsanas* de ma séance étaient différentes hier et le seront encore demain. Le yoga n'est pas une performance à faire, c'est une expérience à vivre, c'est un moment de plaisir auquel s'abandonner ! Posture après posture, je retrouve mon enthousiasme et je me libère de la peur, et du diktat de la performance. Ainsi, même si mes douleurs continuent de me guetter du coin de l'œil, je suis heureuse. D'ailleurs, au fil des séances, les douleurs résiduelles s'estompent, tout comme la peur que j'en avais.

Cam s'initie au yoga en ma compagnie. Notre complicité au beau fixe, nous nous taquinons mutuellement lors des séances axées sur l'équilibre. Ce qui peut sembler simple à réaliser ne l'est pas toujours ! Ayant repris le cours de ma formation pour devenir professeure de yoga, il me faut aussi tester les séances que je crée. Mon homme m'aide beaucoup, apportant son regard de technicien quant à l'alignement corporel et aux muscles sollicités dans les postures. Emily n'est pas en reste. Elle me réclame des séances de yoga « *Vaïana*[1] » que je crée avec plaisir pour elle. Je suis aussi la plus fière des mamans lorsqu'elle se joint à un cours auquel je participe en visio. Le Chien tête en bas, le Cobra et le Triangle n'ont plus aucun secret pour elle ! Elle parvient même à charmer tous les participants en réalisant un *namasté* parfait lorsque le professeur clôt la séance…

1. Film d'animation des studios Disney.

Quel bonheur indescriptible que de renouer avec de précieux instants de sérénité et de joie avec elle !

Cependant, un ultime obstacle m'attend encore… La pédale d'embrayage de ma voiture ! Malgré les douleurs neuropathiques au pied, grâce à la rééducation et au yoga, j'ai retrouvé une sensibilité et une mobilité suffisantes pour pouvoir le surmonter. Je commencerai par de petites courses au coin de la rue pour ensuite envisager d'aller rendre visite à mes parents à vingt minutes de chez moi. Enfin, dans quelques semaines, je conduirai pour me rendre au centre de rééducation d'Oignies à 30 kilomètres de la maison. Je suis à nouveau indépendante, la fin de ce long calvaire est proche.

En y réfléchissant, le succès est facile à atteindre. Tout dépend de la manière dont on le définit et de l'endroit où l'on place le curseur « réussite ». Forte de mon expérience, je pense que cela vaut également pour le bonheur. Être heureux(se) se décide… Être heureux(se), c'est se réveiller et, tout simplement, sourire à la vie.

Je serai désormais satisfaite de mes actes et de mes initiatives, quel que soit le résultat final. L'heure des doutes est révolue. J'ai confiance, je vais renaître et revivre, apaisée, heureuse, *libre et insouciante*. Cher cerveau, désormais, je vais bien, merci !

Conclusion

Cher lecteur, chère lectrice,

Le 12 juin 2023 restera à jamais gravé dans ma mémoire comme un jour hautement symbolique. Je me trouve au centre de réadaptation Les Hautois, prête à reprendre la course à pied grâce à un programme personnalisé. Après deux ans de silence, ce n'est pas un hasard si j'ai choisi cette journée pour partager un message d'espoir sur les réseaux sociaux. Une phrase résonne dans mon esprit en ce mois de juin, celle de ma fille, prononcée timidement avec une émotion palpable et des larmes qui perlent aux coins des yeux : « C'est vrai, tu peux me porter, Mummy, maintenant ? » Après quatre semaines de rééducation, cette phrase incarne ma victoire contre la douleur chronique !

Et crois-moi, qu'un jour tu verras,
qu'en portant cet être dans tes bras,
à toutes tes questions, réponses tu trouveras...

Notre corps est un véritable virtuose de l'adaptation ! Lorsque *la révolte gronde*, nous devons vider le trop-plein de stress et d'émotions, avant que *l'orage n'éclate* et que notre verre ne déborde *pour une goutte d'eau.*

Jour après jour, vous m'avez accompagnée tout au long de ce voyage initiatique, dans ma quête d'outils pour ne plus me laisser dicter ma vie par mon tyran : la peur.

Ma caisse à outils étant désormais bien garnie, je peux profiter de la vie et remplir mon verre, sans crainte qu'il ne déborde. Je vais enfin vivre ma meilleure vie, alignée avec mes passions et mes valeurs, en prenant soin d'écouter les signaux de mon corps qui m'indiqueront toujours le chemin à suivre pour rester dans ma zone zéro douleur. Je vais également cultiver l'enthousiasme, la gratitude et la joie de vivre au quotidien, afin de choyer mon image mentale et de chouchouter mon cerveau !

Je savais d'emblée qu'écrire ce témoignage ne serait pas facile. Plonger à nouveau dans ces souvenirs douloureux a même engendré quelques cauchemars. Revivre chaque épreuve a représenté un véritable défi émotionnel, mais cela m'a également permis de mettre un point final à toute cette souffrance afin de tourner la page et d'entamer un nouveau chapitre de ma vie. Jamais je n'aurais cru une telle métamorphose possible. Il n'y a pas si longtemps encore, je luttais pour retrouver l'usage complet de mon côté gauche.

J'espère sincèrement que mon histoire a réussi à vous surprendre quant au pouvoir de la connexion entre le corps et l'esprit, qu'elle a bouleversé certaines de vos certitudes, mais surtout, j'espère qu'elle vous a ouvert les yeux sur les capacités de résilience humaine. La douleur chronique m'a confrontée à mon ignorance ! Même si j'ai dévoré des centaines de livres de développement personnel depuis mes années universitaires, je découvre aujourd'hui que je n'en avais peut-être compris aucun. En effet, notre véritable ennemi est la peur. Insidieuse, en embuscade, elle nous empêche de vivre pleinement nos émotions. Même si vous ne souffrez pas de douleurs chroniques, vous avez sans doute vos propres combats, et je souhaitais que vous preniez conscience de la force et de la résilience insoupçonnées qui sommeillent en chacun de nous. Les douleurs neuropathiques persistantes dans mon pied gauche, vestiges malheureux de ma paralysie passée, oscillent sans cesse entre très intenses et plus modérées. Ainsi, jour après jour, j'apprends à les apprivoiser. Je les accepte désormais, comme faisant partie de moi, témoin de l'épreuve que je viens de traverser, m'obligeant à ne jamais oublier tout ce que j'ai vécu, le bon comme le moins bon. Au centre de réadaptation, grâce à l'ingéniosité de mon ergothérapeute, j'ai pu renouer avec ma passion pour le surf. Il ne me reste plus qu'à utiliser la visualisation pour me projeter mentalement en conditions réelles et surmonter une fois de plus cette peur de l'eau qui me hante depuis toujours. Et bientôt, à moi les vagues !

Aujourd'hui, alors que je mets la touche finale à ce témoignage, la loi contre le harcèlement scolaire a été publiée au *Journal officiel*. Désormais, tout élève reconnu coupable devra quitter impérativement l'établissement qu'il fréquente. Je souhaite de tout cœur que cette avancée porte ses fruits. En tout cas, j'espère vous avoir convaincu(e) de l'importance que cela pouvait avoir pour la vie future des personnes harcelées.

Théoriquement, à la fin d'un livre, les chemins d'un auteur et de ses lecteurs se séparent. Pourtant, j'aspire à ce que cette rencontre se poursuive dans les librairies et sur les réseaux sociaux afin que nous puissions partager nos expériences de vie. Vous avez découvert mon histoire au fil des pages, j'ai désormais hâte d'entendre les récits de ce qui a façonné la vôtre.

Remerciements

Camille, du fond de mon cœur, un immense merci pour ta patience et ton précieux concours à ce témoignage. Je me sens profondément reconnaissante de t'avoir eu à mes côtés pour affronter les hauts et les bas de cette aventure humaine et artistique. Sans toi, rien n'aurait été possible. Je me rappelle chacune de nos discussions passionnées autour de chaque virgule et de chaque nuance de sens, cette passion nous ressemble, et j'ai hâte de voir où notre prochain voyage nous mènera.

Emily, Emma, Alex, je vous embrasse très fort. Vous êtes une source de bonheur au quotidien et je suis très fière d'être votre maman. J'ai une pensée aussi pour Noah et Thomas.

Maman, Papa, je vous remercie de m'avoir transmis cette soif d'apprendre et ces valeurs d'altruisme que je m'efforce de mettre en pratique au quotidien. Merci de m'avoir soutenue à chaque fois que j'ai voulu changer de métier ou reprendre des études. Vous m'avez permis d'arriver là où j'en suis aujourd'hui.

Thank you, Barry and Sandra, I love you forever. My Canadian parents, brothers and sisters. Thanks for offering me the time of my life, you'll always be in my heart. Je remercie aussi chaudement les membres du Rotary Club et du Lion's Club en France et au Canada.

Mme Hanssens et docteur Nectoux, je tiens à vous témoigner toute ma gratitude. Vous avez fait naître en moi une vocation. *Professor Sarno, thanks for opening my eyes to a painfree world. Doctor Schubiner, Alan Gordon, I thank you both for your time and trust in my research.*

Dr Delattre, Dr Wieczorek, Dr Zairi, M. Grosdemouge M. Gosselin, Charlotte, Mme la psychologue, le centre médico-psychologique, je vous remercie sincèrement pour votre soutien indéfectible.

J'embrasse bien fort mes amies Christine, Julie, Gwen, Diane et Hélène. *Elsie, Wendy and Lucinda. Bad times, good times, you were there no matter what! Michelle, my dearest friend, I miss you and can't wait to see you again!*

Une pensée émue pour Flavie, Paul et Hugo.

Merci à vous, public, qui m'avez fait vibrer et écrire des chansons, et à vous, lecteurs et lectrices, pour avoir lu et peut-être même prêté ce livre.

Enfin, je souhaite remercier Frédéric Veille pour son soutien et ses conseils, ainsi que City Éditions pour la confiance qu'ils ont placée en moi.

Je me retrouve maintenant face à un dilemme. En effet, il m'est impossible de citer tous ceux qui mériteraient une mention dans ces remerciements. Alors, à ceux qui se reconnaîtront, je dédie ce témoignage avec toute la reconnaissance qu'il renferme.

Grâce à l'écriture de cette page, aujourd'hui, 11 septembre, un an jour pour jour après mon opération, je m'immerge pleinement dans ce que j'affectionne, et que j'appelle la « gratitude attitude » !

Achevé d'imprimer en janvier 2024
sur les presses de la Nouvelle Imprimerie Laballery
58500 Clamecy
Numéro d'impression : 401376

Imprimé en France

La Nouvelle Imprimerie Laballery est titulaire de la marque Imprim'Vert®